心的服务 新的希望

困境人员
心理援助手册

叶蓓 舒闻铭◎著

中国经济出版社
CHINA ECONOMIC PUBLISHING HOUSE
北 京

图书在版编目（CIP）数据

困境人员心理援助手册/叶蓓，舒闻铭著.

北京：中国经济出版社，2014.1

ISBN 978 - 7 - 5136 - 2837 - 2

Ⅰ.①困… Ⅱ.①叶…②舒… Ⅲ.①心理保健—手册 Ⅳ.①R161.6 - 62

中国版本图书馆 CIP 数据核字（2013）第 244269 号

责任编辑	陈 瑞
责任审读	霍宏涛
责任印制	马小宾
封面设计	任燕飞工作室

出版发行	中国经济出版社
印 刷 者	北京科信印刷有限公司
经 销 者	各地新华书店
开 本	710mm × 1000mm　1/16
印 张	21.75
字 数	338 千字
版 次	2014 年 1 月第 1 版
印 次	2014 年 1 月第 1 次印刷
书 号	ISBN 978 - 7 - 5136 - 2837 - 2/C・439
定 价	38.00 元

中国经济出版社 网址 www. economyph. com 社址 北京市西城区百万庄北街 3 号 邮编 100037

本版图书如存在印装质量问题，请与本社发行中心联系调换（联系电话:010 - 68319116）

前　言

　　困境人员,泛指那些生活处于困难处境中的人,例如,流浪儿童、流浪成年人、被拐骗未成年人和妇女、残疾人、留守儿童、空巢老人、自然灾害受灾人员和失独者,等等。

　　困境人员长期受到环境的挤压,优势被遮蔽,能力被掩盖,产生无奈感、无力感,心理和社会功能受损,处于社会的边缘地带。社会是个体的社会,个体是社会的个体,每一个人都只有在群体中才能生存,每一个社会也只有依赖个体才能够存在。当个体由于各种问题陷入困境时,社会有责任予以扶助,这是人的一项基本权利;同时,个人对他人和社会也负有相应的责任,因为个人的存在依赖于他人和社会,这是人的一项基本责任。困境人员需要社会成员的协助,社会也有责任帮助他们发展能力,摆脱困境,过上"有尊严的生活",这是社会文明进步的标志。

　　关注和关心困境人员,一直是党和政府的头等大事,《国务院办公厅关于加强和改进流浪未成年人救助保护工作的意见》指出,做好流浪未成年人救助保护工作,关系到未成年人的健康成长,关系到社会和谐安定,关系到以人为本执政理念的落实。及时有效救助保护流浪未成年人,是各级政府的重要职责,是维护未成年人合法权益的重要内容,是预防未成年人违法犯罪的重要举措,是加强和创新社会管理的重要方面,是社会文明进步的重要体现。各地区、各有关部门要充分认识加强改进流浪未成年人救助保护工作的重要性和紧迫性,进一步统一思想,提高认识,认真落实《中华人民共和国未成年人保护法》、《中华人民共和国预防未成年人犯罪法》和《中华人民共和国义务教育法》等法律法规,不断完善政策措施,提升救助保护水平,维护好流浪未成年人的合法权益。

　　《民政部关于促进社会力量参与流浪乞讨人员救助服务的指导意见》中指出,流浪乞讨人员居无定所、生活无着、身处困境,回归家庭融入社会存在不同程度的困难,需要全社会的关爱与帮扶。社会力量参与流浪乞讨人员救助服务是创新社会管理与公共服务体制的重要举措,是加强流浪乞讨人员救助管理工作的重要措施,是帮助流浪乞讨人员摆脱困境的重要力量。促进社会力量参与救助服务,有利于及时发现救助流浪乞讨人员,保障其基本生存权益;有利于为流浪乞讨人员提供个性化、多元化、专业化的救助服务,提高救助服务成效;有利于弘扬社会互助和志愿服务精神,促进社会成员团结友爱;有利于拓宽救助服务途径和方式,形成群防群助的工作局面。各地要进一步统一思想,充分认识社会力量参与救助服务的重要意义,引导和支持社会力量通过开展慈善捐助、实施公益项目、志愿服务、政府购买服务等多种方式,积极参与流浪乞讨人员救助服务。

《国家中长期教育改革和发展规划纲要》(2010～2020年)指出,提高残疾学生的综合素质。注重潜能开发和缺陷补偿,培养残疾学生积极面对人生、全面融入社会的意识和自尊、自信、自立、自强的精神。加强残疾学生职业技能和就业能力培养。

《教育部关于加强中小学心理健康教育的若干意见》中指出,中小学心理健康教育是根据中小学生生理、心理发展特点,运用有关心理教育方法和手段,培养学生良好的心理素质,促进学生身心全面和谐发展和素质全面提高的教育活动;是素质教育的重要组成部分;是实施《面向21世纪教育振兴行动计划》,落实《跨世纪素质教育工程》,培养跨世纪高素质人才的重要环节。因此,对中小学生及时有效地进行心理健康教育是现代教育的必然要求,也是广大教育工作者所面临的一项紧迫任务。各级教育部门的领导和学校校长、教师、家长要充分认识加强中小学心理健康教育的重要性,要以积极认真的态度对待这项教育工作。

《中华人民共和国妇女权益保障法》中指出,禁止对妇女实施家庭暴力。国家采取措施,预防和制止家庭暴力。公安、民政、司法行政等部门以及城乡基层群众性自治组织、社会团体,应当在各自的职责范围内预防和制止家庭暴力,依法为受害妇女提供救助。

由于转型期社会问题的复杂多变,个人的困境通常十分复杂,涉及到深层的心理和社会问题时,民间自助互助往往并不能奏效,这就需要发挥心理学、法律、社会学、社会工作等专业人员的力量,推动社会各类专业人员共同参与困境人员援助。我国是社会主义国家,社会主义的宗旨就是要不断地改善人民的物质生活条件和满足精神生活的要求,而政府又是各种资源的最大拥有者,没有政府的支持,仅靠民间的力量,很难保证为困境人员服务的水平。因此,构建一个"政府主导,社会各方力量共同参与"的困境人员援助体系,应是我们今后努力的方向。

积极开展对不同群体困境人员的心理援助,具有重要的社会意义,表现在以下方面。

1. 是实现社会公平正义和和谐社会的重要体现。一个国家的弱势群体的基本生活得不到保障,基本权益得不到维护,就会构成对其发展与安定的威胁,甚至可能导致社会矛盾的激化,影响社会的整体秩序与和谐结构。困境人员是弱势群体,同时他们又是社会发展的参与者,也应该是社会发展的受益者,构建和谐社会不能忽略困境人员。同时,关爱困境人员,积极开展对困境人员的心理援助,对预防困境人员流浪乞讨,维护社会和谐稳定具有重要的现实和战略意义。

2. 有利于祖国下一代整体素质的提高。做好流浪儿童、流动儿童和农村留守儿童的关爱、教育和心理援助工作:①维护社会稳定的需要,是化解矛盾、促进和谐的良好举措。②培育人格健康的新型农民。现在的农村留守儿童,将来大部分都是新型农民的后备军和建设新农村的主力军,如果今天得不到应有的关爱、教育,不能健康地成长,将来就不可能成为高素质的新型农民,就担当不起建设社会主义新农村的重任。所以,关爱、教育农村留守儿童,也是培育新型农民,服务新农村建设的前期工作和基础性工作。

儿童承载着民族的希望,他们不仅关系到现实社会的安宁与和谐,还关系到祖国下一代的整体素质。因此,关爱流浪儿童、流动儿童和农村留守儿童,对他们开展心理援助,不仅具有深刻的现实意义,而且具有深远的战略意义。

3. 有利于消除困境儿童心理创伤阴影,积极面对未来人生。儿童心理创伤阴影,是指童年时被人为而非意外造成的不恰当对待,例如各种形式的身体虐待、用言语或非言语造成的心灵虐待、不顾忌当事人的成长需要造成的心灵损伤、目睹虐待或暴力事件、长期或极端地被忽略和遗弃、情绪不被接纳、情绪长期受控于他人等等。对当事人而言,创伤性事件的来临不能预测、无可避免,当事人在毫无心理准备下面对此事,感到不知所措及无能为力。童年心理创伤是一个扭曲人性的过程,不论当事人当时有没有察觉为创伤,对当事人来说已产生确切的阴影并一直影响着成年后的今天。童年心理创伤对当事人造成一连串的后遗症,如自我价值感低、对人或周遭环境难以信任、身体和心灵的分割和麻木、人际关系上的困难等。在长期的心理咨询实践中,我们追踪过很多咨询案例,发现存在童年心理创伤阴影的成年人,他们一般难以处理好人际关系,如同事关系、夫妻关系等,他们的幸福指数比较低。因此,在留守儿童中开展心理援助,及时发现他们的问题,处理问题,对消除他们的心理阴影,以健康的人格特征面对未来的人生,具有及其重要的作用和意义。

4. 预防儿童流浪和重复流浪。《国务院办公厅关于加强和改进流浪未成年人救助保护工作的意见》中指出,强化流浪未成年人源头预防和治理。预防未成年人流浪是家庭、学校、政府和社会的共同责任,做好源头预防是解决未成年人流浪问题的治本之策。有关部门和基层组织要加强对家庭履行监护责任的指导和监督,对困难家庭予以帮扶,提升家庭抚育和教育能力,帮助其解决实际困难。学校是促进未成年人健康成长的重要阵地,要坚持育人为本、德育为先,加强学生思想道德教育和心理健康辅导,根据学生特点和需要,开展职业教育和技能培训,使学生掌握就业技能,实现稳定就业;对品行有缺点、学习有困难的学生,要进行重点教育帮扶;对家庭经济困难的学生,要按照有关规定给予教育资助和特别关怀。

我们在荆州广大农村调查得知,很多留守儿童性情冷漠、孤独、厌学,若不及时开展对他们的心理帮助,一旦他们逃学、离家出走流入社会,被坏人控制,就会演变为流浪乞讨人员。积极及时开展对农村留守儿童的心理援助,是预防流浪,进行源头治理最有效的方法之一。

5. 有利于困境人员找到新的、积极的生活目标。很多研究和实例证明,在发生灾难性突发事件时,心理援助和心理危机干预可起到缓解痛苦、调节情绪、塑造社会认知、调整社会关系、整合人际系统等作用。有效的危机干预就是帮助人们获得生理、心理上的安全感,缓解乃至稳定由危机引发的强烈的恐惧、震惊或悲伤的情绪,恢复心理的平衡状态,对自己近期的生活有所调整,并学习到应对危机的有效策略与健康的行为,增进心理健康。如果能及时对整个受灾群体和高危人群进行心理社会干预,就能减轻灾后的不良心理应激反应,避免心理痛苦的长期性和复杂性,促进灾害事件后的适应和心理康复。对困境人员心理援助,体现对弱势群体的关心、尊重,使他们能正视痛苦,找到新的生活目标。

6. 能够推进党和政府送温暖工程长效机制的建设。近年来,送温暖工程在实施过程中,不断得以完善发展,逐步迈上了社会化、经常化、制度化的轨道。但是还存在许多问题,诸如注重形式不讲求实际,实力不足导致援助乏力,过年过节热闹平时无人问津等现象。积极开展对困境人员的心理援助,是对送温暖工程工作领域的拓展,从而极大地推进了送温暖工程的深入实施。

近年来,荆州市救助管理站、荆州市流浪少年儿童救助保护中心、荆州市困境人员救助协会和荆州市社会心理学会,开展了形式多样的对困境人员的心理援助工作,如荆州市救助管理站建立了心理咨询中心和社工服务部,连续几年到农村开展"预防流浪乡镇行"活动,积极关爱农村留守儿童和空巢老人。为了使救助工作更深入发展,又拓展了很多新的救助工作,如建立大型网络服务平台"荆州救助"(http://www.jzjzz.com/),该网站最初是2000年4月开通的,当时的初衷是为了宣传,但是随着时代的进步,特别是2003年废除收容遣送条例,改为救助管理办法以来,服务功能的特点越来越突出,2012年,荆州救助网实行了全新改版,由过去单一的宣传,转变为集心理援助、社工服务和法律救助、政策宣传和寻亲启示等多个栏目的综合性服务类平台。

我们将多年来的社会服务和实践经验积累起来,完成了这本《困境人员心理援助手册》,希望它能指导越来越多的社工和志愿者,积极开展对困境人员的心理援助,让每个困境人员通过接受援助,实现他们的梦想。

当然,由于时间紧、任务重以及知识水平有限,本书还有许多不足之处,我们将在以后的工作中,去充实和完善,把更好更全面的困境人员心理援助手册呈现给大家!

叶 蓓 舒闻铭

目　录

目录

目录

第一章
困境人员的心理问题

一、困境人员心理问题形成原因

心理问题是指人们心理上出现的问题,如情绪消沉、心情不好、焦虑、恐惧、人格障碍、变态心理等消极、不良的心理,这些都是心理问题。心理问题不同于生理疾病,它是由人内在精神因素,准确地说是大脑中枢神经控制系统所引发的一系列问题,它会间接的改变人的性格、世界观及情绪等。俗话说:"牙痛不是病,痛起来真要命。"人的心理问题也是如此,而且从某种程度上来说,人的心理问题带给人的痛苦比牙痛还要可怕。北京的刘海洋事件、云南的马家爵事件、华南的大学生连续自杀事件,等等,都是由于人的心理问题导致的。人的心理问题若不进行心理疏导、咨询,长期积压,严重的就会导致人精神崩溃,甚至犯罪。

(一)困境人员心理问题形成原因

相对其他群体来说,困境人员的心理问题要多些、复杂些和严重些。那么,困境人员的心理问题是如何产生的呢?总的来说,困境人员的心理问题可以由这样三类因素引起并由此泛化,即认知偏差、情绪失衡和意志薄弱。

1. 认知偏差。它是导致人心理问题的主要原因。如同样是面对挫折,有的人认为挫折是成功的阶梯,并越挫越勇,把挫折化为成功的动力,最后,走入成功的殿堂;但有的人却把挫折当成灾难,并一蹶不振,严重的甚至走向自杀之路。这样的事例,在新闻媒体上天天都有报道。

很多成年人的心理问题,都来源于一种童年阴影,就是他们小时候遭受的一种心理创伤。很多家长不太重视孩子童年的阴影,但就是这种阴影,会彻底地改变孩子今后的人生,这样的例子,我们在心理咨询中遇到很多。

2. 情绪失衡。在成功的路上,最大的敌人其实并不是缺少机会,或是资历浅薄,成功的最大敌人是缺乏对自己情绪的控制。愤怒时,不能制怒,使周围的合作者望而却步,消沉时,放任自己的萎靡,把许多稍纵即逝的机会白白浪费。俗话说,善于控制情绪,就能掌握你的未来。一个不善于控制情绪的人,很难处理与领导的关系、与同事的关系和与爱人的关系,这样的人往往就是一个失败者。情绪失衡会导致人一系列心理问题,此心理问题若得不到控制,会演变为更严重的心理问题,最后,痛苦到令人生不如死。因此,每个人要善于做情绪的主人。

3. 意志薄弱。来自家庭和学校的不良教育,尤其是不良的家庭教育,如溺爱,很容易导致孩子脆弱和怯懦,这样的孩子长大后,一般意志薄弱。由于意志薄弱,他们不善于处理挫折与失败,最后陷入心理危机中而难以自拔。

(二)困境人员心理问题的层次结构

有人的地方就有心理,有心理就会有心理问题。应该说我们每个人或多或少都存在心理问题,只是严重程度各不相同而已。有的人只存在一般的心理问题,而有的人有严重的心理问题,心理问题的层次结构可分为心理困惑、心理障碍和心理疾病。

1. 心理困惑。就是一般的心理问题,是指在近期发生的,反应不太强烈的情绪问题。如青春期性问题、人际关系紧张、婚外情的烦恼,等等。心理困惑是心理咨询师在心理咨询门诊中常见的问题。

2. 心理障碍。它是心理活动中出现的轻度创伤,是比较严重的心理问题。如失眠、焦虑、抑郁等。心理障碍在心理咨询中是常见的心理问题,一般没有医学背景的心理咨询师都可以应付。

3. 心理疾病。它是严重的心理问题,心理咨询中常见的强迫症、抑郁症、恐怖症、疑病症等,都属于心理疾病。具有医学背景的心理咨询师解决这类心理问题比较顺利些。

现在通常有了心理问题还不习惯去找心理咨询师进行心理咨询。通常去进行心理咨询,都是心理问题非常严重,已经严重干扰他们正常工作、学习和生活。可这个时候,进行心理咨询,有一点难度,心理咨询也需要比较长的时间。一切的健康,一切的财富,都源于有一个健康的心理。如果有心理问题,要学会自我调节、自我减压,不能自行解决的要及时找心理咨询师。等很严重了再去,治疗起来要很长时间,有的效果还不明显。

二、困境人员心理问题的危害

(一)心理健康标准

一般认为,心理健康有七条标准。

1. 智力正常。智力是人的观察力、注意力、想象力、思维力和实践活动能力等的综合。智力正常是人正常生活最基本的心理条件,是心理健康的首要标准。无论是国际疾病分类体系、美国精神疾病诊断手册,还是中国精神疾病分类,都把智力发育不全或阻滞视为一种心理障碍和异常行为。事实上,智力的异常,常导致其他心理功能出现异常。

2. 情绪协调,心境良好。情绪在心理异常中起着核心的作用。心理健康者能经常保持愉快、开朗、自信、满足的心情,善于从生活中寻求乐趣,对生活充满希望。更重要的是情绪稳定性好,具有调节控制自己的情绪以保持与周围环境动态平衡的能力。

3. 具备一定的意志品质。意志是人类能动性的集中体现,是个体重要的精神支柱。健康的意志品质往往具有如下特点:目的明确合理,自觉性高;善于分析情况,意志果断;意志坚韧,有毅力,心理承受能力强;自制力好,既有现实目标的坚定性,又能克制干扰目标实现的愿望、动机、情绪和行为,不放纵任性。

4. 人际关系和谐。个体的心理健康状况主要是在与他人的交往中表现出来的。和谐的人际关系既是心理健康不可缺少的条件,也是获得心理健康的重要途径。其表现:①乐于与人交往;②在交往中保持独立而完整的人格;③能客观评价别人,友好相处,乐于助人;④交往中积极态度多于消极态度。

5. 能动地适应环境。不能有效处理周围现实环境的关系,是导致心理障碍乃至心理疾病的重要原因。对现实环境的能动适应和改造,是很积极的处世态度,与社会广泛接触,对社会现状有较清晰正确的认识,其心理行为能顺应社会文化的进步趋势,勇于改造现实环境,以达到自我实现、对社会奉献的协调统一。

6. 保持人格完整。人格是个人比较稳定的心理特征的总和。心理健康的最终目标是使人保持人格的完整性,培养健全人格。

7. 符合年龄特征。与人生各阶段生理发展相对应的是心理行为表现,从而形成不同年龄阶段独特的心理行为模式。心理健康者应具有与同年龄多数人相符合的心理行为特征。一个人的心理行为经常严重偏离自己的年龄特征,一般都是心理不能快速地适应环境以保持心理平衡,这就是人们的环境适应能力,往往标志着一个人的精神活动的健康水平。

(二)心理不健康的危害

健康的心理金不换。由于心理不健康导致的危害经常见诸报端,越来越引起社会的广泛关注。那么,它具体有哪些危害呢? 表现在以下几方面。

1. 犯错误。由于心理不健康,会导致一个人犯很多错误,有的甚至是犯一些低级的错误。如:由于不善于控制情绪,有较严重的心理问题,而与同学和同事打架,夫妻之间吵架,甚至动手打人,轻则犯错误,重则触犯刑法。

2. 人生失败。很多人一辈子碌碌无为,不仅事业不好,甚至婚姻也不好,其症结就是因为他们心理不健康。由于患心理疾病,他们不得不辞去工作,到处求医,有的长期受心理问题困扰,无心工作、学习和生活,被心理问题折磨得不成人样。如一些恐怖症患者、强迫症患难、疑病症患者、性变态患者等等,很多这样的人,工作也因为心理疾病给丢了,他们苦恼、悲观,甚至绝望。

3. 人际关系糟糕。心理不健康者人际关系一般都非常糟糕。不但上司讨厌,同事也讨厌,回到家,爱人也讨厌。尤其一些病态人格者,不但人际关系差,事业上也一事无成,有的甚至走上犯罪之路。

4. 犯罪。心理不健康导致最严重的后果就是犯罪。如常见报端的连环杀手,这样的人心灵扭曲,仇恨社会,具有反社会人格和严重的病态心理。他们杀一个还不解气,一直杀下去,直至被公安机关抓获为止。

5. 自杀。自杀常被人们说成文明病。自杀者绝大多数都是心理不健康的人。自杀是和谐社会的不和谐音符。社会应建立起完整的自杀干预机制,预防自杀,阻止自杀事件的发生。

(三)心理健康的意义

心理健康越来越受到国人重视,人们开始关注自身的心理健康,也关注大众的心理健康。心理健康其意义表现在以下几方面。

1. 提高生命质量。大家都知道很多世界名人:海明威、川端康成、梵高、顾城、三毛等,他们不是文学界、哲学界的泰斗,就是某领域的带头人。但是,大家并不一定知道他们的结局。他们都有一个共同的归属,那就是自杀,了此一生。是什么原因导致他们走上自杀之路呢?是他们不健康的心理。健康是人生最宝贵的财富,人人需要健康,人人渴望健康。

如今过着温饱生活的中国人,以从未有的激情去追求健康。不少人为了恢复健康,不惜重金求医寻药。不少人为了维护健康,购买昂贵的营养品与滋补品。现代国人已逐渐地意识到,仅靠营养、运动与药物来维持健康已远远不够,心理因素与健康密不可分。现代生活节奏加快,社会竞争日益激烈以及人际关系的复杂化,使人的心理压力日趋增强,心理失调与心理障碍的人越来越多。随着现代科学迅猛发展,严重危害人类健康的传染病在人类疾病中所占的比例逐步减少,而心理因素在疾病中发生的作用越来越明显。现代医学模式已由生物医学模式,向生物——心理——社会医学模式转轨。不良心理因素在当今杀害人类的三大病魔——冠心病、高血压、癌症,以及形形色色的疾病中充当了主犯或帮凶角色。有序、和谐、平衡的心态对健康的作用越来越被人们重视。美国一位资深心理学工作者曾断言:随着中国社会向商业化的变革,人们面临的心理问题对自身生存的威胁,将远远大于一直困扰中国人的生理疾病。

自杀者绝大多数心理不健康,因此,通过这些名人们的自杀,也警示后人要关注心理健康,关注心理健康也就是关注生命。保持心理健康能极大地提高生命质量。

2. 事业有成。一切的成就,一切的财富,都源于一个健康的心理。健康的心理金不换。很多人在问鼎成功之时,由于精神压力大和心理不健康,最后精神崩溃或自杀而死,留给世人无数遗憾。开拓事业,人的非智力因素非常重要,如人格魅力、意志力、情绪控制力、沟通能力等都很重要,心理不健康者,这些非智力因素的作用也会大打折扣。很多有严重心理问题者,一辈子都一事无成,造成了他们一生的遗憾。

3. 和谐的人际关系。人的心理和谐,社会才能和谐。人的怨气、仇视社会心理等,这些不良心理会极大地造成社会不稳定,严重的甚至会引起社会恐慌。因此,人人都需要心理健康。很多人人际关系糟糕透顶,都源于他们存在人格缺陷和病态心理。这不但使他们自身不快乐,也会造成社会不和谐。但人格完美,心理健康者则不同,他们不但人际关系和谐,而且还会带来事业的进步和成功。

4. 美化生活。心理不健康也是婚姻的一大杀手。很多暴力型家庭和冷漠型家庭,就是夫妻一方和双方心理不健康所致。心理不健康者多了,就会影响群体和社会的和谐。这些会极大降低人的生活质量。但心理健康者则不然,他们会想人之所想,急人之所急,他们是宽容的人,具有奉献精神的人。而这些都是我们美好生活所必须具备的精神和品质。

5. 提高学习和工作效率。很多青少年厌学、逃学、泡网吧,就因为他们心理不健康。很多成年人由于心理不健康,使他们没心思工作,即使工作,效率也极低。一位在东莞打工的女青年电话向我求助,她最近紧张极了,害怕上班,害怕见同事。事情起因是一个同事的手机丢了,她怕大家怀疑自己,可不上班也不行,那样会被开除。左右两难,可想她是何等痛苦。

三、困境人员心理援助的功能

困境人员心理援助是指运用心理学的方法,对心理适应方面出现问题并企图解决问题的困境人员提供心理帮助的过程。困境人员就自身存在的心理不适或心理障碍,通过语言文字等交流媒介,向心理咨询师进行述说、询问与商讨,在其支持和帮助下,通过共同的讨论找出引起心理问题的原因,分析问题的症结,进而寻求摆脱困境解决问题的条件和对策,以便恢复心理平衡、提高对环境的适应能力、增进身心健康。随着生活环境的变化和生活节奏越来越快,人们所面临的压力和困境越来越多,而心理援助可以帮助人们挖掘心理潜力,提高自我认识、促进自我成长、增强自信心,发展和完善人们的人格,走出心理阴霾。通过长期的心理援助实践,我们认为困境心理援助有两大功能。

1. 助人功能。在心理援助过程中,咨询者要帮助求助者解决具体问题,但仅仅解决具体问题还不是心理援助。心理援助不仅要帮助求助者克服其当前面临的问题,而且要帮助求助者培养独立解决问题的能力,使之能够自己面对和处理自己人生中的各种问题,成为一个健康、成熟而能自我实现的人。这反映出心理援助的根本目标是助人自助,即通过咨询者的帮助,来访者学会自己解决自己的问题,而不是心理咨询师代替来访者解决问题。

心理援助的目的是要助人自助,故心理咨询师要帮助求助者把所学的方法和经验用于现实生活中。要通过咨询,提高求助者自知、自控、自我行动的能力,把咨询中获得的知识、方法、体验运用到日常生活中,实现知识与能力的迁移,提高求助者解决自己问题的能力,能举一反三地自己去解决所遇到的各种心理问题和人生课题,逐渐走向成熟。

在结束阶段,咨询师要渐渐变得相对被动,而让求助者处于主动的角色,引导求助者以独立、自主、积极的角色和方式,运用咨询中获得的知识和态度来分析、处理自己的问题。其实,这一点应该贯穿于援助的全过程中,咨询师应把启发求助者的积极性、主动性和独立性放在重要的位置上。

咨询师还要启发求助者:"通过这件事,你是不是可以从中体会到很多的东西,比如,怎么样思考问题才更合理,怎样对待挫折才不会被挫折压倒,怎么样待人才能更受人欢迎……诸如此类问题,你好好想想,并运用于今后的生活中,一定会使你受益匪浅的。"

当求助者能运用学习的新东西去独立地应付周围的环境时,那就是心理咨询的成功。很多刚入道的咨询师经常犯一个通病,他们好为人师,先入为主,帮求助者出主意,献计献策,虽然有时会有效果,但这并不是真正意义上的心理咨询和心理援助。

心理咨询师不是能人,更不是先知,如果一味地替人出主意,很容易导致咨询失败,甚至会产生很严重的后果。有一个咨询师曾接待一个有婚姻问题的求助者:她两个月前发现了丈夫的婚外情,她非常想不通,心里也不平衡,她对咨询师说她对爱人已经彻底绝望了,她的朋友和同事都赞成她和爱人离婚,于是她来求助咨询师,问下一步该怎么办。咨询师通过分析后,认为她可以离婚。离婚后,她忽然发现以前丈夫对她的种种好处,同时,在她的内心深处,她还是很爱她丈夫的,于是,她去找她的前夫,但为时已晚,她的前夫已经同别人结婚了,她后悔极了。她没有自我反省,认为这所有的错都是那个咨询师造成的,于是她愤怒地去找那个咨询师,希望讨个说法……

一个咨询师如果好为人师，献计献策，而不是促使求助者思考，去挖掘自身潜能，虽然短时期内有效果，但没从根本上解决求助者的问题，而且还会使求助者的心理问题日趋严重，干扰求助者正常的工作和生活。长此下去，会使求助者失去对咨询师的信任。这对求助者和咨询师两者都是一个破坏。

2. 助己功能。心理援助最大意义就是对自己的帮助。我接触过很多心理咨询师、心理学教授和精神科医生，他们与我都有同感。心理援助本应是去帮助别人的，但自己同时也是受益者。很多优秀的咨询师以前并不是从事这一职业的，只是因为当初自己存在太多困惑、苦闷，而又难以摆脱，最后才走上心理学之路的。这样的咨询师会更有成就，因为他们更容易去深入体验咨客的痛苦，更容易去共情。我认为，这才是心理学最伟大的贡献。在这个社会，一个人很难认识的就是自己，很难战胜的也是自己。有一句话说得好，你无力改变世界，但你能改变你自己。心理援助就是一门改变自己的职业。

心理援助是一个助人的过程，同时，它又是一个助己的过程。一次成功的心理咨询和心理援助，同时也是咨询师一次心灵净化和自我成长的过程，实质上心理援助获益者是自己。很多心理咨询师自身就存在心理问题，有的还有很严重的心理问题，要解决自身的心理问题，就要有爱心、义无返顾地去帮助求助者，帮助的越多，自我提高的就越快，越有利于自身心理问题的解决。

很多咨询师长期受心理问题困扰，他们曾求助同行，但问题并没解决，但当他们去帮助别人，他们却能顿悟出自己问题的实质，心理困扰自然消失。实际上，咨询师自身也接受了一次心理援助，因此，我们说，心理援助是一个助人助己的过程。

四、困境人员心理援助的内容

（一）心理测验

对困境人员的心理援助，首先要对其进行科学的心理测验，以便了解他们的人格特点，及时科学地进行心理援助，测验结果要进入其心理档案，妥善保管。

(二)心理健康教育

救助站应当开展对困境人员的心理健康教育,通过普及心理卫生知识,促使困境人员学会对自身存在的心理问题进行自我领悟、自我调节和自我矫治。

1. 课堂教育。使用多媒体,采用自编教材,对不同群体困境人员编班,分别施教。

2. 利用救助站报纸、墙报、黑板报等媒介宣传心理卫生知识。

3. 举办讲座(专题讲座和心理健康知识讲座)。

4. 录制心理健康教育节目,组织困境人员收听收看。

5. 编排心理游戏、心理剧。

6. 组织心理健康教育典型进行现身说法。

(三)困境人员心理危机干预

救助站对处于心理危机状态的困境人员应当及时干预,使其恢复心理平衡,战胜心理危机,预防突发事故的发生,以维护社会和谐与稳定。

(四)个体心理咨询

对困境人员的心理咨询,有利于他们及时摆脱心理困境和重返社会。心理咨询室按照安全、祥和、舒适及充满生机的要求进行安排与布置。困境人员心理咨询一般按照下列程序进行。

1. 心理咨询师了解困境人员基本情况。

2. 建立咨询关系,增进信任。

3. 倾听、再倾听、提问。

4. 分析诊断心理问题的类别。

5. 探讨心理咨询建议,达成共识。

6. 咨询结束。

7. 必要时随访,巩固咨询效果。

(五)团体心理咨询

是对具有共同心理问题的困境人员进行的专题心理辅导活动,团体心理咨询的基本程序如下。

1. 了解困境人员中存在的共性问题,确定辅导主题。
2. 确定辅导对象和人数,组成团体辅导小组。
3. 设计辅导课程(或方案)。
4. 实施。
5. 收集困境人员反馈性息。
6. 总结。

(六)困境人员心理矫治

对沾染不良习气的流浪未成年人等困境人员,要通过心理矫治,改变其不良习惯,纠正行为偏差,以便他们能人格健康地回归社会。

(七)困境人员成功训练

部分困境人员对人生感到悲观失望、丧失信心,缺乏信念支撑,需要对他们进行成功训练,让他们鼓起生活的勇气,以积极的心态面对明天。

第二章
困境人员心理援助原则与要求

一、困境人员心理援助工作十项制度

1. 在心理援助过程中,心理咨询师要做到"三心",即爱心、细心和耐心。

2. 对本站的求助者,要建立心理档案,心理咨询师应当严守职业道德,尊重求助者,对咨询内容严格保密,确保求助者的权益不受侵犯。

3. 心理咨询师要善于倾听求助者的诉说,并积极予以共情。

4. 心理咨询师要善于与求助者进行沟通,及时对求助者进行心理危机干预和心理疏导。

5. 对求助者存在的不良人格特点,心理咨询师要进行有计划的心理矫治,并做好心理治疗记录。

6. 在心理援助过程中,如发现求助者有危害其自身生命和危及社会安全的情况,心理咨询师有责任立即采取必要措施,防止意外事件的发生。

7. 心理咨询师在心境低落、不适合进行心理援助工作时,应及时进行心理督导,待心境平和后再上岗。

8. 在心理援助过程中,对出现的移情问题,心理咨询师要善于正确处理,对难处理的要及时上报心理督导师进行处理。

9. 心理咨询师在工作过程中,要有自我保护意识,注意自身安全。

10. 对提供帮助后返回家庭的服务对象,要进行定期跟踪回访和心理援助,并做好咨询记录。

二、困境人员心理测验原则

心理测验是根据一定的法则和心理学原理,使用一定的操作程序给困境人员的认知、行为、情感的心理活动予以量化。心理测量在心理援助中能帮助困境人员了解自己的情绪、行为模式和人格特点。心理测验作为在心理援助之初区分困境人员正常与否的重要手段，恰当的使用有助于增强心理诊断的客观性，是做好心理援助工作的第一步。心理测验还可以用来在咨询告一段落或结束后对心理援助效果进行评定，从而进一步评定心理治疗和行为训练的成效。通过职业兴趣测评可以帮助一些困境人员发现和确定自己的职业兴趣和能力特长；通过职业规划测评，可以更好地帮助困境人员了解自己，找准自己的职业定位；通过职业价值观测评，可以帮助困境人员选择适合自己的职业类型。

1. 标准化原则。测量应采用公认的标准化的工具，试测方法要严格根据测验指导手册的规定进行。

2. 客观性原则。对测验结果的解释要符合受试者的实际情况。此外，还要注意不要以一两次心理测验的结果来下结论，尤其是儿童智能发育的诊断。

3. 技术要求原则。必须经过专业心理测验培训、持有国家二级心理师职业资格证书的咨询师从事心理测验工作。

4. 保密原则。测验相关材料和内容由专人保管，不允许随意扩散。对受试者测验的结果保密。

5. 参考原则。心理测验结果供心理咨询师在心理援助过程中参考使用。

三、困境人员个体心理咨询原则

个体心理咨询是心理咨询的基础类别，有别于团体心理咨询，是一名心理咨询师针对一个困境人员来访者的咨询，具有针对性强，一对一操作的特点。咨询的目的必须基于困境人员来访者的需要，咨询有两个基本目标：①提高来访者处理问题和发展机会的能力；②帮助来访者学会更有效地处理其生活中的问题。

心理咨询的一个根本目的是协助来访者做出适合自己的决定。然而来访者往往由于认知偏差或强烈的内心冲突而无法做出决定，因此通过咨询来纠正来访者的认知偏差和减轻来访者的内心冲突可以提高其决策水平。

心理咨询的一个重要方面是协助来访者全面认识自我并评价自我,从而能够更好的适应社会和生活。当来访者能够较为全面地认识自我后他也就认识了自己的需要、价值观、态度、动机、优点和缺点。而且,一旦能够全面认识自我就可以合理安排自己的生活,使自己能够尽快获得心理上的成长并增进个人幸福感。心理咨询不仅能让来访者全面认识自我,也能促使来访者加强自我内省,找出真实的自我或解除对真实自我的困惑,使困境人员对自己的理解得以提高或深入。这种认识促使来访者更有自知之明,表现在逐渐深入地理解自己的情感和社会环境及有关的观念的联系,而不是习惯于从同样的角度或在同一水平重复的思考。同时,这种理解伴随着自由的情感活动和行为反应,而不是老一套的情感体验和固定的行为模式。咨询可以使来访者加强自我内省,享受属于自己的生活。

1. 理解与支持原则。咨询师对求助者的语言、行动和情绪等要充分理解,不得以道德和个人价值的眼光评判对错,要帮助求助者分析原因并寻找出路。

2. 积极心态培养原则。咨询师的主要目的是帮助求助者分析问题的所在,培养求助者积极的心态,树立自信心,让求助者的心理得到成长,受到领悟,自己找出解决问题的方法。

3. 时间限定的原则。心理咨询必须遵守一定的时间限制。咨询时间一般规定为每次 45 分钟左右,原则上不能随意延长咨询时间或间隔。

4. 感情限定的原则。咨访关系的确立和咨询工作的顺利开展的关键,是咨询师和求助者心理的沟通和接近。但这也是有限度的。来自求助者的劝诱和要求,即便是好意的,也是应该予以拒绝的。个人间接触过密不仅容易使求助者过于了解咨询师内心世界和私生活,阻碍求助者的自我表现,也容易使咨询师该说的不能说,从而失去客观公正地判断事物的能力。

5. 重大决定延期的原则。心理咨询期间,由于求助者情绪过于不稳和动摇,原则上应规劝其不要轻易做出诸如退休、调换工作、退学、转学、离婚等重大决定。在咨询结束后,求助者的情绪得以稳定、心境得以整理之后作出的决定,往往不容易后悔或反悔的几率较小,就此应在咨询开始时予以告知。

6. 保密性原则。咨询师应保守求助者的内心秘密,妥善保管个人信息、来往信件、测试资料等材料。如因工作等特殊需要不得不引用咨询事例时,也须对材料进行适当处理,不得公开来访者的真实姓名、单位或住址。

四、困境人员心理健康教育原则

困境人员心理健康教育是社工或心理咨询师运用心理科学的方法,对困境人员心理的各层面施加积极的影响,以促进其心理发展与适应、维护其心理健康的教育实践活动。心理健康教育是培育良好的性格品质、开发智力潜能、增强心理适应能力、激发内在动力、维护心理健康、养成良好行为习惯的方式和方法。困境人员心理健康教育有助于困境人员的心理健康、有助于其全面发展、有助于其主动成长;有益于社会和谐和稳定、有益于社会的文明。

1. 教育性的原则。教育性的原则是指心理咨询师在进行心理健康教育的过程中,要根据具体情况,提出积极中肯的建议,始终注意培养困境人员的积极进取的精神,帮助其树立正确的人生观,价值观和世界观。

2. 差异性原则。差异性原则是指心理健康教育要关注和重视困境人员的个别差异,根据不同学生的不同需要,开展形式多样,针对性强的心理健康教育活动,以提高困境人员的心理健康水平。

3. 主体性原则。主体性原则是指心理健康教育要以困境人员为主体,所以工作要以困境人员为出发点,同时要使困境人员的主体地位得到实实在在的体现,把心理咨询师的科学教育与指导和困境人员的积极主动的参与真正有机结合起来。

4. 整体性原则。整体性原则是指在心理健康教育过程中,教育者要运用系统论的观点指导教育工作,注意困境人员活动的有机联系和整体性,对困境人员的心理问题作全面考察和系统分析,防止和克服教育工作中的片面性。

5. 活动性原则。活动性原则是指心理健康教育要把困境人员作为活动的主体,通过活动来促进困境人员的发展。

6. 保密性原则。保密性原则是指在心理健康教育过程中,心理咨询师有责任对困境人员的个人情况以及谈话内容等予以保密,困境人员的名誉和隐私权应受到道义上的维护和法律上的保护。

五、困境人员心理矫治原则

心理矫治包括心理矫正和心理治疗。一个人心理异常会导致行为异常。运用科学的方法消除、转变支配人的不良行为动机和不良个性倾向即为心理矫正。运用语言、表情、动作等心理学方法对一些困境人员的认知、情感、行为等方面的障碍进行治疗,改变其态度和行为的方法是心理治疗。

困境人员心理矫治,对一些有心理问题和心理障碍的困境人员及时实施辅导、教育、咨询和治疗,可帮助他们消除心理障碍,解决心里矛盾,摆脱心理困扰,改变问题行为,促进心理健康。

1. 科学性原则。即是运用心理科学的理论和方法,根据心理测量的结果和其他方面的资料,依据困境人员的心理特征和发展规律,对其个体或群体的心理发展变化过程和趋势作出的科学估计和推断,有针对性地开展教育和心理援助工作。

2. 个别性原则。心理矫治工作更多的是针对不同的困境人员个体开展相关的咨询或治疗,且在工具和方法的选择上也应注意因人而异。要针对困境人员的人格特点,从社会背景、文化传统、家庭因素、社会经历和受教育程度等多方面,加以分析和考查。对不同问题、不同阶段、不同的对象应采取不同的方法,做到有的放矢,事半功倍。

3. 持续性原则。很多人格问题和不良心理习惯,其形成都经历一个长期过程,因此,对其进行心理矫治,不是简单几次就能解决的,需要有一个过程,咨询师应该制定一个心理矫治计划,一步一步进行。

4. 尊重和保密原则。对长期流浪未成年人的心理矫治,在援助过程中,要尊重他们的人格和各项权益,注意保护他们的名誉及相关材料。

六、从事困境人员个体心理咨询咨询师的工作守则

1. 接待求助者要谦恭有礼,切不可表现出拒绝、排斥的态度。

2. 咨询师要穿戴整洁、朴素,要注意礼仪形象,要重视人格魅力在咨询中的作用。

3. 咨询师要具有"三心",即对待求助者要细心、耐心和爱心。

4. 要熟知危机干预知识,当判断求助者处于危机状态而自己难以应付时,应立即找相关经验丰富的咨询师帮助进行危机干预。

5. 除不可抗力或基于来访者利益考虑不可提前结案、任意缩短或延长每次咨询时间。

6. 在与求助者约定的咨询时间不可迟到。在不可避免可能迟到的情况下,应当尽早通知咨询中心相关主管人员和求助者。

7. 按要求认真填写心理咨询记录表,放入心理档案袋,并保密。

8. 至少每半月与心理督导联系一次,就咨询中遇到的困难、问题等进行讨论,寻求指导。

9. 每月至少开会一次,总结一月工作,互相交流感受和体会,维护自己心理健康状态。

七、从事困境人员团体心理咨询咨询师的工作守则

1. 组成团体以前,团体咨询师应实施成员甄选,以维护全体团员的利益。

2. 领导团体时,应明确告知团员有关团体的性质、目的、过程、使用的技术及预期效果和团体守则等,以协助当事人自由决定其参与意愿。

3. 尊重团体成员的人格完整,领导团体时,应采取一切必要及适当的安全措施。

4. 咨询师不要为自我表现,选用具有危险性或超越自己知能或经验的技术或活动,以免造成团员身心的伤害。倘若为团员的利益,需要采用某种具有挑战性技术或活动时,应先熟悉该项技术或活动的操作技巧,并事先作好适当的安全措施。

5. 领导团体时,应会同团员制订团体行为原则,规范团员的行为,以免造成对团体生活的不利影响或身心伤害。

6. 咨询师应具有适当的领导团体的专业知能和经验。

7. 领导开放性或非结构性团体,或以促进自我成长及自我了解为目的的团体时,宜采用协同领导,以策安全,并应特别注意团员素质及性格,慎重选择,以避免因某些团员消极或破坏性行为影响团体效果。

8. 咨询师应尊重团员参与或退出团体活动的权利,不得强制成员参与

或继续参与他不愿参与的活动,以免造成团员身心的伤害。

9. 咨询师应特别注意保密原则,经常提示团员保密的责任,并预告团员重视自己的隐私权及表露个人内心隐秘的限度。

10. 若需要将团体活动过程录音或录像时,咨询师应先告知团员录制的用途及目的,征求团员的同意,并严守保密原则。

11. 为实验研究目的而实施团体辅导时,研究者应预先声明研究的性质、目的、过程、技术与活动、研究结果资料的运用及安全措施等,以让受试者自由决定是否参与。

八、从事心理援助工作的咨询师对困境人员应持有的信念

咨询师对求助者所持有的态度和信念,会直接影响咨询共情,最终影响咨询效果。作为一名优秀出色的咨询师,一般应持有如下一些信念:

1. 相信人有很大的潜能。任何一个求助者,哪怕他无比自卑,哪怕他无比无能,哪怕他对生活已经失去信心,但他们还是有潜能的。咨询师要对他们有信心,其次才是树立求助者的信心,让他们去领悟并积极挖掘自己的潜能。

2. 相信人是可以改变并且可以教育的。任何一个求助者,无论他的错误认知如何顽固,心灵如何扭曲,作为一名有责任感的出色咨询师,你都要相信他们是可以改变的,并且是可以教育的。只有这样,你才有动力与之共情,才愿意去深入他们的内心世界。

3. 相信人是愿意上进的,愿意变好的,愿意被人喜欢、接纳的。只有咨询师存在这种意识,才不会对求助者失望和绝望,才愿意积极想办法打开求助者封闭的心灵之门。

4. 相信人是可以自我控制、自我调整的。心理咨询的实质是助人自助,如果咨询师不相信求助者能自我控制、自我调整,那就是你自己不相信自己,不相信自己的职业。

九、从事心理援助志愿工作志愿者要求

1. 身心健康,从事心理援助志愿活动,需要经常接受上一级心理咨询师

督导。

2. 自愿从事志愿服务,不能以志愿者身份从事赢利性或者违背社会公德的活动。

3. 具有相应的服务技能,需要持有国家颁发的二级心理咨询资格证;持有国家颁发的三级心理咨询资格证者可从事比较基础的心理援助活动。

4. 遵守国家法律。

5. 可请求志愿者组织帮助解决在志愿服务活动中遇到的实际困难和问题。

6. 遵守志愿者组织的章程和其他制度。

7. 不损害被服务者的合法权益,保护被服务者的隐私。

8. 志愿者组织和志愿者可以与服务对象订立志愿服务协议。

9. 志愿者可以主动联系志愿服务岗位,经所属志愿者组织同意后参加志愿服务活动。

困境人员心理援助常用方法

一、图像排列心理治疗

图像排列心理治疗,或称图排疗法、图排治疗,是求助者通过对自己选择的一组图片进行自由排列,心理咨询师对其进行心理分析、诊断、咨询和治疗于一体的一种游戏式心理治疗,其理论基础是荣格的思想和心理投射理论。它是一种在来访者不用说出自己秘密的情况下,以游戏的方式来放松、减压、思考、领悟等,达到心理治疗的目的,同时也有助于心理咨询师的自我成长和人格完善。

来访者通常说不出自己的困难、痛苦或冲突的来源及解决方案,或对它缺乏理智上的了解。图像排列心理治疗,可以透过主动想象和创造性象征游戏的运用,制造从潜意识到意识,从精神到物质,以及从口语到非口语的桥梁,从而使自己受到领悟,进行自助。它是一种心理疏导手段,是通过对各种人物、动物、植物和其他图片排列来进行心理治疗与心理辅导的一种方法。

在一个自由、受保护的空间,通过各种图片摆弄心灵故事,使来访者与无意识接触并表达超语言的经历和被阻碍的能量。这种接触与表达,可促进激活、恢复、转化、治愈、新生的力量,对来访者心理健康的维护、想象力和创造力的培养、人格发展和心灵成长都有促进作用。

强调创造过程本身的自发性和自主性是图像排列心理治疗的基本特点,充分利用非言语交流和象征性意义是图像排列心理治疗特征之一。此外,这种疗法的基本原则在于,它最大限度地给人们以想象的自由,允许人精心构造和发展自己头脑中任意驰骋的各种主题,其运用十分广泛。

图像排列心理治疗,有人物类、动物类、植物类、建筑类、家庭生活类、武器类和颜色类等近1800多张图片,来访者只需要从这些图片中选一些自己需要的图片进行排列就可以了,咨询师可以让来访者定主题进行排列,也可以不定主题进行排列,形式多样,不拘一格。

(一)图像排列心理分析指导语

1. 请您(来访者,以下同)选择30张图片(少几张也行),这些图片应该是你印象最深刻的图片(如:你最喜欢的图片或最令你留恋的图片或你最不喜欢的图片或最痛恨的图片,等等)。选择图片应注意:30张图片应包括人物、动物、植物、建筑等,每类图片四张左右,不能只选择一类或二类物图片。不能只选择感兴趣的图片。

2. 在一张长方形桌上,铺上一块蓝色的布,将你选择的图片在桌布上进行自由排列。

3. 请您说明您为什么选择这些图片,或您选择图片时想到了什么或联想到什么,来访者解释和评价图片时应注意以下内容。

(1)不能只从专业角度选择和评价图片,如摄影师爱强调图片的色彩、搭配和意境等;建筑师爱强调建筑的结构、与自然的和谐等;信佛的人只选择和评价佛、塔的图片等。

(2)艺术性评价图片不要超过三张。

(3)不能只解释是喜欢或可爱或漂亮等,解释要一至二句话。

(4)应该从生活或工作或学习上解释、分析图片。

(5)面对图片,不要理性地评价某些人与事情。

(6)不要简单地对图片进行评价,如"这幅图写出了一个花季少女的神态以及眼神";"这幅图运用了很巧妙的点石之法,很美",等等。

(7)来访者对颜色的选择不能超过三种,最喜欢的颜色不要超过两种。

4. 就来访者对图片的解释和评价等,心理咨询师做好记录,填写图像排列心理分析表。

5. 心理咨询师对图排作品进行拍照,然后撤除图排作品。

(二)图像排列心理治疗指导语

在图像排列心理治疗室,求助者进行图像排列,心理咨询师可对来访者说:请您选择一些你感兴趣或需要的图片(多少不限),这些图片应该是你印象最深刻的图片,如你最喜欢的图片或最令你留恋的图片或你最不喜欢的图片或最痛恨的图片,等等。选择完图片后,在铺着蓝色布的长方形桌上,进行自由排列,就可以了。

一般来说,来访者一看图片盒子里各种各样的图片就会明白,甚至很喜欢,并不需要更多说明,特别是对儿童更不需要什么说明,儿童就会马上做起来。如果有的来访者问"选择明星图片可以吗"或"只选择动物图片可以吗",和所有的投射测验一样,心理咨询师只需回答"你想怎么样都可以"或"你按自己的想法去做就可以了"。无论怎样,必须给来访者自由表现的机会。

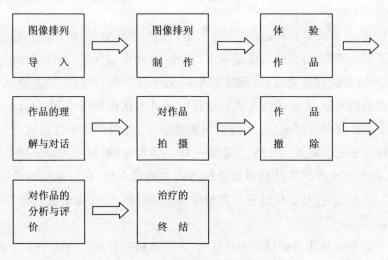

图1　图像排列心理治疗流程图

(三)图像排列心理治疗理论基础

1. 弗洛伊德意识结构论。弗洛伊德将人的意识分为意识、前意识和潜意识。人的心理活动有些是能够被自己觉察到的,只要我们集中注意力,就会发觉内心不断有一个个观念、意象或情感流过,这种能够被自己意识到的心理活动叫做意识。而一些本能冲动、被压抑的欲望或生命力却不知不觉地在潜在境界里发生,因不符合社会道德和本人的理智,无法进入意识被个体所觉察,这种潜伏着的无法被觉察的思想、观念、欲望等心理活动被称之为潜意识。前意识乃界于意识与潜意识的层次中间,起检查作用,没有动力和实在意义,一些不愉快或痛苦的感觉、意念、回忆常被压存在潜意识这个层次,一般情况下不会被个体所觉察,但当个体的控制能力松懈时,比如醉酒、催眠状态或梦境中,偶尔会暂时出现在意识层次里,让个体觉察到。

2. 弗洛伊德人格结构论。弗洛伊德认为人格结构由本我、自我、超我三部分组成。他的心理学观点使我们对人类思想的观念发生了彻底的革命,他提出的概念和术语已被普遍使用。本我即原我,是指原始的自己,包含生存所需的基本欲望、冲动和生命力。本我是一切心理能量之源,本我按快乐原则行事,它不理会社会道德、外在的行为规范,它唯一的要求是获得快乐,避免痛苦,本我的目标乃是求得个体的舒适,生存及繁殖,它是无意识的,不被个体所觉察。

自我,其德文原意即是指"自己",是自己可意识到的执行思考、感觉、判断或记忆的部分,自我的机能是寻求"本我"冲动得以满足,而同时保护整个机体不受伤害,它遵循的是"现实原则",为本我服务。超我,是人格结构中代表理想的部分,它是个体在成长过程中通过内化道德规范,内化社会及文化环境的价值观念而形成,其机能主要是监督、批判及管束自己的行为,超我的特点是追求完美,所以它与本我一样是非现实的,超我大部分也是无意识的,超我要求自我按社会可接受的方式去满足本我,它所遵循的是"道德原则"。一个人在社会化过程中要想保持心理健康,三个部分必须始终是和谐的。

3. 荣格集体无意识论。荣格认为,人的人格应分成:自我、个体潜意识、集体潜意识三部分。三者互相独立,同时又相互联系。自我(self)是人格的中心,是指人的现实存在,是人的思维、情感、认知和感知的综合。人的自我与自我原型密切相关。自我的原型是指:与生俱来的完整感和对生活意义的理解。在人类发展过程中,原型最初是以特定群体共同遵照的守则出现,久而久之,这些守则演化为这一群体中个体的人格特征。因此,原型是人的潜在性格,在一定的社会文化、环境和家庭结构中原型以一定的形式表现出来,特别是当我们身陷绝境或是当外界的压力超过我们自我(ego)的应付能力时,自我原型常常会不由自主地反映出来。

个体潜意识是指个体发育过程中压抑的个人经历和体验,在潜意识中,这些压抑的体验以及相关的观念围绕着"情结"(情结是伴有强烈情绪和行为的观念簇),而情结中心则是原型,因此,属于潜意识范围。按照荣格的观点,一个民族或一个部落会具有相同的原型思想,而每人可以因为个体差异而外观行为迥异。

集体潜意识是指与生俱来的知觉、情感、行为等心理因素。荣格发现:一些精神病人的幻觉、妄想具有普遍性,与一些神话故事、寓言有不谋而合之处,而且这种现象与病人的文化程度并无相关。因此荣格推论:人在潜意识水平具有相同的部分,称之为"集体潜意识",集体潜意识经常以原始意向来表达,这种原始的意象或称作"种族记忆",荣格称之为"原型"。原型思想可根据民族的不同,出现在本民族的神话、寓言、传说中,也可显现于文学作品和艺术创作中,可以说这是远古以来人类所继承的共同心理部分,譬如英雄原型(神、精灵)、母亲的原型(圣母、观世音)、智慧原型(诸葛亮等)。与个人的潜意识不同,集体潜意识对所有的人来说都是共同的,因为它的内容在世界的每一个地方都能发现。集体潜意识的内容具有相当大的影响力,总要外向显示,当它们在意识中不能表现时,就会在梦中、幻想中以象征的形式出现。虽然不是每个人都具备本民族所有的原型,或所具备的原型都对该个体产生同等的效应,但某些原型在人的发育成长过程中起着至关重要的作用,如人格面具、阴影、阿妮玛、阿妮姆斯等。

荣格提出,人并非自己的主宰,而主要受一些不为我们所知的力量的控制,这些力量来源于自己的潜意识部分,而我们的意识部分仅仅是潜意识这个汪洋大海中的一条小船。荣格还认为,潜意识并非只是生长发育阶段压抑作用的总和,潜意识具有负面效应,同时也具有积极作用,它赋予人创造力,能帮助人确立生活的意义,并且指导人追求个人独立,正是人的这种独立本能,使我们持续地朝向完善自我、寻找特定的生活意义。潜意识也是意识轮换、变形的场所,人不可能直接意识到潜意识。因此,常通过象征作用,使人具有能力去表达那些无法意识但确实存在的潜意识。潜意识还是我们精神活动的能量来源。因为,原型具有能量,原型的显现本身就是力量的释放。因此,在心理治疗中如能很好地了解来客的原型思想,就能很好地了解此人。

4. 心理投射论。心理投射理论是心理健康测量理论中应用较多的一种,由其衍生而来的心理投射技术在人格测量中得到广泛的使用。投射一词在心理学上是指个人将自己的思想、态度、愿望、情绪、性格等个性特征,不自觉地反应于外界事物或者他人的一种心理作用,也就是个人的人格结构对感知、组织以及解释环境的方式发生影响的过程。该术语由弗兰克于1939年首先明确提出,但是在此之前已经产生了利用投射技术原理编制的投射测验,如1921年的罗夏墨迹测验。投射法的具体做法是:向受测者呈现一定的刺激材料,让受测者加以解释或者要求他们将这些刺激材料组织起来。其基本假设为:①人们对于外界刺激的反应都有其原因而且是可以预测的,不是偶然发生的;②这些反应固然决定于当时的刺激或者情境,但是个人本身当时的心理结构、过去的经验、对将来的期望,也就是他整个的人格结构,对当时的知觉与反应的性质和方向,都会产生很大的影响;③人格结构的大部分处于潜意识中,个人无法凭借其意识说明自己,而个人面对一种不明确的刺激情境时,却常常可以使隐藏在潜意识中的欲望、需求、动机冲突等"泄漏"出来,即把一个反映他的人格特点的结构加到刺激上去。如果知道了一个人如何对那些意义不明确的刺激情境进行解释和组织,就能够推论出有关个体人格结构的一些问题。

心理投射测验依据测验目的的不同、测验材料的不同,测验的编制、实施和对结果的解释方法的不同,以及受测者的反应方式的不同,有着不同的分类。但是,罗夏墨迹测验和主题统觉测验是最为常见的两种基本形式。

(四)图像排列心理咨询与治疗

1. 心理疏导。让求助者排列一个作品,并进行讲述,这本身就是一个宣泄的过程,90%的来访者进行图像排列和讲述后,都反映心情舒畅多了。

2. 积极想象。积极想象技术是荣格在工作中创造出来的一种直接与无意识相接触的方法,它可以大致分四个阶段:①诱导出宁静的心灵状态,摆脱一切思绪,以自然观察的方法,注视无意识内容的自发出现和展开;②用书面形式或其他形式,如画画、雕塑、舞蹈、音乐等象征表现手法,把这种体验记录下来;③心灵的意识开始积极地、有意地参与和无意识地对峙、交流,直到无意识产物的意义及涵义被意识理解,并保持和谐一致;④一旦意识和无意识相互达成一致,个体能够有意识地生活,就必须遵守某种新的伦理观点和义务,即个人不再像以前未意识到无意识的潜在作用时那样看待他的生活。

3. 认识与领悟。通过图片游戏,能很好地降低来访者的防御性,而且图片游戏又具有直观性和艺术性,很容易让来访者认识到自身存在的问题,得到领悟,在自我认识的过程中学会自我控制、自我完善、自我成长,该做什么和不该做什么以及下一步应该如何去做,会让来访者一目了然。这种方式也是一种认知疗法。①

二、家画疗法

家画疗法,又称家画心理治疗,是心理咨询师让求助者在一张 A4 的白纸上,画自己过去的家或想象中的家,然后心理咨询师通过求助者的画与求助者进行心理交流,帮助求助者分析心理困惑产生的原因,对求助者进行心理疏导,让其走出心理困惑。

家画疗法,类似于自画像测验、画树测验和房树人测验等,是绘画心理疗法系列中的一种,都属于心理投射。绘画心理疗法,是让绘画者通过绘画的创作过程,利用非言语工具,将潜意识内压抑的感情与冲突呈现出来,并且在绘画的过程中获得疏解与满足,从而达到诊断与治疗的良好效果。无论是成年人或儿童都可在方寸之间呈现完整的表现,又可以在"欣赏自己"的过程中满足心理需求。作为一种"玄妙"的语言,咨询师可以通过绘画解读其心灵密码,透析深度困扰人们的"症结"。作为心理诊疗的一个有效工具,真可谓"此处无声胜有声,述说不清能看清"——用绘画的方法进行诊断和治疗,其功效是显著独特的。

(一)为什么要画家

人的很多心理问题都与家有关,如家庭暴力、缺乏家庭温暖、父母离异等等,都会对人心理产生影响,留下心理阴影。通过绘画、画家,人的心理轨迹就可通过画投射出来,供心理咨询师分析和进行心理治疗。我们在长期的心理咨询实践中发现,很多成年人的心理问题,如恐怖症、抑郁症、恋父情结、恋母情结,等等,很多都源于他们童年的心灵创伤,有些心理问题在童年没有表现,但当他成年后,由于受到挫折和压力的刺激,就会犯病。家和人的童年经历对一个人的一生会产生重要影响。这就是我们为什么在绘画心理治疗中,要画家的原因。

①图排疗法版权登记号:17-2011-A-762 图排疗法网上测试见网页 http://www.jzjzz.com

(二)家画疗法的心理测验与心理分析

绘画在早期多被作为人格诊断的工具,如人物画测试、画树测试等,均为投射法的应用测试。18 世纪末和 19 世纪初,欧洲精神病院中的住院病人的艺术作品引起了很多人的兴趣。很多人都认为,病人的绘画可以用于心理病理学诊断(MacGregor)。在这个时期,大多数医生相信精神病人的艺术作品可以证明他们对病人的诊断,特别是对精神分裂症的诊断。例如,在塔迪厄(Tardieu)的《精神病人的法医学研究》一书中,让病人绘画是诊断精神疾病的一种方法;西蒙(Simon)在"想象与精神病"一文中讨论了对精神病人绘画作品进行的一系列研究;隆布罗索(Lombroso)也提出,可以通过精神病人的素描和油画作品观察到他们的心理状态。

作为一种投射测试,绘画也可以用来测量人的智力和人格。玛考文(Machover)认为:"在画一个人的要求下,一个人画出的人与这个人的冲动、焦虑、冲突以及补偿的特点密切相关。从某种意义上说,画出的人就代表这个人,而画纸则代表了环境。"她的画人投射测试和她对个体在人物画中内在心理的投射研究,影响了临床应用研究对成人和儿童所画人物的分析。古德伊纳芙(Goodenough)和哈里斯(Harris)将绘画同儿童的心理年龄联系起来,发展了"画人测试"(Draw – a – man,DAM)的年龄常模,用来对儿童进行智力测量。后来巴克(Buck)、玛考文(Machover)等人的研究进一步证明"画人测试"还可以用来揭示儿童的人格特征。很多人认为,从绘画中不但可以得到许多有关绘画者本身的重要信息,而且还可以得知他对他人的知觉。绘画被作为内部心理状态的视觉表征来研究。人们逐渐认识到,绘画不但反映内部心理状态,而且表现绘画者的主体经验。

斯尔文绘画测试(Silver drawing test,SDT)是通过绘画表现测量智力的一个初步尝试,它来源于这样一个假设:语言能力低下儿童的智力经常受到低估。斯尔文设计出一系列以图形形式来评价儿童解决问题能力的绘画测试。她强调要从认知的 3 个方面进行评价:预测性绘画、观察画、想象画。

家画测验,类似于房树人测验,不同之处在于,两者的绘画指导语不同,家画测验并不要求只画房树人,而是画家,这样来访者画的内容就丰富多了,但又必须与家有关。

在临床心理学中,给受测者铅笔、橡皮以及几张白纸,要求他们在白纸上描绘一些图画,然后根据一定的标准,对这些图画进行分析、评定、解释,以此来了解受测验者的心理现象、功能,判定心理活动的正常或异常等问题,为临床心理上的诊断和治疗服务。有关这种形式和类型的心理测验统称为绘画测验。

画家疗法具有心理测试的功能。该测验既可以用于群体测试,又可以用于个体测验,可用于心理门诊求助者的心理诊断,为心理咨询提供有关人格方面的信息。画家疗法具有主动性、构成性、非言语性的特点,避免反应内容在言语化过程中变形,从而更具体地了解受测者的人格特征,捕捉到难以言表的心理冲突。画家疗法再度测验不会导致心理防御,有利于反复测试,追踪观察。

(三)家画疗法的心理咨询与治疗

绘画心理治疗大师 Robin 认为,人们的思维大多是视觉的,因此通过可视的绘画更有利于认识和解决问题;记忆可能是前语言的或者是禁锢的,人们的创伤可能被压抑,用语言无法提取,从而难以治疗;还有许多情绪体验的内容本身不能为人们用语言所描述,也就无从治疗;阴暗面更容易通过绘画来表达,绘画本身是符号的和价值中立的,患者可以自由表达自己的愿望和问题,这种表达具有隐蔽性,不受社会道德标准等方面的约束。除了心理治疗之外,创造过程也为患者提供一种看待自己所面临问题的新方式。比如,当个体面对伤痛无力改变时,绘画可以帮助人恢复受伤的心灵。

有人称绘画心理疗法为心理治疗的艺术途径。患者将积压在心中的消极情绪通过绘画转化成作品:一方面可以发泄、减轻心中的压抑和焦虑;另一方面患者也可以在治疗师的引导下通过自己的作品来认识和反思自己的情绪和问题。鉴于绘画治疗的特点,其主要适应于不能说话或不想说话的患者,如孤独症、失聪、迟钝、大脑损伤、妄想;对言语治疗有阻抗的人或情况,如对谈话疗法有抵触情绪,而其他方法均无疗效的,以及情绪障碍、创伤等心理疾病患者。

绘画疗法类似于音乐疗法和读书疗法,对儿童和成人都有所帮助。著名教育家迪斯特佛赫说:"儿童画一小时画获得的收益,比观看九小时画所获得的收益还多。"科学家认为,儿童绘画是健全机体的一个途径。在生命初始阶段,视力和动作的发育特别重要,绘画有助于这些系统工作的协调,儿童绘画还能参与大脑半球间相互关系的协调,专家们一致认为,儿童绘画能促进分解、合成思维的加速形成。

绘画对成年人的帮助也很大,被广泛用于消除心理紧张、解除人为的一系列心理机能障碍。近十年国外有很多应用绘画作为治疗手段的应用性研究,发现绘画疗法不仅可以处理人们的情绪和心理创伤问题,而且可以使心理障碍患者的自我形象、自尊或自我概念、社交技能等得到提升,促进语言的发展与认知功能的改善。今天,绘画疗法已经被世界心理治疗界公认为一种效用优异的疗法而获得了长足的发展。几乎各个流派的心理技术,都能够整合在绘画疗法中而获得面目一新的应用。尤其是对于不愿以语言交流的来访者,绘画有着独特的效果。

绘画作为情感表达的工具,能够反映出人们内在的、潜意识层面的信息(心理意象),将潜意识的内容视觉化的过程。人们对绘画的防御心理较低,不知不觉中就会把内心深层次的动机、情绪、焦虑、冲突、价值观和愿望等投射在绘画作品中,有时也可以将早期记忆中被隐藏或被压抑的内容更快地释放出来,并且开始重建过去。而且在绘画的过程中,个体可以进一步理清自己的思路,把无形的东西有形化,把抽象的东西具体化为心理意象。这样就为治疗师提供足够多的真实信息来为患者分析和治疗。文学家、艺术家们沉浸在意象想象中,用文字、绘画和音符表达他们想象中的意象象征。所以用绘画表达象征性意象的理解和诠释是人类了解心灵以及进行心灵交流的必要途径和形式。

由于意象和言语属于不同的认知系统,用逻辑思维中的言语改造原始认知中消极意象(心理障碍)是很困难的,以致某些谈话疗法效果不理想、不长久。如有些人发现他人心理有问题,常用劝告、疏导的方式,以为改变了他人的观点认识就能解决问题,却因为言语在解决心理问题中存在局限性而难使思想工作有实效。

Robin认为,除了心理治疗之外,创造过程也为患者提供一种看待自己所面临问题的新方式。他通过比较研究后认为,绘画疗法有许多适宜的优势:①艺术提供了特有表达的可能,可以在一幅作品或系列作品上表现发生在不同地点、不同时间的事件,可以把不可调和的情感合成在一起。②绘画治疗是灵活的、多面性的,它适合不同年龄、不同疾病的患者,可以在不同地点实施。③绘画疗法可以使心理治疗常态化,即可以在人们的所有日常生活情境中开展。④绘画等艺术方法可以安全地释放毁灭性力量,使心灵得到升华。

与传统的心理治疗相比,绘画疗法是运用非语言的象征方式表达出潜意识中隐藏的内容,患者不会感觉被攻击,阻抗较小,容易接受,有利于真实信息的收集;绘画疗法不受患者语言、年龄、认知能力及绘画技巧的限制;治疗的实施不受地点和环境的限制,并且可以灵活采取单独或集体进行的方式;绘画疗法可以使患者通过正当的方式完全的释放毁灭性能量,使患者的焦虑得到缓解,心灵得到升华;绘画治疗的测验可以多次使用而不影响诊断的准确性。此外绘画本身有助于个体认识自己无意识中的内容,从而产生治疗的效果。

绘画和治疗之间的交互作用可以评估治疗过程,并澄清人格的内在动力,以及揭露隐藏的冲突。绘画催化儿童的自发性,并帮助受阻的青少年远离个人发展上的关卡。绘画亦可以帮助成人辨认在其行为当中反复发生的主题,并专注在最凸显的问题上。实践表明,绘画是人们最适宜的心灵表达方式。

作为绘画心理治疗中的一种,家画疗法对深入地了解求助者内心世界具有良好的效果,每周安排 2~3 次绘画,不断地心理辅导、疏导和矫正,疗效明显。随着描绘表达的变化会间接地影响到求助者的认知模式,表达特点和行为模式。只要在绘画中具有变化性,求助者症状也会得到相应的改变。画家疗法受众面比较全面,对文化程度等要求不是很高,尤其是能让求助者消除较强的自我防御心理,达到心理治疗的效果。家画疗法可用于调解夫妻关系、亲子关系和消除心理阴影等,效果很好。①

▌三、成功训练

每个人都渴望成功。成功意味着许多美好的事物,意味着获得赞美,赢得尊敬,意味着自我价值的实现。每个人都希望自己是一个成功者。没有人喜欢成为一个可有可无的二流角色,任人摆布,平庸地度过一生。可以

---

①家画疗法网上分析见网页 http://www. jzjzz. com

说,每个人来到世上就是为了获得成功,实现人生的理想。然而事实上,成功者只是少数人,更多的人似乎没有这么幸运,终其一生都过着普通人的生活,永远找不着通往成功之路。阿里巴巴的故事之所以令人们神往,原因在于每个人都渴望掌握一个芝麻开门的神奇咒语。人的成功当然不能指望那神奇咒语,天上是不会掉下馅饼的。但成功是有捷径可走的。成功训练就是帮助那些想获得成功的人们,为他们提供一种良好的方法。

成功训练,就是利用心理学、教育学、行为科学和成功学的原理和方法,通过改变人的认知和行为,受到领悟,使人的心理和行为处于良好状态,而迈向成功之路的一种科学训练方法。

(一)成功训练是一种激励模式

凡有人群的地方,就需要激励,激励是促使人迈向成功的要件之一。在人的生活中,不是所有的人都会受到激励,也不是所有的人都会用激励去帮助别人。

激励作为一种调动人积极性的正向反馈,它有着促使和引导人们向着激励发出者的旨意趋近——无论是品格良好者,还是意志薄弱者,不论是成熟的老者,还是幼稚的弱者,皆不能免,只是主观能动性的强弱不同罢了。人们要求得到他人或社会的激励,已经成为人们的人格特征之一。

激励能开发人的潜能,使人得到意想不到的收获,产生无比巨大的力量,足以使人克服前进中遇到的种种困难。

成功训练是一种激励模式,它使用切实可行的一些方法来提升人的自信心,强化人的信念,坚定人的意志,这样的人经过努力,怎会不成功呢!

(二)成功训练是一种教育模式

教育是培养人的活动,从古到今,以至未来,只要培养人的职能还存在,就可称之为教育。教育常常被看作是对一个人从生到死的全部感化的总和。这包括有计划的和偶然的,有组织的和无组织的,自觉的和自发的感化等。所以,任何社会的教育都包括:表现为对儿童饮食的照料和预防外来的侵害;使儿童与周围世界建立初步的联系;以语言这个与人交往的有力工具来武装儿童;向青年一代传授并用某种形式使他们掌握生产劳动经验、社会传统和行为规范;向青年一代灌输某种思想体系。

教育的传授知识、传递思想的职能,随着社会的发展,不是越来越减弱,而是越来越加强了。成功训练重视素质教育,反对应试教育。在集体中,它强调人人都能成功,重视人的非智力因素发展,培养个别天才和尖子生不是成功训练所追求的目标。当然,由于人的领悟能力不同,有的人通过训练,会接受并去行动,而最终走向成功之路。应试教育所培养的尖子生并不是全才,往往经不起实践的检验。

(三)成功训练是一种管理模式

管理,不仅仅是对物和财的管理,而且有对人的管理,物、财、人三者比较起来,对人的管理更重要。因为物与财是由人来支配的。因此,现代管理特别强调要以人为中心。

在我们这个充满无穷智慧的社会人群中,蕴藏着巨大的创造性和积极性,一旦被激发,就会取之不尽用之不竭,就会变成长江大河,一泻千里。

成功训练是一种软管理,是一种人性化的管理。它重视创新思维、团队协作、人的生产和学习积极性。同样是成功企业,美国和日本有很大区别,日本企业强调团队协作精神,因此,它们有了风靡世界的魔鬼训练法(一种成功训练方法),而美国企业强调创新和冒险,当然,这也是训练所追求的目标。

人是最活跃、最具潜力、最具创新精神的因素,管理好人,企业就会成功。成功训练重视沟通和凝聚力,而这正是我们企业所需要的。试想一个不会沟通的管理者,怎能成为一个好的管理者,怎能使企业有凝聚力呢?完全不会。

(四)成功训练是一种开放式的心理咨询

心理咨询是指来访者与心理咨询师之间,就来访者提出的问题和要求进行共同分析、研究和讨论,找出问题的所在,经过心理咨询师的启发和指导,找出解决问题的方法,以克服情绪障碍,恢复与社会环境的协调适应能力,维护身心健康。心理咨询不仅仅是一对一地进行,也可一对多地进行。成功训练所要解决的一些问题,如自信心、意志、沟通,也是心理咨询研究和要解决的问题。成功训练与心理咨询的相同之处在于,它们都是在帮助人们解决心理问题,都是在认识、情感、意志和行为四个层次上进行,都立足于教育模式和发展模式。成功训练具有集体性、激励性和开放性,但不要求保密性,在一定程度上,我们认为,成功训练是一种开放式心理咨询。

(五)成功训练是一种心理训练模式

一般来说,心理训练是指通过学习、掌握和应用心理技能,使心理正常的人成为心理超常的人,并能在运动竞赛中更好地发挥自己的技能水平,取得理想的运动成绩。成功训练通常运用一些心理训练方法,在一些成功训练项目中使用。

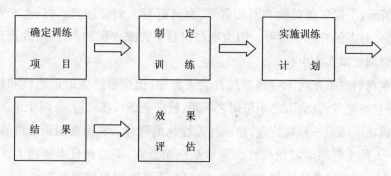

图2 成功训练流程图

(六)成功训练的意义

1. 提高自我控制和调节的能力。一个健康的人应该能够有意识地、适当地对自己的情感表达方式、情绪反应强度、动机的趋向和水平、思维的方向和过程、行动的指向和方式等进行控制和调节。当一个人的自我控制和调节能力处于较高水平时,会表现出:思维敏捷,逻辑严谨,语言流畅,举止得体,情感表达充分、准确,不卑不亢,动机水平恰当,行为灵活、有效,容易获得满足感,等等。一个人在这方面能力比较弱时,通过成功训练,会得到提高。

2. 提高人的心理活动的强度。成功训练可提高人的心理活动强度,例如:提高注意的稳定性、集中性;提高观察的精确度、敏锐度;提高记忆的效率;激发思维的创造性;推动正常需要的发展;树立自信,使人积极主动地活动、高效率地工作,减少疲劳、厌倦和无能为力的感觉。

3. 增强对环境的适应能力。个人对于所处的自然条件、生活环境、工作氛围、人际关系及自身的内部环境,应能够保持良好的适应。当以上环境发生变化时,应能较快地调整自己的应对方式,重新获得良好的适应,不会因为缺乏灵活性而导致各方面出现障碍或身心出现不良反应。

4. 增强心理的耐受力。即对于强烈、持久的精神刺激或压力能够有较强的承受力、抵抗力。如遇到亲人亡故、事业受挫、希望破灭等短暂而强烈的刺激,或遇到疾病缠身、生活贫困、处境不如意等持久的精神压力,可以坚强地承受并理智地处理它们,或者以更积极、有效的方式化解压力,使之转变为进取的动力。不会因为刺激和压力而导致心理活动出现紊乱、活动效率下降,甚至情绪失去控制、行为变态、人格萎靡。

5. 改善社会交往能力。要使个人能够保持正常的人际交往的需要,主动地与周围的人交往,自觉、恰当地选择交往的对象、范围和方式,把握交往的目的、深度与方向。从对自己有益的角度扩大社会联系,增进与他人的交流,从而保证个人能得到他人的情感温暖、接纳、帮助和有用的信息。

6. 增强心理的自我康复能力。人生在世,不如意的事情常常会发生,严重的打击和厄运也难以完全避免,所以人人都有可能在人生的某一时期心理上蒙受创伤,情绪、行为等暂时偏离常态,严重的也可能导致身心疾病。但是,每个人都有不同程度的自我康复能力,可以自己消除心理创伤的阴影,重新恢复往日的活力。较高的心理自我康复能力就意味着:有较清晰的自我意识,有较积极的人生态度,对改变自己有坚定的信念,并且有良好的学习能力,从态度到行为能够较顺利地纳入到新的模式中去。

7. 增强人的意志品质。毛泽东同志在《体育之研究》一文中强调体育增强意志的作用。他特别指出:体育之大效,盖尤在此矣,夫体育之主旨,武勇也。武勇之目,若猛烈,若不畏,若敢为,若而久,皆意志之事。体育活动与青少年学生的意志品质有着密切的联系。意志品质薄弱常是一些青少年学生在体育活动中表现不好的原因之一,而坚强的意志品质有利于他们克服体育活动中种种困难,如恶劣天气、身体伤病和能力上的限制等主客观的不利条件,并最大限度地表现出自身的运动能力。在体育教学和训练过程中,对青少年学生进行有针对性的心理训练,可以增强他们的意志品质。因此,在体育活动中加强对青少年学生的心理训练,能使他们在积极参加体育活动中改善体质状况的同时,培养出他们良好的意志品质。

8. 有助于掌握和改进动作技能。学生在体育教学和训练过程中,需要学习和掌握各种动作技能。动作技能的形成一般是通过他们反复多次的身体练习来实现的。但如果把心理练习(这里指表象训练)与身体练习结合起来,则更有助于练习者掌握和改进相应的动作技能。显然,动作技能的学习,不仅仅需要较长时间的身体练习,而且也需要适宜的心理练习。由于心理练习基本上不受进间、地点和器材等方面条件的限制,而且身体几乎不会产生疲劳,因此在体育教学和训练过程中,对动作技能进行心理练习比一点也不进行心理练习的学习效果好;但只进行心理练习而从不进行身体练习,其效果又是最差。

9. 有助于消除身心疲劳。一定负荷量的体育锻炼会引起学生的身心疲劳。过去,对于这种身心疲劳,一般是通过休息、睡眠和营养等手段来加以消除。现在,消除身心疲劳的手段呈多样化的发展趋势,出现了诸如医学、生物学、教育学和心理学等手段。研究表明,心理训练(如放松训练等)不仅有利于消除心理上的疲劳,而且也有助于消除身体上的疲劳;在大运动量训练后,做5分钟的放松训练,其身心恢复情况几乎和1小时的自然睡眠或传统的恢复手段相同。因此,在青少年学生从事体育活动之后,采用心理训练的方法,加快消除他们的疲劳,不仅有利于体育教学和训练,而且有助于他们身心健康的发展。

(七)成功训练的理论基础

1. 心理学与成功训练。心理学是研究心理和行为的科学,它的研究内容包括两个方面:一方面是心理过程,包括认识过程(感觉、知觉、记忆、思维、想象)、情感过程(喜、怒、哀、乐等)和意志过程(目的的确定、困难的克服等)。心理过程是人人都有的,是人的心理现象的共性。另一个方面是个性,包括个性倾向(动机、需要、信念、理想、世界观)和个性心理特征(能力、气质、性格)。个性是心理现象的个别性,正像世界上找不到两片完全相同的树叶一样,也找不到两个心理特征完全相同的人。心理学正是从这两大方面来研究人的心理和行为的规律的。

成功训练中的许多训练方法来源于心理学中的心理训练和心理治疗方法。例如,心理剧表演和角色扮演就来源于心理学中的集体心理治疗法。再如,要让人接受成功的观念,就可采取心理学中的认知疗法,等等。

2. 教育学与成功训练。教育学是研究教育现象及其规律的一门科学,诸如教育本质、教育目的、教育制度、教育内容、教育方法、教育管理等等,都是教育学所要探讨的问题。

教育作为培养人的社会现象,是随着人类社会的产生、发展而产生、发展的。随着社会的发展和教育的发展,人们对教育现象的探讨和认知也发展起来。

教育学在其历史发展中,研究的具体对象是变化发展的,在理论观点上也是变化发展的。在阶级社会里,教育学是为一定的阶级服务的。不同阶级的人们,总是根据自己的阶级利益和历史条件,对培养受教育者成为什么样的人,用什么培养这种人,怎样培养这种人等问题,提出自己的教育观点。无产阶级的伟大导师马克思、恩格斯创立了辩证唯物主义和历史唯物主义,为教育现象的研究提供了科学的方法论;他们还对教育的一系列根本问题,如教育的本质,教育在社会生活和人的发展中的作用,人的全面发展,教育同生产劳动相结合等,作出了真正科学的回答。

成功训练是一种教育模式。成功训练中的一些方法来源于教育学,它也是以教育学为理论基础的。

3. 行为科学与成功训练。行为科学,就是对员工在生产中的行为以及这些行为产生的原因进行分析研究,以便调节企业中人际关系,提高生产。行为科学的研究对象是人,是人的行为,是在组织环境中人们的行为特征和规律。它在不同的层次水平上研究人的行为,即个体行为、团体行为、组织行为以及领导行为。它研究产生行为的原因和影响行为的因素,研究人的行为规律,目的在于激发人的积极性,协调人与人之间的关系,以求达成企业的目标。也可以说,研究行为科学,是为了探求人类行为的规律,提高对人的行为的预测和控制的能力。

行为科学吸取了心理学的研究成果,认为:人的行为是由动机决定的,而动机又是由需要引起的。这成为行为科学的一个基本理论。这个理论也可简述为:需要引起动机,动机支配行为。从某种意义上说,行为科学也就是一门研究需要、动机、行为三者关系的科学。

行为科学在企业管理中的运用,一个很重要内容就是要正确解决行为、动机、需要这三者的关系,使职工的目标与企业的目标统一起来,达到充分调动职工的积极性,有效地运用人力资源,促进生产、技术的发展,达到企业的经营管理目标。

成功训练也采用一些行为科学的方法。可以说,成功训练也是行为科学的一种具体运用。

4. 成功学与成功训练。成功学是研究个体成功的规律和方法的一门科学。成功学现在风靡全世界,尤其在发达国家,如美国非常流行。在很多发达国家的大学都开设了成功学课程,如美国的哈佛。近二十年来,亚洲国家和地区开始重视成功学,如日本、香港和台湾等,我国一些较发达地区,如深圳,有很多成功训练机构,来帮助企业训练员工、帮助个人进行励志、认识自我和潜能开发。成功学产生于美国,较突出的四大成功学流派及其世界顶尖人物都出自美国,他们分别是卡耐基的人际关系成功学、拿破仑·希尔的思考致富成功学、安东尼·罗宾的神经语言程式学以及乔瑟夫·摩菲的潜意识成功学。世界顶尖成功学人物除了上面四位外,还有史蒂芬·柯维,其代表作《与成功有约》;金克拉,其代表作《与你在巅峰相会》;派翠克·波特,其代表作《唤醒内在天才》;魏特利,其代表作《乐在工作》。亚洲的成功学的代表应首推陈安之先生,他在广州讲学,进行训练,能力不凡。

成功学与心理学、教育学和行为科学有很多相互交叉的地方。将它们完全分离开是不可能的,也是没有必要的。

(八)成功训练原则

1. 主动性原则。训练有没有效果关键在于受训者自己主动与否,自己不动起来就没有效果,求助者不主动时,咨询师应该先做好其心理辅导工作。

2. 循序渐进原则。成功训练要考虑受训者的心理承受力,训练工作要一步一步有序进行,对承受力弱的人,可以先从简单的训练活动开始。

3. 持续性原则。生理机能和心理机能都是用进废退,必须持之以恒地进行训练,才能保持高水准。

4. 针对性原则。每项训练要增强哪方面的机能必须有针对性。咨询师针对不同心理问题,使用不同的训练剧。

5. 个性化原则。每个人的生理心理情况都不一样,不存在完全统一的训练手段。咨询师必须针对不同求助者的情况制定个别训练手段。

6. 特殊情境原则。一定的心理素质只能在一定的情境下体现出来。训练情境与真实情境越接近越好。

7. 体验原则。即主要通过实际体验来进行训练。成功训练不是讲道理,而是让受训者去直接体验。成功训练的基本活动是体验,而不是言语。

它的原理是,人的非理性心理活动独立于言语活动,光从言语上下功夫,最终事倍功半。只有实际体验才能直接刺激感知觉、形成表象、激发情绪和产生行为。

(九)成功训练的目标

成功训练的目标是使受训对象通过训练,来克服影响个人成功的各种心理因素,使其成为一个成功的人。成功的人并不完全是指你成了一个百万富翁,成了一个企业家,甚至成了一个政治家,一个人非常敬业,工作勤勤恳恳,任劳任怨,被企业授予劳模称号,他就是一个成功的人;一个年青人性格孤僻,不合群,上司、同事都不喜欢他,因此,他对前途丧失信心,感到厌世。通过参加成功训练,他变得开朗起来,善于处理方方面面关系,并对前途充满信心,工作有很大起色,实现了他自己确定的目标,那么他也是一个成功的人。

成功学对成功的定义是,实现了你所制订的目标,就是成功;一个人累遭挫折而热情不减,这也是一种成功。这样的人就是一个成功的人。

(十)成功训练的内容

成功训练的内容包括积极心态的培养;思维训练;自信心的培养;正确面对挫折与失败;意志训练;情绪训练;沟通训练;性格训练;兴趣的培养;保持心理健康;树立目标;积极行动训练。[①]

▌四、心理培训疗法

针对一些求助者由于认知难以改变等问题,可以让他们进入心理咨询知识培训班,通过对心理学知识和心理咨询知识较全面地学习,以及学习心理咨询案例,尤其是学习与自己有相同或类似心理问题的案例,这对提高他们的认

---

①成功训练资料见:

舒闻铭著．青年成功训练．中国商业出版社,2004 年.

舒闻铭著．青少年成功训练14 课．天津教育出版社出版,2005 年.

舒闻铭著．复制成功．天津教育出版社出版,2005 年.

舒闻铭著．青年成功新思维．中国商业出版社,2004 年.

识,改变他们的认知很有帮助,从而能化解他们的心理困扰,使求助者心理逐步康复到健康状态,这是一种心理治疗方法,我们称之为心理培训疗法。

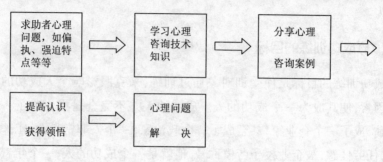

图3　心理培训疗法流程图

五、社会治疗

社会治疗,又称社会疗法,是一种综合性心理咨询与治疗方法,它是心理咨询师邀请求助者单位领导、家庭成员、同事和朋友,针对求助者的心理问题,来共同帮助求助者,从各方面来关心、爱护和支持求助者,这有利于改变求助者不正确认知,有利于对求助者进行心理矫治,等等。社会治疗要使用多项心理治疗技术以及思想教育工作技术等,对家庭暴力处理、危机干预、流浪乞讨人员回归社会等都会有很好的治疗效果。

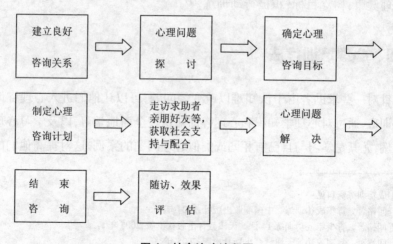

图4　社会治疗流程图

六、认知行为治疗

认知行为治疗,是目前应用最广泛的心理治疗方法。尽管它的创立仅仅几十年的历史,但以其科学、高效和相对较低的复发率被大多数临床心理学家所接受和使用。

认知行为治疗是由 A. T. Beck 在 20 世纪 60 年代发展出的一种有结构、短程、现在取向的心理治疗方法,主要针对抑郁症、焦虑症等问题以及修正功能障碍的想法与行为。

(一)认知行为治疗的基本概念

认知,一个人对一件事或某对象的认识和看法,包括对自己的看法,对他人的看法及对环境的认识和对事物的见解等,如小孩,青壮年和老人对"医院是什么地方"的看法不同,关键不在"医院"客观上是什么,而是被不同的人认同成什么,从而影响人的行为反应。

认知治疗,也有一些人翻译为认知疗法,属心理治疗的方法之一,同时也是心理治疗的一种理论取向。认知治疗由贝克首创。在理论上,认知治疗乃是基于一种假设:个人的看法与想法(认知)决定自己的心情以及行动;个人之所以感到情绪困扰,主要是由于他对事、对人、对己的不适当的看法;悲观的看法将导致悲观的情绪与消极的行动,乐观的看法将导致快乐的情绪与积极的行动。有人说:"人生像半杯酒。"想到空的部分会使人感到虚无;想到实的部分会令人感到存在。认知治疗法的构想是,帮助当事人认识环境,了解自我,学习对事、对人、对己应有的想法、看法与应有的态度,避免钻牛角尖的行为。

认知歪曲,认知中存在错误的、不合理的、片面的或偏执的成分。如:"对视不礼貌。""我是个失败的人。""人际关系好＝被周围所有的人喜欢。""一个人的价值取决于别人如何看待自己。"

认知缺乏,缺乏有关的常识或认识。如:"不知道与人说话时应正视对方。""不知道非言语的重要性。""不知道两性间的差距。"应知道:"每个人都值得尊重。""我是重要的。""我有能力。"

自动化思维,指非自愿发生于当事人意识流中的一些想法与意象。许多判断、推理和思维显得是模糊、跳跃的、很像一些自动化的反应,这就是贝克理论中"自动化思维"的含义。这样,思维过程中心一些错误观念也因个体不加注意而忽略了,并形成了固定的思维习惯而被保存下来,使个体自身对这些错误的认知观念不能加以反省和批判,自动化思维与图式不同,更易触及,属于意识范畴的认知,一般是对特定情境的反应。如"我约她出去,她拒绝我"。

规则,是个体在成长过程中所习得的社会认可的行为准则。个体根据它们评价过去,预期未来,并用它们来指导现在的行为。但是贝克进一步指出,如果个体不顾客观条件,过分按规则行事,也会使其行为不能与现实相协调,从而导致情绪困扰和不适应的行为。如"如果有人不喜欢我,说明我是没有价值的"。

中介信念,在核心信念与自动化思维之间的信念。包括态度、规则及假设。如"处于危险之中是可怕的"(态度);"我必须一直是安全的而且谨言慎行"(规则);"如果我谨言慎行,生命就不会有危险"(假设)。

个案概念化,对个案的综合陈述与了解,一般由治疗师依据某种心理治疗理论对当事人的问题进行理论假设。

对当事人的问题进行概念化开始于第一次与当事人的接触,并且持续下去。个案概念化是一个不断进行修正和诠释的过程。

信念,人们对自己、他人以及世界的一些特殊看法,是在幼年时期开始发展的。如"我不信任任何人","这个世界是残酷的"。

核心信念,支持每个表面信念的核心部分,是所有信念的基石。少数几个核心信念经常是个案所有困扰的来源。这些信念被人们认定是绝对的真理,认为事情就应该是这个样子。如一个认为"我是没有能力的"想法被启动后,他就会倾向于选择性地注意与此核心信念有关的某些信息,即使这种信息是不正确的,他仍然会持续抱有这一信念。大多数人会维持比较正向的核心信念,如"我是有价值的",负向核心信念可能只在经历心理上的痛苦时才表现出来。

与自动化思维不同的是,核心信念不能完全清楚的被表达,直到治疗师持续探询当事人想法背后的意义而剥去其层层外壳。负向核心信念也包括对他人或世界的想法,如"别人是不值得信任的","这个世界是个堕落的地方"等。

我们用一个同心圆来说明自主思想(人们能够在意识层面知觉到的内容,如"我很聪明",就像洋葱的表层)、自动化思维(难以觉察和控制,特别是在受挫的时候,依不同情境产生的。如"这个太难了,我肯定学不会")、个人的假设与价值观(如"男人都是靠不住的")、图式(一个潜在的认知结构,最核心部分,如"我不能胜任",像洋葱的内核)之间的关系。

(二)认知行为治疗的主要特点

1. 内在系统。让当事人学会识别与自己烦恼情绪有关的想法,学会评价和制定更多的适合自己想法的措施,不只是消除表面症状,而是针对当事人的价值观和人生信念开展工作。

2. 时间限制。通常 4～14 次会谈,有些可能需要 15～22 次,每次持续50 分钟。

3. 结构明显。每次会谈检查情绪,回顾本周情况,对前次治疗进行反馈,共同制订会谈主题,评价自己的想法并对其做出反应,布置新的家庭作业,结束时寻求反馈。

4. 问题取向强调现在。与当事人一起界定当前问题及解决方向,一般情况下不回顾成长史,但有时会花时间讨论当事人的发育史或童年信念,如有人格障碍者。

5. 合作关系积极参与。治疗师与当事人是合作关系,治疗师鼓励当事人积极参与治疗,让他决定要谈哪个话题,识别其想法的曲解之处,概括要点等。

6. 教育指导防止复发。当事人要去掉歪曲的认知,就需要训练他们科学地进行逻辑思维与分析,治疗师在治疗中好像教师,尝试对当事人进行再教育,治疗师指导当事人确认、评估及回应他们不良功能的思想与信念,促使问题的解决,目的在于教会当事人成为自己的治疗师,防止复发。

7. 科学方法。采取实验的方法,治疗包括资料收集(问题、想法、态度),形成假设,实验和评估。

8. 家庭作业。根据治疗进程,给当事人留家庭作业,一般包括个人资料的收集,验证假设以及认知治疗技术的练习等。

9. 治疗技术。治疗师用不同的方法来改变想法、情绪和行为,除了常用的苏格拉底式对话技术外,行为技术和格式塔技术等也常用于认知治疗,目的在于让当事人认知其内在想法,觉察不同的解决方法或修正其意见。

10. 开放治疗。治疗的历程是明确、清楚、开放的,治疗师和当事人能对治疗的进展彼此分享。

(三)认知行为治疗的一般原理

贝克认为,认知治疗的改变是从检验当事人的信念上达成的,而不是由哲学式的辩论或治疗师的说服完成的。当事人在治疗中学习如何成为自己的治疗师,学习认知治疗的技术并加以应用,诸如检查那些证明或接触自己诠释的证据,寻求不同的解释或行动方向,行为依据比较恰当的思考。认知治疗强调的是由当事人自己对事件得到新的意义,而不是由治疗师给予代替性的信念。治疗师不是按客观性和逻辑性的原则矫正当事人对现实的歪曲,而是帮助当事人提示其自己建构的现实,让当事人明白:心理障碍来源于自己信息加工系统的功能紊乱。

贝克强调当事人与治疗师的合作关系,这种立论认为当事人可以积极参与治疗,为"自助"这一概念提供动力。因为人的内在沟通是可以由内省得到的;内在的沟通具有高度的个人意义;这种意义是由当事人自己推论出来的,不是由治疗师分析出来的。这种治疗关系将来访者放到了一个非常主动的位置上。

贝克的认知治疗接受了各种生活事件导致情绪和行为反应时要经过的认知中介。情绪障碍与行为障碍与适应不良的认知有关。但由于人们多年积累的生活经验不同,形成了各自独特的认知方式及评价模式。人们在认识事物时并不是像镜子那样被动地、精确地反映事物,而是主动地进行选择。因此,治疗师不是按客观性和逻辑性的原则矫正当事人对现实的歪曲,而是帮助当事人揭示其自己建构的现实,病人的转变或重建必须经过当事人自身才能起作用。

贝克在20世纪60年代中期,提出了情绪障碍的认知模型,后发展成一套认知治疗技术。贝克认为情绪障碍的认知模型包含两个层次,即浅层的负性自动想法和深层的功能失调性假设或图式。浅层的"负性自动想法"是指与不愉快的事情有关,突现于脑中、不是周密推理的想法。负性自动想法的内容可以是对目前经验的解释,也可以是对未来经验的消极预期,或是对过去消极事件的解释,这就是导致情绪障碍的原因。深层的功能失调性假设或图式是从童年开始通过生活经验建立起来的认知结构或图式,是一种比较稳定的心理特征,形成了人们对自己和世界的假设,用于对信息滤过、区分、评估和编码,指导对新信息的知觉、对旧信息的回忆及借助图式进行判断与推理,支配和评估行为,人们的有些假设是僵硬的、极端的、消极的,因而就表现为功能失调性态度。

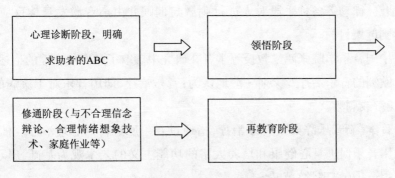

图5 合理(理性)情绪疗法流程图

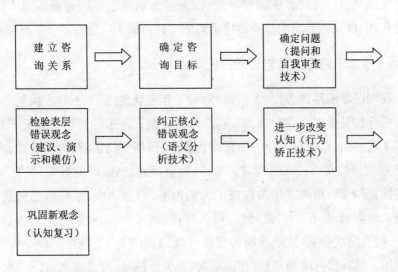

图6 贝克和雷米认知疗法流程图

七、音乐治疗

由于音乐治疗是一门年轻的应用学科,涉及学科广泛、应用领域庞杂、

第三章 困境人员心理援助常用方法

流派思想丰富,因此由目前的发展状况来说,并没有一个统一的学科定义标准。这是因为音乐治疗学毕竟是比较年轻的学科,还因为不同国家、不同民族的音乐治疗师,受文化、历史、经济、政治、医疗条件等多方面因素的影响,加上各国专家开展音乐治疗的领域及治疗方法的不同,所以产生了不一致的定义。简单的说,音乐治疗就是运用一切音乐活动的各种形式,包括听、唱、演奏、律动等各种手段对人进行刺激与催眠并由声音激发身体反应,使人达到健康目的。

中国音乐学院张鸿懿教授等学者在研究中撷取了具有代表性的论述。[1]

欧洲的音乐治疗专家斯·萨地认为:音乐治疗,即用音乐对于疾病的医治、缓解或刺激。

日本《新音乐辞典》:音乐治疗,指通过音乐所进行的心理治疗。催眠,它以用音乐促进身心健康和培养人格的功能主义的艺术观为基础,属于一种应用音乐(心理学)范畴。

我国则是这样对音乐治疗学定义的:音乐治疗学是研究音乐对人体机能的作用,以及如何应用音乐治疗疾病的学科。属于应用心理学的范畴。[2]

(一)音乐治疗具有悠久的历史

我国医学的经典著作《黄帝内经》两千年前就提出了"五音疗疾"。古人的音乐疗法是根据宫、商、角、徵、羽5种民族调式音乐的特性与五脏五行的关系来选择曲目,进行治疗。如宫调式乐曲,风格悠扬沉静、淳厚庄重,有如"土"般宽厚结实,可入脾;商调式乐曲,风格高亢悲壮、铿锵雄伟,具有"金"之特性,可入肺;角调式乐曲构成了大地回春,万物萌生,生机盎然的旋律,曲调亲切爽朗,具有"木"之特性,可入肝;徵调式乐曲,旋律热烈欢快、活泼轻松,构成层次分明、情绪欢畅的感染气氛,具有"火"之特性,可入心;羽调式音乐,风格清纯,凄切哀怨,苍凉柔润,如天垂晶幕,行云流水,具有"水"之特性,可入肾。

在西方,古埃及有"音乐为人类灵魂妙药"的记载,古希腊罗马的历史著作也曾有过记述。《旧约》上就曾记载扫罗王召大卫鼓琴驱魔(其实是精神

---

[1]张鸿懿.音乐治疗学基础.中国电子音像出版社,2000年出版.
[2]中国大百科全书·音乐舞蹈卷,1989年版.

不宁)的故事。

到了 19 世纪中期,音乐疗法曾在欧洲一度风行,奥地利医生 P. 利希滕塔尔(1780~1853)则在 1807 年写成了 4 卷集的《音乐医生》,更详尽地介绍当时的探索成果。

到了第二次世界大战期间,由于音乐治疗精神疾病伤员的疗效显著,被迅速推广。

1950 年,在美国成立了世界上第一个音乐治疗学的国家协会,专事探讨、推广音乐疗法,并出版论文集及定期刊物。西方各国也纷纷成立这类组织,并有国际性的专业交流活动。至此,音乐疗法已发展为一种专门疗法。目前,世界上大多数国家都有音乐治疗协会。

(二)治疗原则

音乐治疗是心理治疗的一种方法手段,因此它应遵守与一般心理治疗相同的一些治疗原则,如保密原则,交友原则等。除此之外,音乐治疗还有一些特殊的治疗原则。

1. 循序渐进原则。音乐治疗要根据来访者的心理特点,循序渐进播放音乐。从音乐的选择角度来看,要循序渐进。如引导悲伤情绪的音乐有轻度、中度和重度之分。选择音乐是一般从轻度音乐开始,逐渐过渡到中度悲伤音乐。从播放音量角度来看,音量也要逐渐增大,让来访者逐渐适应。

2. 学习与启发原则。在进行音乐治疗时,对不懂音乐的来访者进行教育和引导,向来访者介绍有关音乐创作的背景和音乐家所要表达的意境。可以在治疗前,先尝试让来访者听一段音乐,用心体验音乐的意境。如果来访者听不懂音乐的意境,心理治疗师应作一些解释,帮助来访者理解音乐含义。

3. 体验原则。治疗中让来访者根据音乐所营造的氛围,用心体验自己的情绪或感受。音乐治疗方法可分为接受式、即兴式、再创造式音乐治疗。①接受式音乐治疗的方法包括了聆听、歌曲讨论、GIM 等等诸多的方法。②再创造式音乐治疗则包括了歌曲创作、乐曲创作、音乐心理剧等等。③即兴音乐治疗则包括了器乐即兴、口头即兴等方法。

(三)音乐治疗中的经验形式与方法技术

音乐治疗是运用与音乐相关手段:听、唱、演奏、创作、律动、其他艺术形式等方法技术,使被治疗者达到健康的目的,等等。

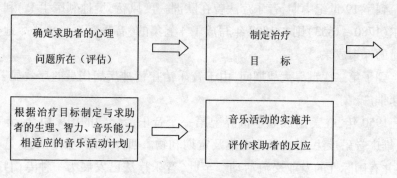

┌─────────────────────┐   ┌─────────────────────┐
│ 确定求助者的心理   │ ⟹   │   制定治疗   │ ⟹
│ 问题所在（评估）   │   │   目   标   │
└─────────────────────┘   └─────────────────────┘

┌─────────────────────┐   ┌─────────────────────┐
│ 根据治疗目标制定与求助 │ ⟹   │   音乐活动的实施并   │
│ 者的生理、智力、音乐能力 │   │   评价求助者的反应   │
│ 相适应的音乐活动计划   │   │   │
└─────────────────────┘   └─────────────────────┘

图7　音乐治疗流程图

八、催眠治疗

通过言语暗示或催眠术使病人处于类似睡眠的状态（催眠状态），然后进行暗示或精神分析来治病的一种心理治疗方法。患者所具有的可暗示性,以及患者的合作态度及接受治疗的积极性是催眠治疗成功的必要条件。

最早施用催眠术作为一种治疗方法的是1775年奥地利的麦斯麦（F. A. Mesmer）,他用磁铁作为催眠工具,用神秘的动物磁气说来解释催眠机理,直到1841年英国外科医师 James Braid 对催眠现象作了科学的解释,认为是治疗者所引起的一种被动的、类睡眠状态,并借用希腊文"hypnos"（即睡眠的意思）一词改为"hypnosis"（催眠）,至今一直沿用这一术语。

(一)疗法分类

催眠的方法可分为直接法（或自然法）和间接法。直接法就是通过简短的言语或轻柔的抚摸,使对方进入类似睡眠的状态。间接法借助于光亮的小物体或单调低沉的声源,让患者凝视、倾听,或以"催眠物"接触头或四肢,而施治者则在一旁反复暗示患者进入催眠状态。催眠的程度一般分为浅催眠、中度催眠和梦行3级。为了治疗的需要,进入浅催眠即可。此时,可根据患者的病症,用正面而又肯定的语言向他明确指出有关症状将消失,或进行精神分析,找出其致病的心理根源。治疗后,可及时唤醒患者或暗示患者逐渐醒来。

从 1775 年奥地利医生麦斯麦(F. A. Mesmer)首次使用催眠术并运用于医疗到现在,催眠疗法已有 200 多年的历史。像英国医生布雷德(J. Braid)、精神分析学的创始人弗洛伊德以及前苏联生理学家巴甫洛夫等,都对催眠现象进行了大量研究。在催眠状态下,由于人的大脑皮层高度抑制过去的经验被封锁,对新刺激的鉴别判断力大大降低,从而使当作刺激物而被应用的暗示,具有几乎不可克制的巨大力量。

(二)催眠治疗前的准备工作

首先,要向求治者说明催眠的性质和要求,把治疗的目的和步骤讲清楚,以取得求治者的同意和充分合作。其次,要测试求治者的受暗示性程度。这两点是保证治疗顺利进行的必备条件,尤其是后者,是决定催眠疗法疗效好坏的关键。受暗示程度低或不受暗示者,一般不宜进行催眠治疗。测试受暗示性高低的方法很多,现介绍 4 种。

1. 测嗅觉。用事先备好的 3 个装有清水的试管,请求治者分辨哪个装的是清水,哪个装的是淡醋,哪个装的是稀酒精。分辨不出得 0 分,辨别出后两种中的一种得 1 分,辨别出后两种的得 2 分。

2. 测平衡功能。令求治者面墙而立,双目轻闭,平静呼吸两分钟后,施治者用低沉语调缓慢地说:"你是否开始感到有些前后(或左右)摇晃,你要集中注意力,尽力体验我的感觉,是否有点前后(或左右)摇晃。"停顿 30 秒,重复问 3 次后,要求求治者回答或观察求治者,如未感到摇晃者得 0 分,轻微摇晃者得 1 分,明显摇晃者得 2 分。

3. 测记忆力。令求治者看一幅彩色画,画面是一个房间内有一扇窗户,蓝色的窗帘和两把椅子。30 秒后拿走彩色画。问:"房间里有 3 把还是 4 把椅子?""窗帘是什么颜色,浅绿色还是淡紫色?""房间有 2 扇还是 3 扇窗户?"若回答与问话一致,则具暗示性,每一问得 1 分;若回答与画面一致则得 0 分。此项测试的得分为 0~3 分。

4. 测视觉分辨力。在白纸上画两个直径均为 4 厘米、间距为 8 厘米的大圆圈,圆圈中分别写 12 与 14 两个数字。要求治者回答哪个圆圈大。若回答一样大得 0 分,若回答其中之一大者得 1 分。通过四项测查,求治者可得 0~8 分,分数愈高表示求治者暗示性愈强,被催眠的可能性就愈大。

（三）催眠的方式、方法

催眠的方式可分为集体催眠、个别催眠和自我催眠。集体催眠就是让病情相似、年龄相近的几个或 10 多人一起进行催眠，其优点是既可同时治疗多人，又可消除求治者的孤单感和恐惧心理，还可通过效果好的求治者现身说法，与求治者间相互暗示、模仿以形成最佳的催眠气氛，增加求治者对催眠效果的信服。个别催眠是施治者面对单个求治者进行的催眠。自我催眠是指在催眠师的指导下，由求治者对自己进行的催眠。求治者在接受暗示性测验后即可进行催眠。催眠一般是在安静、昏暗的房间内进行，施治者最好有助手在场，尤其是对异性催眠时。求治者舒适地坐下或躺下，安静、放松数分钟，然后进行催眠。实践证明，90% 以上的人能进入程度不等的催眠状态，30% 左右的人可进入深度催眠状态。

（四）催眠技巧

1. 言语暗示加视觉刺激。此法又称为凝视法，是让被催眠者聚精会神地凝视近前方的某一物体（一光点或一根棒等），数分钟后，施治者便用单调的暗示性语言开始进行暗示。"你的眼睛开始疲倦了……你已睁不开眼了，闭上眼吧……你的手、腿也开始放松了……全身都已放松了，眼皮发沉，头脑也开始模糊了……你要睡了……睡吧……"如求治者暗示性高，则很快进入催眠状态；如求治者的眼睛未闭合，应重新暗示，并把凝视物推近求治者的眼睛以加强暗示，使求治者两眼皮变得沉重。

2. 言语暗示加听觉刺激。催眠时，让求治者闭目放松，注意倾听节拍器的单调声或水滴声，几分钟后，再给予类似上述的言语暗示，同时还可以加上数数，如："一、一股舒服的暖流流遍你全身……二、你的头脑模糊了……三、你越来越困倦了……四、……五、……"

3. 言语暗示加皮肤感觉刺激。施治者首先在求治者面前把手洗净、擦干和烤热，然后嘱咐求治者闭目放松，用手略微接触求治者皮肤表面，从额部、两颊到双手，按同一方向反复地、缓慢地、均匀地慢慢移动，同时配以与上述类似的言语暗示。有时也可不用言语暗示，仅用诱导按摩。这种按摩还可以采取不接触到求治者皮肤的方法，只是双手的移动而引起温热空气波动，给皮肤温热感而达到诱导性催眠按摩的目的。

4. 催眠诱导语示例。催眠诱导语,是催眠师在诱导受试者进入催眠状态时,对受试者所讲的一些暗示性的话。催眠诱导语的内容虽不一定相同,但基本上必须符合语音平抑和语意单调。

必须指出的是,催眠治疗是一项严肃的工作,与巫医的巫术有严格的区分,切不可视为儿戏,任意滥用。一般只有经过专门训练的心理医生和精神科医生在出于研究和治疗的需要时,并在求治者自愿配合的情况下,方可使用。而且催眠疗法除具有疗效快、疗程短的优点外,也有其缺点:①并非任何求治者都能成功地接受催眠治疗;②疗效往往不甚巩固。在使用时必须注意。

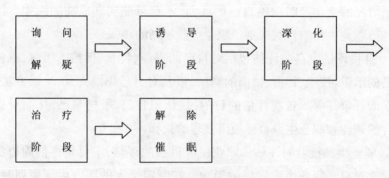

图8 催眠治疗流程图

九、职业生涯规划

职业生涯规划(简称生涯规划),又叫职业生涯设计,是指个人与组织相结合,在对一个人职业生涯的主客观条件进行测定、分析、总结的基础上,对自己的兴趣、爱好、能力、特点进行综合分析与权衡,结合时代特点,根据自己的职业倾向,确定其最佳的职业奋斗目标,并为实现这一目标做出行之有效的安排。

(一)职业生涯规划的意义

1. 以既有的成就为基础,确立人生的方向,提供奋斗的策略。

2. 突破生活的格线,塑造清新充实的自我。

3. 准确评价个人特点和强项。

4. 评估个人目标和现状的差距。

5. 准确定位职业方向。

6. 重新认识自身的价值并使其增值。

7. 发现新的职业机遇。

8. 增强职业竞争力。

9. 将个人、事业与家庭联系起来。

(二)基本步骤

每个人都渴望成功,但并非都能如愿。了解自己、有坚定的奋斗目标,并按照情况的变化及时调整自己的计划,才有可能实现成功的愿望。这就需要进行职业生涯的自我规划。职业生涯规划的步骤是:

1. 自我评估。自我评估包括对自己的兴趣、特长、性格的了解,也包括对自己的学识、技能、智商、情商的测试,以及对自己思维方式、思维方法、道德水准的评价等等。自我评估的目的,是认识自己、了解自己,从而对自己所适合的职业和职业生涯目标做出合理的抉择。

2. 职业生涯机会的评估。职业生涯机会的评估,主要是评估周边各种环境因素对自己职业生涯发展的影响。在制定个人的职业生涯规划时,要充分了解所处环境的特点、掌握职业环境的发展变化情况、明确自己在这个环境中的地位以及环境对自己提出的要求和创造的条件等等。只有对环境因素充分了解和把握,才能做到在复杂的环境中避害趋利,使你的职业生涯规划具有实际意义。环境因素评估主要包括:组织环境、政治环境、社会环境、经济环境。

3. 确定职业发展目标。俗话说:"志不立,天下无可成之事。"立志是人生的起跑点,反映着一个人的理想、胸怀、情趣和价值观。在准确地对自己和环境做出了评估之后,我们可以确定适合自己、有实现可能的职业发展目标。在确定职业发展的目标时要注意自己性格、兴趣、特长与选定职业的比配,更重要的是考察自己所处的内外环境与职业目标是否相适应,不能妄自菲薄,也不能好高骛远。合理、可行的职业生涯目标的确立决定了职业发展中的行为和结果,是制定职业生涯规划的关键。

4. 选择职业生涯发展路线。在职业目标确定后,向哪一路线发展,如是走技术路线,还是管理路线,是走技术＋管理即技术管理路线,还是先走技术路线、再走管理路线等,此时要做出选择。由于发展路线不同,对职业发展的要求也不同。因此,在职业生涯规划中,必须对发展路线做出抉择,以便及时调整自己的学习、工作以及各种行动措施,沿着预定的方向前进。

5. 制定职业生涯行动计划与措施。在确定了职业生涯的终极目标并选定职业发展的路线后,行动便成了关键的环节。这里所指的行动,是指落实目标的具体措施,主要包括工作、培训、教育、轮岗等方面的措施。对应自己行动计划可将职业目标进行分解,即分解为短期目标、中期目标和长期目标,其中短期目标可分为日目标、周目标、月目标、年目标,中期目标一般为三至五年;长期目标为五至十年。分解后的目标有利于跟踪检查,同时可以根据环境变化制定和调整短期行动计划,并针对具体计划目标采取有效措施。职业生涯中的措施主要指为达成既定目标,在提高工作效率、学习知识、掌握技能、开发潜能等方面选用的方法。行动计划要对应相应的措施,要层层分解、具体落实,细致的计划与措施便于进行定时检查和及时调整。

6. 评估与回馈。影响职业生涯规划的因素很多,有的变化因素是可以预测的,而有的变化因素难以预测。在此状态下,要使职业生涯规划行之有效,就必须不断地对职业生涯规划执行情况进行评估。首先,要对年度目标的执行情况进行总结,确定哪些目标已按计划完成,哪些目标未完成。然后,对未完成目标进行分析,找出未完成原因及发展障碍,制订相应解决障碍的对策及方法。最后,依据评估结果对下年的计划进行修订与完善。如果有必要,也可考虑对职业目标和路线进行修正,但一定要谨慎考虑。

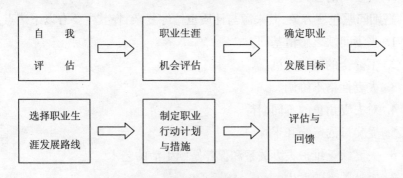

图9 职业生涯规划流程图

十、婚姻治疗

(一)理论背景

近半个世纪来,西方社会婚姻危机日益加重,婚姻咨询及治疗便应运而生。良好的夫妻关系有如下标准。

1. 具有共同的或彼此接受的价值观念。

2. 对配偶的幸福和发展由衷地关注。

3. 在共同生活中能求大同存小异,并容忍存在的分歧。

4. 对婚姻关系中各种支配权及决定权的平衡及认可。

要施行婚姻治疗,施治者必须从心理学的角度充分了解夫妻关系的真相。施治者要能清楚了解并能辨认功能性与非功能性的夫妻关系,体会导致夫妻问题的根源,才能确立治疗和辅导的方向,帮助夫妻消除病态的关系,建立健康的婚姻生活。

一般而言,对夫妻关系进行分析应考虑下列五个方面的问题。

1. 夫妻间的情感。

2. 夫妻间的关系。

3. 夫妻相互扮演的角色。

4. 夫妻间的沟通。

5. 夫妻间的性关系。

婚姻问题包罗万象,其来源与性质也错综复杂,择其主要有以下诸点。

1. 夫妻间缺乏感情基础。

2. 不健全的婚姻动机。

3. 夫妻性格不协调。

4. 对夫妻角色的不同期待。

5. 受父母的影响和干扰。

6. 夫妻缺乏维护夫妻关系和保养婚姻生活的艺术。

7. 婚外关系的发生。

(二)婚姻疗法的观念与施行

婚姻疗法的观念与施行,可以说始于 19 世纪初。当时欧美各国社会面临工业化的变迁,相应地带来了夫妻关系的变化,也提升了夫妻间的适应困难,随之也感到了婚姻咨询的必要。到 1920 年左右,欧洲的医学家开始从夫妻关系的角度来了解性问题的真相,即通过人际关系来探讨个人的病理,可以说是精神医学理论上的突破,到 20 世纪 40 年代,英国的米特曼医师(B. Mittlenan)著书阐明神经症求治者的病理起因与所处的婚姻问题有密切关系,提议治疗已婚神经症的求治者时,宜同时分别治疗求治者的配偶。1950 年前后,随着 W. 马斯特(Willian Master)及 V. 约翰逊(Virginia Johneson)在美国发表性行为研究结果之后,从夫妻的情感关系来探讨性问题的风气再度兴起。但只把焦点放在性关系上,而未全盘注意夫妻关系来施行婚姻问题的治疗工作。

要施行婚姻治疗,施治者必须从心理学的角度充分了解夫妻关系的真相。施治者要能清楚了解并能辨认功能性与非功能性的夫妻关系,体会导致夫妻问题的根源,才能确立治疗和辅导的方向,帮助夫妻消除病态的关系,建立健康的婚姻生活。一般而言,对夫妻关系进行分析应考虑下列五个方面的问题。

1. 夫妻间的情感。心理健康的夫妻,善于适当地彼此称赞、感谢对方,也时时让对方知道自己的喜好;同时尽量避免不必要的,会伤害感情的举止行为;随时注意培养相互的情感。反之,有些夫妻,习惯于彼此讽刺、责怪,并表达厌恶的感觉;同时,不善于让配偶知道自己的喜好,难于培养、维持彼此的感情,因而导致夫妻情感上的困难。

2. 夫妻间的关系。夫妻所建立的关系,是一种特殊的人际关系。本质上是属于私人性的、长久性的、进展性的、契约性的关系。就夫妻关系而言,夫妻一方面要建立起牢固的夫妻联盟,树立亲密的夫妻关系,同时也得注意让夫妻彼此保持适当的个人天地和私人界限。夫妻能属一体,同时也能发挥自己的志趣,是现代夫妻的心理要求。

3. 夫妻相互扮演的角色。由于社会文化环境的不同,每一环境对夫妻的相互关系及应扮演的夫妻角色,却持有不同的看法和期待。现代社会的夫妻,趋向于夫妻的地位与关系要相互平等。但是,应当注意,夫妻平等指的是观念上的平等,强调夫妻彼此要尊敬对方的需要与权利,而并非指夫妻两人在各方面都要一样。一般说来,健全成熟的夫妻关系,比较清楚何种条件下彼此要扮演的角色,而且能随情况的需要,作伸缩性的适应、调整与变化;这样能获得适应生活的效果。反之,心理不健全或不成熟的夫妻,不是对自己所应扮演的角色不清楚,便是夫妻不能搭档配合,或固执而不通融,以致产生夫妻行为上的冲突,无法适应生活。

4. 夫妻间的沟通。夫妻两人生活在一起,要建立密切的夫妻关系,需要彼此沟通是指通过言语和表情交流信息,能使双方了解彼此的意见、感觉与意向,以便能亲密相处、共同生活。从一般经验看来,夫妻之间最常见的沟通上的问题是,常假设对方知道,而不开口说明、解释。实际上常导致对方猜测,一知半解,引起误会。另一问题是认为有关夫妻的事,只要感情在即可,不用口头表明,沟通是可有可无之事。再一个问题就是夫妻之间不能保持诚实、确实的沟通,自然而然地产生情感上的矛盾。

5. 夫妻间的性关系。夫妻除了人际关系之外,还有躯体上亲昵的生理关系,即维持性的关系及生活。一般说来,夫妻性生活有问题,常是夫妻情感有问题的表现,只要夫妻的关系与情感有所改善,其性关系也跟随着改进。所以,除非的确有性生理障碍,不然,只要把着眼点放在夫妻的关系与情感上就有好处。反过来说,假如一对夫妻能适当地享受他们的性生活的话,也可以促进、增加他们夫妻彼此的感情;所以夫妻之间如何保持适当的环境与气氛,培养适当的对性的兴趣,并能合适地享受性生活,是现代夫妻的生活艺术之一。

(三)婚姻治疗的基本原则

在婚姻治疗的过程中,施治者应遵守以下几个治疗的基本原则。

1. 主动积极的原则。因为施治者所面对的是两人世界,且是关系不顺畅的夫妻。因此,施治者要采取较"主动"的方式来主持治疗并以"积极"的态度处理问题,由于夫妻治疗牵涉到两人在会谈过程中会产生"群体心理效应",即会彼此相互影响,加强反应所以施治者要经常密切观察,并即刻反应处理,避免会谈气氛冷淡,或产生情绪激动的场面;要打破僵局,同时随时阻止恶性反应,并提议处理的方向等等,主动积极地进行辅导治疗。而不能像个人心理治疗那样,"被动"地静听倾诉,"间接地"问问题、做解释与指导,否则,等到情况恶化后,再来补救就太迟了。

2. 兼顾平衡的原则。治疗婚姻问题时,需要时时"平衡"地兼顾夫妻双方,使两方都参与。即要听取两方的意见,让二人各抒已见,争取彼此的认同,让夫妻感觉到他们是一对搭档,共同生活,相互影响他们自己的婚姻关系。千万不能只针对一个人,而忽略了另一个人。如在治疗过程中发现只有配偶一方滔滔不绝地讲话,很少有机会让另一方插嘴,施治者可以很客气、有技巧地偶尔打断,说明要听对方的想法,让对方也能参与进来。又如,施治者想发表意见,赞同配偶一方时,要同时兼顾另一方的立场,使另一方也有表达意见的机会,并得到施治者的支持。最后,还要注意夫妻两人的好转、进步、满意也要两两平衡。不能使一方很进步、满意,变成较成熟的人,而另一方却迟迟不进步、不成熟。

3. 保持中立的原则。治疗夫妻双方时,要保持"中立"的立场,避免被卷入夫妻的关系里去,偏袒一方,演变成三角关系的争执与冲突。由于施治者性别的关系,有时会在不知不觉中较同情男方或女方,而引起另一方的情绪反应,以致无法进行辅导和治疗。有时遇到一些本来就有争执倾向的夫妻,喜欢利用外有意见来攻击对方,对这样的夫妻须步步谨慎,不能为哪一方说话,要尽量保持中立。

4. 重在调适的原则。在婚姻治疗过程中,应尽量强调"调整、改善、适应",少谈"病理"、"问题"。在可能的情况下,施治者应尽量避免让夫妻彼此去指责,批评对方的毛病、缺点和问题,以免夫妻的感情更加恶化。即使施治者在解释夫妻的问题与病理时,也宜尽量以适当的语句说明夫妻所需的方面,或宜纠正的关系,把"负性"现象重新说明为需要的"正性"问题。

5. 非包办的原则。施治者还应注意,不能替夫妻做他们共同生活中的重大决定,如是否继续保持婚姻关系,或分居,甚至以离婚来解决婚姻问题;是否牺牲婚姻,来求得工作上的成就,或放弃事业发展机会,来照顾、维持婚姻等等。这些关乎人生命运的大事,应由当事人自行做决定,施治者只能帮助当事人分析各种情况的得失、利弊,协助夫妻做有关其婚姻大事的决定,但千万不能代替他们做决定。

十一、家庭治疗

由麦尔首创,他认为一个人一生中每个阶段的心理发展与其家庭影响有着密切的关系,并试行家庭治疗,以纠正这些心理病态。早期的家庭治疗

（1940～1945）多受精神分析心理治疗的影响，只对家庭成员中的病人进行个别心理治疗。但在此时期内，麦德（Madd）和巴伯（Buber）等人则受集体心理治疗的影响，重视对家庭成员的集体治疗。1948 年，我国台湾精神病学家林宗义根据中国和西方的传统文化家庭模式，综合日本的职业治疗，建立了家庭治疗中心。20 世纪 70 年代，美国马斯汀（Mustin, R. T. H.）在家庭治疗中，尚提及家庭妇女参加妇女解放运动的意义。自 1962 年《家庭过程》杂志发行后，家庭治疗就成为一个独立的领域，发展了自己的理论体系和实践方法，使其成为不可被取代的心理治疗类型之一。美国婚姻家庭治疗协会从 1970 年的 913 个，增加到 1979 年的 7567 个，并成立了 300 多个家庭研究所。

由于家庭是社会的一个功能单位，它与每个家庭成员的关系最为密切。家庭中每个成员的个性、价值观、以及对社会的适应模式等，皆在家庭的熏陶下形成。家庭成员之间密切交往，互相产生正性的和负性的影响。但是，由于家庭功能不良，诸如家庭领导功能不良、家庭界限不清、外人插入、家庭内部互相折磨、家庭关系扭曲、单亲家庭、重组家庭、寄养家庭、家庭松散、互不关心、中老年人的困难，以及家庭交流模式不同等，都能使所有家庭成员在不同程度上卷入家庭纠纷，在病态的家庭关系中都占有一角，从而导致各种病态情感和行为障碍。

有关家庭治疗的学派纷呈，理论和术语各异，治疗模式也有差别。例如，行为学派的家庭治疗家把要解决的问题明确下来，进行行为矫正。精神动力学派的家庭治疗家以探讨家庭中潜在的心理冲突和投射机制，启发内省力，促进人格成熟，以和谐家庭关系。在此两端之间，还有功能派、构造派、策略派、鲍温派、经验派、交流派等。治疗模式各不相同。然而所有这些学派又都有共同之点，那就是把整个家庭作为治疗对象，并采取积极干预的策略：一方面力图打破原有的僵局；一方面重建健康的交流和行为模式。

（一）家庭治疗的组织与实施

在进行家庭治疗时必须坚持三个基本原则：①针对整个家庭成员，进行集体治疗，纠正共有的心理病态；②"确诊的病人"所存在的问题只不过是症状而已，其家庭本身才是真正的患者；③家庭治疗医生的任务在于使每个家庭成员了解家庭病态情感结构，改善和整合家庭功能。

1. 参加的对象。凡与家庭功能紊乱有关的成员均参加，甚至可包括一些有关的社会成员,如朋友、医师、监护人等。要克服参加人员的顾虑和阻力,如怕家丑外扬、互相抱怨、家庭被社会歧视等。

2. 接谈技巧。首先使气氛和谐,每个成员都能自由地、心平气和地发表意见。注意各成员之间的关系,如谁和谁坐得最近,各人选择坐位的方式,每个人发言的频度,其他成员的反应和表情。而家庭治疗者担任指导、启发、协调角色。要让家庭成员之间在思想和情感上直接交流,鼓励互相尊重,避免争吵、抱怨,各人多做自我批评,宣讲家和万事兴的道理。

3. 分析问题。对家庭的结构和性质先有一个分析和类化。家庭的结构形式,可以引导出家庭存在的问题。例如,家庭可分为:不和谐家庭、破碎家庭(有人死亡或离异)、杂合家庭(一方或双方带有儿女,再婚组合家庭)、不幸家庭(有慢性病人,残疾人,或受政治迫害的家庭)。下一步则要找出存在的问题,目前的烦恼和困境产生的根源有哪些?

4. 协商讨论问题。以集体心理咨询和集体心理治疗的形式进行。家庭治疗者和家庭成员一起共同分析、讨论,找出问题的症结,研究如何摆脱困难,解决家庭成员之间的关系。强调每个成员都应承担义务和责任,都应互通信息,相互了解和理解,并能相互尊重和容忍,不能只强调自己的家庭角色,而一味指责他人。家庭治疗还应包括家庭生活艺术、家庭管理、心理卫生知识介绍,照顾老人和病人的护理知识,以及如何争取社会的支援等。

(二)家庭治疗的五个阶段

1. 学校系统与家庭系统接触阶段。治疗者的任务是沟通两个系统,向家长介绍学生的问题、行为表现及这些问题与表现同家庭的关系,家庭要对此负哪些责任。治疗者要和家长就治疗目标、诊断与评价达成一致性的意见,并了解家庭成员的各自情况。治疗者还要介绍学校方面对孩子应负什么责任,做哪些工作等。

2. 发现家庭系统存在的问题。治疗者接触每一家庭成员了解其交往方式、家庭的规则、家庭不合谐之处;同时根据这一了解重新评价学生与学校系统的关系,改变原有的相互作用模式。

3. 鼓励家庭认识存在的问题。解决问题,每个家庭成员认识到自己对存在的问题的责任。发现自己的看法。要让每一事实家庭成员都参与,而不是个别成员。

4. 建立新的规则和新的方式。随着家庭原有的交互作用方式、成员的角色和模糊的规则被否定,需要建立新的规则和新的方式,而这一过程是个很长的过程,家庭会发生"真空"。治疗者任务是鼓励家庭成员忍受不适,看到新方式带来的积极后果,注意积极的反馈。

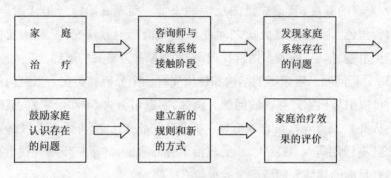

图10　家庭治疗流程图

5. 家庭治疗效果的评价。家庭治疗效果的评价,干预是否有效,是否取得了进步。如果效果不明显就应重新分析问题,查找问题所在;如果有进步则制订长期教育计划,巩固现有成果。

十二、团体心理咨询

团体咨询即是指团体心理咨询,是心理咨询的一种形式。团体,即超过两个人的人群,都可称为团体,从我们一出生,都生活在团体中,家庭、学校、企业等都是团体。

心理咨询,就是由专业人员即心理咨询师运用心理学以及相关知识,遵循心理学原则,通过各种技术和方法,帮助求助者解决心理问题。心理咨询按参加咨询人员多少,可分为两种形式,个别心理咨询与团体心理咨询。两者的目的都是帮助当事人维护心理健康,克服成长过程中的种种困难和障碍,迈向自我实现。但在帮助那些有着发展课题和相似心理困扰的人时,团体心理咨询是一种经济而有效的方式。

团体心理咨询是从英文 group counseling 翻译而来的。group 可译为小组、团体、群体、集体,counseling 亦可译为咨商、咨询、辅导,所以团体咨询与小组辅导、集体咨询、团体辅导概念相同。从习惯上讲,我国台湾地区多用团体咨商或团体辅导;香港地区多用小组辅导;大陆多用团体咨询、集体治疗。从词义上看,集体指组织化了的团体,而团体的含义更宽泛。

团体心理咨询是相对一对一的个体心理咨询而言的。顾名思义,它是在团体情境下提供心理帮助与指导的一种咨询形式,即由咨询员根据求询者问题的相似性或求询者自发,组成课题小组,通过共同商讨、训练、引导,解决成员共同的发展或共有的心理问题。团体心理咨询既是一种有效的心理治疗,也是一种有效的教育活动。团体心理咨询也称作团体咨商。

(一)特 点

团体心理咨询与个体心理咨询最大的区别在于求询者对自己问题的认识、解决是在团体中通过成员间的交流,相互作用,相互影响来实现的。具体而言,有以下几个特点。

1. 团体咨询感染力强,影响广泛。这是因为群体的互动作用促进了信息的传递和自主性的激发,也就是团体动力的形成。在团体中,团体动力对于团体目标的实现有着很重要的作用,而团体成员也是靠着动力来相互作用、相互影响来解决自己的问题。

2. 团体咨询效率高,省时省力。相对于个体一次只解决一个人的问题,团体在解决问题方面,时间和精力是很有效率的。并且,团体中复杂性,也会给团体成员其他的收获。

3. 团体咨询效果容易巩固。Gerald Corey 指出:"团体咨询的基本原理是它提供了一种生活经验,参加者能将之应用于日常与他人的互动中。"也就是说,团体咨询创造了一个类似真实的社会生活情境,增强了实践作用,也拉近了咨询与生活的距离,使得咨询较易出现成果而成果也较易迁移到日常生活中。

(二)分 类

依据不同的标准,团体心理咨询可分为多种类型。

1. 依据理论根据的不同可分为精神分析团体咨询、行为主义团体咨询、认知—行为团体咨询和会心团体咨询等。

2. 依据咨询遵循的模式及目标的不同可分为发展性团体咨询、训练性团体咨询和治疗性团体咨询等。

3. 依据计划程度的不同可分为结构式团体咨询和非结构式团体咨询。

4. 依据参加者的固定程度的不同可分为开放式团体咨询和封闭式团体咨询。

5. 依据咨询员在咨询中作用大小的不同可分为指导性团体咨询和非指导性团体咨询。

6. 依据团体成员的背景相似程度不同可分为同质团体咨询和异质团体咨询等等。

团体心理咨询专家韦志中在他的著作《本会团体心理咨询实践》一书中,将团体心理咨询分为 3 类:心理教育和心理预防团体、心理成长和心理咨询团体、心理治疗和危机干预团体。又将团体导师的能力和团体的类型匹配分为三个形式:技术主导团体、导师能力主导团体、团体动力主导团体。这些都是在中国本土实践下的难能可贵的经验总结。

(四)原　则

1. 科学性原则。团体心理咨询的设计与组织要科学,它要求指导者要有一定的团体心理辅导理论基础与实践经验,在整个过程中有能力策划好活动方案,在活动中有能力控制好团体方向及活动局面。

2. 可行性原则。一方面指团体心理咨询活动在救助站进行开展的可行性,即考虑到时间、地点、人员等因素是否会影响活动的有效进行。另一方面是要考虑活动本身的操作性如何,是不是活动听起来很好,但做起来却不是那么回事,没有考虑到实际情况,其中包括成员特点、配合程度、条件限制等。这些都考虑在内,对活动进行合理的设计,使其具有一定的可行性。

3. 系统性原则。首先是整个团体心理咨询的系统性,即主题要系统,不能想到哪就搞到哪,随机地进行团体心理咨询活动,这样不利于团体心理咨询在救助站工作中的长期坚持。进行团体心理咨询的前提是困境人员心理问题发展需要,在了解到需要的基础上有针对性地进行系统的团体心理咨询活动的安排。

4. 积极性原则。首先是团体心理咨询指导者的积极,要有积极的态度、积极的理念以及积极的人格特征,这些都会吸引到成员的参与动机;同时尽可能打造团体心理咨询的魅力,使内容更加倾向于关注成长和发展的积极面。这样就要求增强活动的积极性,提升活动过程的吸引力。

5. 启发引导性原则。心理咨询的根本任务就是助人自助,因此团体咨询中,应尊重每个人的个性,鼓励个人发表意见,重视团体内的交流与各种反应,适时地提出问题,激励成员思考,培养成员分析问题与解决问题的能力。

6. 保密性原则。咨询师要保护每一个成员的权力和隐私。如因工作和研究等特殊需要引用咨询事例时,也须对材料进行适当处理,不得公开成员的真实姓名、单位或住址。

(五)一般程序

一般程序分五个阶段。

1. 确定活动的目标及活动名称。

2. 设计具体的活动方案及程序。

3. 甄选团体成员组成团体。

4. 实施活动计划。

5. 对活动的结果总结评估。

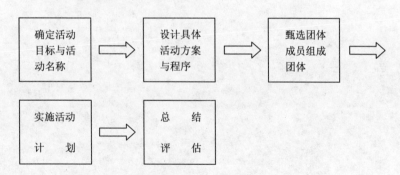

图11 团体心理咨询流程图

第四章
困境人员心理咨询中心构建

一、困境人员心理咨询中心组织机构

1. 设立心理咨询中心办公室。

2. 顾问。一般可以聘请一些心理学方面的专家和领导。

3. 主任。民政部门主要领导。

4. 副主任。单位领导、心理咨询工作负责人。

5. 成员。至少一名专职心理咨询师;可聘请若干名兼职心理咨询师;其他相关人员。

二、困境人员心理咨询中心硬件建设

(一)心理咨询师来源

1. 从事困境人员心理咨询的咨询师至少必需有一名专职,不具备条件的,可在社会上招聘一名或几名。咨询师必需具有心理学专业本科及以上学历,或需持有国家心理咨询职业资格二级证书,持有国家心理咨询职业资格三级证书咨询师可以从事一般心理问题的咨询工作。

2. 学校政治类教师,想从事困境人员心理咨询工作,需要接受系统的心理咨询知识培训,并参加全国心理咨询师考试,获取心理咨询职业资格证书。

(二)心理咨询办公室条件要求

心理咨询师需要有一间专门的办公室,面积为普通办公室一半即可。

办公室最好与咨询室连在一起。

(三)心理咨询中心个体心理咨询室条件要求

心理咨询室的装饰装修布置,应该根据具体情况来设定。一般来说,心理咨询室的布置要首先考虑让咨询对象安心、放松、舒适、注意力集中和易于保守秘密。心理咨询室内一般应光线柔和、色调和谐、淡雅温馨,不必追求心理咨询室的豪华。

1. 咨询室实用面积一般约 12 平方米左右,房间太大给人不安全感,太小给人压迫感。

2. 咨询室墙壁、地板和窗帘使用温和、平静的色调,给人安全、平和、凉爽的感觉;或粉饰米黄色,以显得温暖、温馨、亲切。

3. 咨询室要有两张舒适的软沙发,一张圆形茶几,上面放有纸巾盒,小盆栽等。

4. 咨询室要有一套简单的音响,有条件可配有录音机和摄像机等咨询安全监督设备。

咨询室要有一台挂墙式空调,有一个设计简洁的挂钟。

5. 咨询室墙壁应挂心理咨询原则、从事困境人员个体心理咨询咨询师的工作守则、心理健康标准和风景画等,风景画要反映广阔、恬静的自然景观,能开拓遐想空间,令心境舒畅。

6. 咨询室要有纸和笔,便于记录分析个案。

7. 咨询室要有一台饮水机和一次性茶杯。

8. 咨询室要有一个灯具,可调节明暗。把灯具作为空间的视觉焦点,光线含蓄柔和,能令情绪平静,精力集中,不至于分散注意力。

9. 其他。

(四)心理咨询中心团体心理咨询室条件要求

心理咨询中心应设置一间团体心理咨询室,面积为普通教室大小。没有条件的可借用学校的会议室等场所。

1. 团体心理咨询室的墙壁、天花板和地板采用浅蓝色,给人和谐、平静的感觉,有利于放松及宣泄。墙上挂有团体心理咨询原则、从事困境人员团体心理咨询咨询师的工作守则、心理健康标准和心理援助温馨话语等。团体心理咨询室面积根据人员多少和条件而定,但一般需要一个教室那么大。

2. 团体心理咨询室要有投影、音响设备,播放专题影片和音乐,用于模仿学习和放松训练。

3. 团体心理咨询室有单面镜,用于观察矫正不当行为。

4. 团体心理咨询室有涂鸦墙,为不喜欢运动的学生提供宣泄空间。

5. 团体心理咨询室要有一套相同的椅子,椅子最好为可折叠或可层叠,有利于节省空间。

6. 其他。

(五)心理咨询中心心理测验室条件要求

心理咨询中心应设置一间心理测验室,面积为普通办公室一半大小。心理测验室最后与心理咨询室连在一起。有量表:SAS 心理测验,SDS 心理测验,SCL – 90 心理测验,EPQ 心理测验,图像排列心理测验与心理治疗,家画心理测验与心理治疗,等等。

(六)心理咨询中心图像排列治疗室条件要求

心理咨询工作室应设立一间图像排列治疗室,面积大约是普通办公室一半大小。没有这个条件,可以将图像排列心理治疗室与心理测量室设置在一起,以节约空间。

(七)心理咨询中心心理阅览室条件要求

学校心理健康教育中心应设立一间阅览室,放一些心理书刊、报纸,供学生阅读,面积为普通办公室大小即可。没有这个条件,书架放入咨询室也行,或使用学校图书馆的功能。

三、困境人员心理咨询中心软件建设

(一)困境人员心理档案

心理档案的内容,又称心理档案的项目,是指能从中揭示或了解到的有关困境人员心理状况、心理特点等的材料。心理档案的内容,应尽可能全面反映困境人员的心理特点,从而为民政救助提供可靠准确的信息。心理档案一般包括两大方面:一是影响困境人员心理发展的基本资料,即困境人员基本情况,主要包括个人基本情况、家庭生活情况及对个人生活有影响的重大社会生活事件等。二是反映困境人员心理状况和心理特点的资料,主要包括智力水平、个性特征、心理健康状况、职业能力倾向类型等。

建立心理档案,可以保证对困境人员资料的科学管理、妥善保存和有效利用。首先要选择心理档案的形式。其形式主要有文本式和电脑软件式,文本式又有档案袋和专项卡片两种方式。电脑软件的形式,可以减少差错,防止资料丢失,保证资料管理的准确规范、安全可靠,进而提高工作效率。其次是将信息填写或录入。这样,一份完整的档案就建立起来了。

困境人员心理档案管理制度如下。

1. 救助站心理咨询中心应安排专人管理心理档案,负责档案资料的完整和便于查询。

2. 心理档案的内容包括:求助者基本情况、心理健康状况测评报告、心理咨询和心理矫治记录材料、心理访谈跟踪记录材料、各种心理测验结果分析报告材料,以及其他与当事人的心理健康有密切关系的材料。

3. 心理档案柜应上锁,档案管理人员不得将无关人员带进档案资料室,不得外泄档案资料和信息。

4. 心理咨询中心咨询师因为咨询工作需要,在档案管理员同意下,可查阅心理档案。

5. 因为参观和学习需要,外来人员要查阅心理档案,需征得心理咨询中心领导的同意,但对敏感信息,应该保密,查阅应受限制。

6. 每次对求助者进行心理咨询后,心理咨询师应填写心理咨询登记表,交由管理员存入该求助者的心理档案。

7. 心理档案材料仅作求助者心理咨询和心理矫治服务的辅助工具之用,不进入求助者的人事档案。

(二)心理咨询师知识素质要求

从事任何职业的人都需要具备一定的条件。心理咨询被认为是一种特殊的助人工作。从事这个工作的心理咨询师不但要用他的知识和技术为咨客服务,还要了解咨客的内心世界,洞悉咨客的生活隐私,帮助他们认识心理困难的真正原因并改正不良的行为,促进心理的成长。因此,咨询师必须具备一些特殊的条件。

1. 人格素养基础。许多学者都提到心理咨询师的人格条件是做好心理咨询工作的最重要因素,也是心理咨询师应当具备的首要条件。心理咨询师的人格是心理咨询工作的支柱,是咨询关系中最关键的因素。如果一个心理咨询师不具备助人的人格条件,他的知识和技术就不会有效地发挥作用,而且可能有害;心理咨询师如果仅仅具有广博的理论知识和咨询技巧,但缺乏同情人、关心人的品格,不能坦诚待人,不能赢得信任,缺乏对人际关系的敏感性,他就只能是一个技术工匠。

人格是指一个人的整个精神面貌,是具有一定倾向性的、稳定的心理特点的总和,包括气质、性格、兴趣、信念和能力等。心理咨询师应当具备的人格条件是指哪些内容呢?

(1)心理相对健康。心理咨询师的健康水平至少要高于他的咨客。心理咨询师本人也是人,也有许多欲望,如希望得到爱,希望被接受、被承认、被肯定,希望有安全感。但他有能力在咨询关系以外来求得这些欲望的满足,以保证有效地完成心理咨询师这一社会角色的任务,不致引起角色紧张。

心理咨询师也生活在和他的大多数咨客相同的社会环境里,也会有各种生活难题,也会出现心理矛盾和冲突,但他可以保持相对的心理平衡,而且能在咨询关系以外来解决他的心理矛盾和冲突,不至于因为个人的问题干扰咨询工作。

一个合格的心理咨询师应当是一个愉快的、热爱生活、有良好适应能力的人。那些情绪不稳定的人,经常处于心理冲突状态而不能自我平衡的人,是不能胜任心理咨询工作的。

(2)乐于助人。接受咨客各种正性和负性的情绪,才能进入咨客的内心世界。"乐于助人"这个条件说起来容易,但并非任何人都具有这种品质。一个外科医生尽管他手术技巧很高明,可以治好病人的外科疾病。但他不一定在心理上乐于帮助他的病人。那些只关心自己事情的人,那些性格孤僻、寡言少语、缺乏热情的人,是难以胜任心理咨询工作的。

(3)责任心强。能耐心地倾听咨客的叙述,精力集中不分心。使咨客感到对咨询师他们的困难表示关心。能诚恳坦率地和咨客谈心,使他们愿意吐露内心的隐私和秘密,值得他们信任。那些工作马虎,不能专心致志的人,那些办事拖拉、不负责任、又不能和咨客谈心的人,是做不好心理咨询工作的。

(4)情绪稳定。咨询者应该具有能够解决自己个人问题的能力,能自我接纳、自我调节,但自我防卫机制不能过强。

(5)健全的、乐观的人生观。咨询人员无论遇到什么困难,都应该能积极地、开朗地对待生活,只有这种人才能相信来访者自身的力量,才能承担起帮助来访者解决问题的责任。

(6)真诚地关心来访者。咨询人员应该理解来访者,热情地关心他们、爱护他们,真心愿意提供帮助。这种人才能得到来访者的信任,使来访者有安全感,感到放心。

(7)不断地改善自我。咨询人员应该有自知之明,了解自己的长处和短处,不断地提高、改善自我。谦虚、正直、诚实、坦荡,不断进取,不断拓宽自己的知识面,提高教养水平,永不停滞,永不满足。

(8)与人协作配合的能力。咨询人员应该善于与他人建立良好的合作关系,这不仅是咨询过程必需的基本能力,而且也是开展咨询活动必不可少的能力。因为咨询者常常需要和其他人员相配合才能有效地解决问题,优越感和自卑感对于咨询人员应承担责任的完成是不利的。

(9)亲切、和蔼、平易近人。咨询人员应该是这样一种人,无论谁都觉得他容易接近,都感到他诚实、可亲、可敬、宽容。

2. 知识条件基础。

(1)做好心理咨询工作要有必备的理论知识。心理咨询不是仅靠良好的愿望、热情和一般常识来安慰、劝说那些处于困境的咨客或鼓励心理病人和疾病做斗争。有时,廉价的安慰反而引起咨客的不解、反感和阻抗。心理咨询和心理治疗是科学工作,要用科学的助人知识来帮助咨客,使他们认识困扰着他们的真正原因,改正或放弃不良的行为,使心理成熟起来。

心理咨询师必须有普通心理学、儿童心理学、人格心理学、社会心理学、心理卫生学、变态心理学、心理测量学、临床心理学等方面的基本理论知识,并掌握心理助人技能、及家庭治疗、行为矫正方法、音乐治疗、认知疗法等咨询治疗的方法与技巧。

只有将理论知识与实践能力有力结合起来,才能理解咨客的困难是怎样形成的?矛盾和冲突的根源在哪里?他们的心理症状的真正意义是什么？又是用什么防御手段来对付内心冲突的？然后才谈得上有针对性地协助咨客分析问题，并引导咨客走出困境，促进人格的成长。

心理咨询工作在国际上已有半个多世纪的历史，心理咨询工作者已积累了不少经验，并进行了专业理论研究，形成了咨询心理学这一心理学分支学科。学校心理咨询与心理健康教育，在亚洲一些地区称为心理辅导，我国香港、台湾地区的心理学工作者对辅导与心理治疗问题进行了不少研究，并出版了有关的学术著作。我国国内的心理咨询起步于 20 世纪 80 年代，此项工作在高校尤为活跃。结合心理咨询的实践，学者们进行了心理咨询治疗与心理健康教育方面的理论研究，有关的理论著作也陆续问世。咨询心理学的研究在我国已有了一定的基础。设有心理学系的高校曾组织了系统的培训工作，为心理咨询培养专业人才。这些都为咨询工作者提高自身的业务水平提供了条件。

心理咨询与心理治疗、心理测验是不可分割的。心理咨询工作者应有扎实的心理学理论功底，对于普通心理学、人格心理学、教育心理学、医学心理学、心理测量学等学科的基本知识都应掌握，才能将咨询辅导工作建立在科学理论指导的基础之上。

（2）发展多方面的知识结构。在心理咨询过程中会遇到多方面的问题。如，青年的人生观、世界观、价值观问题，人际关系问题，人格发展与社会适应问题，青年学生的专业思想和学习方法问题，青春期生理、心理问题，恋爱、婚姻问题等等。这就需要咨询人员有全面的知识结构。心理咨询工作者不仅要有心理学专业知识，同时还要以辩证唯物主义和历史唯物主义的世界观和方法论作为思想指导，坚决抵制一切违背科学的迷信思想的侵袭。此外还应有教育学、社会学以及基础医学方面的知识。只有从多方面发展自己的知识结构，才有条件给咨询者以正确的启发、教育和指导。

（3）积极参加心理咨询的实践活动。实践出真知。在心理咨询中可能遇到各种不同心态的咨询者，遇到种种事先意想不到的问题。要丰富自己的心理咨询经验，提高业务能力，除了向书本学习以外，还要向实践学习。在咨询实践中总结经验，学习和发展前人的理论，提高分析问题、解决问题的能力，形成自己的独特风格。

3. 技巧条件。

（1）心理咨询师要有熟练的助人技巧。其中包括怎样能在最短时间内了解咨客的有关情况,如使他困惑的处境或事件,症状出现的时间及其发展变化等;怎样适时、机敏地提出问题;怎样发现咨客不自觉的掩饰和阻抗;怎样引导他们逐步认识内心深处的症结;怎样设计一些相应的方法来矫正某些不良行为,尤其对儿童神经症病人;怎样适时地向咨客进行某些解释、解释什么,等等。

心理咨询的理论知识和技巧是可以学到的。除了从书本上学习以外,更重要的是在实际工作中不断地向咨客学习、不断地总结经验。上面所说的人格条件,知识条件和技巧条件都很重要,不能互相代替。正如卡瓦纳所说:一个好的心理咨询师应当是个人品质、学术知识和助人技巧的结合体。

(2)能认真倾听。认真倾听本身,就是一种莫大的欣慰和信赖,这将成为他(她)生活的动力和支柱。认真倾听说起来很简单,可做起来就绝非易事,也不是一朝一夕可以学会的。例如有来访者来到咨询室,因为心理重负而不知所措并处于极度的不安之中。咨询者认真、耐心地倾听来访者的诉说,并加以适当的应答,如简单的复述、首肯和插话,就可以帮助来访者理出问题的头绪,从而感到如释重负,获得一种安慰。

4. 高尚的职业道德。心理咨询所遵循的基本模式是教育和医疗,因而心理咨询人员应兼有师德和医德两方面的品格。

(1)热爱咨询事业,有助人为乐的高尚品格。心理咨询是一项助人的工作,从事这项工作需要付出时间和精力,需要有理解、同情、关怀及耐心。来询者一般是在心理不痛快的时候,遇到麻烦的时候才来找你,你需要耐心地倾听他的诉说,分担他的忧愁和烦恼,需要有一颗乐于助人的爱心。在一些发达国家,心理医生的收入颇丰,但在我国这项工作还没有完全被社会认可和接受,有时还要做出无偿的奉献。以营利为目标的人,很难通过这项工作达到目的。高校心理咨询面对的是在学校接受教育的青年,他们是祖国和社会的希望,他们的身心发展关系着国家的前途和命运。因此,在高校从事心理咨询工作的人,要以强烈的社会责任感满腔热情地对待来询青年,为他们的健康成长倾注自己的心血。

(2)保护来询者的切身利益,尊重他们的人格和意愿。咨询人员要以自己的态度和行为,使来询者确信他们的自我暴露不会使你感到震惊,而且保密是绝对的。尊重隐私、保守秘密是保护来询者利益的重要内容。绝不能拿来询者所谈的隐私与咨访关系以外的人随意议论取乐,这是咨询人员的起码道德。

对待来询者要一视同仁,不管他们的性格气质如何,是否有生理缺陷或某种怪癖,都不得歧视和嫌弃,而要以诚相见、平等待人,尊重来询者的人格。咨询工作者要善于倾听来询者的意见,了解他们的需求,在可能的情况下尽量满足他们的合理需要。如遇到对咨询人员的分析与治疗意见不一致的情况,也要耐心劝告,顺其自然,尊重来询者的意愿,不可强令执行。要维护来询者对其生命和健康的自主权利。

(3)咨询人员不在咨访关系中寻求个人需要的满足。心理咨询是帮助来询者摆脱精神上的烦恼和困惑,咨询人员绝不允许在咨访关系中寻求自身在爱憎、依恋、欲求等方面的需求和满足。心理咨询是在利他的意义上给人以帮助,在来询者的感情纠葛中,自己是局外人。咨询人员不能把个人的情绪带进咨访过程,不能向来询者宣泄自己的烦恼和不幸,也不对来询者在情感上寄托爱憎和依恋,对来询者的关怀和帮助是无私的,不求回报的。此外,咨询人员不应向来询者索求物质回报。即便是来询者自愿奉送,也应谢绝。在正规的咨询机构中,如实行收费,也只能严格遵守规定,不能在规定之外另收金钱或物质馈赠。

(4)以良好的伦理道德观念指导来询者。排除心理障碍,恢复心理平衡是心理咨询的重要任务之一。但恢复心理平衡不能以损害他人利益为代价,也不能在咨询过程中通过对他人的贬低、诽谤来达到发泄自己怨气的目的。在帮助来询者克服心理障碍的时候,应以良好的伦理道德观念来加以引导。这对帮助来询者品德和人格的健全发展有重要意义。

在高校学习的青年,正处于人生观、世界观形成的关键年龄,他们对于人生、事业、友谊、爱情等许多问题的看法还不成熟,难免带有某些幼稚和糊涂的观念。心理咨询,在帮助来询者解除心理困惑的同时,要引导他们以积极的态度面对人生。指导他们正确处理在生活中遇到的各种问题,解决好理想与现实、兴趣与专业、个人与集体、个人与他人关系中所遇到的矛盾。使来询者在解除心理障碍的同时,思想境界和道德品质也得到升华。

5. 良好的心理素质。咨询人员本身,应当是心理健康的人。因为咨询人员的心理健康对来询者的理解和技术指导方面起着支撑作用。咨询人员的心理健康水平越好,在咨访关系中所能提供的帮助也就越大。相反,如果咨询人员本身的心理不健康,他们自己具有扭曲的价值观和刁钻古怪的心态就会造成咨询中的混乱、冲突,甚至可能诱发咨询者的某些病症。胜任工作的咨询人员应当具有下列心理品质。

(1)心态是积极健康的。心理健康的人在精神上是积极向上的。胜任工作的咨询人员在咨访关系以外的工作和生活中是奋进、乐观和充满生机的。这种人能把他们热爱生活的乐观心态带进咨询工作,他们在进行咨询时,一方面能使心灰意懒的人重新鼓起生活的勇气;而另一方面又不耗尽自己的能量。他们不会把咨询工作看作是一种负担,因而能给咨询工作带来热情和活力。心理咨询工作者,不仅要以高超的技术治愈人们的心灵创伤,还要以自己高尚健全的人格力量给来询者以积极的感染和影响。

(2)善解人意,能建立和谐的人际关系。心理健康的人能从客观实际出发去理解他人,能同各种不同气质、不同性格的人交往,能体谅人们的处境和困难并恰当地给予同情、支持和帮助。常言说:"智者知人。"理解别人是一个人智慧之所在,同时也和他自身具有宽广的胸怀分不开。试想,一个心胸狭窄处处苛求别人的人,怎么能有良好的人际关系呢?心理咨询工作是和人打交道,并且要在处好人际关系的问题上给人以指导,每一次面谈都是一堂紧张的行为辅导课,如果咨询人员自身心理健康欠缺、人际关系紧张,那他又怎么能给予来询者以正确的指导呢?

(3)情绪稳定,没有明显的心理障碍。每个人都有喜怒哀乐、七情六欲,咨询人员也和正常人一样有自己的欢乐和忧伤。但是,他们善于排遣,有较高的挫折承受能力。他们在咨询工作中避而不谈自己过去和目前所遇到的个人问题,不背负沉重的精神负担来会见来询者。他们自己爱憎、喜怒、欲求等方面需要的满足是在咨访关系以外进行的。他们自身不能有明显的心理疾病,他们同情来询者,但又不使这种同情陷的太深,在整个咨询过程中,他们始终保持自己的头脑冷静和心理上的独立性。

(4)头脑敏锐、感情真挚,有良好的心理素质。敏锐的头脑可以使咨询人员在咨询过程中通过来询者的言语和表情洞察他们的内心世界,从细微的表现中发现一般人不易发现或容易忽略的东西。有的来询者对心理咨询的性质、原则等问题了解不多,所以开始阶段很容易兜圈子,谈些枝节的问题,而对自己的真正问题有所掩饰。敏锐的咨询者能及时发现问题,将谈话引向深入。

一个好的咨询人员,其感情必须是深沉、真挚的。咨询人员与来询者的谈话,应当是坦率的、认真的和真诚的。只有真诚,才能缩短人与人之间的距离,使来询者产生信赖感,从而毫无保留地敞开自己的心扉。咨询人员的情绪应当是轻松、愉快、自信和富于幽默感的,这样才能缓解来询者的紧张情绪,在宽松的环境中讲述自己的问题。

咨询人员良好的心理素质,还表现在他们高度集中的注意力、良好的记忆力、流畅的言语表达能力和处理各种意外事件的应变能力。此外,还需要有足够的耐心、灵活和机敏。

总之,一个能胜任工作的咨询人员,其优良品质是多方面的。他是一个有高尚道德品质、丰富专业知识和具有健康心理素质的人。

(三)心理督导

心理督导,是对长期从事心理咨询工作的心理咨询师和心理治疗师的职业化过程的专业指导。

有些心理咨询师,尤其是那些在心理咨询领域较年轻的咨询师,他们一般不去做督导,也不知道督导对自己到底有多少帮助,其实心理咨询的督导对一个咨询师来说是很有必要的,非常有意义,表现在以下几方面。

1. 咨询师自身也存在心理问题,他们也需要进行心理咨询。这时,可进行心理督导。咨询师在他们工作和生活的过程中,也会遇到很多问题,如工作压力、同事关系紧张、家庭问题和其他生活问题,这些问题有时也会压得他们喘不过气来,从而表现出心理问题症状。这些问题得不到解决,不仅会影响到咨询师的心理健康,而且会影响咨询效果,对此,最好的解决办法是去进行心理督导。

2. 金无足赤,人无完人,心理咨询师也是这样。很多咨询师在他们人生成长过程中,表现出一系列的人格缺陷。也有些咨询师就是因为他们童年时代和青少年时代存在一系列心理问题,他们感到苦闷、痛苦,为了摆脱而最终选择了心理学,成为一名心理咨询师。虽然他们成了心理咨询师,但他们的心理问题并没消失,甚至有的还大量存在。然而,自身的心理问题自身又难以有效地解决,因此,必须去进行心理督导。在我所接触的很多优秀的心理咨询师、精神科医生和心理学教授中,发现他们存在很多心理缺陷,这影响了他们的人际交往和事业发展,如果不进行心理督导,这对他们的事业和个人生活会是很大的打击。

3. 咨询师脑中的精神垃圾多，这些垃圾很大一部分来自于咨客。有人说，教师好比蜡烛，照亮了别人，烧尽了自己，但我认为，心理咨询师更像蜡烛。他们接触形形色色的咨客，接触咨客很多隐私和阴暗的东西，在共情过程中，这些东西会"潜移默化"地"传递"给咨询师，从而对咨询师产生精神影响。如果咨询师脑中的垃圾越来越多，而得不到清扫，会对他们的心理产生冲击，最终导致一系列心理和生理症状。严重的，有时难以继续胜任心理咨询工作。要清扫脑中的精神垃圾，最好的办法是咨询师去接受上一级咨询师的督导。

4. 人人都需要倾诉，心理咨询师也不例外。倾诉的过程也是一次心理咨询的过程。咨询师也会面临工作压力，人际关系问题和婚姻等问题，这些问题有时也会压得他们喘不过气来，怎么办？找人倾诉是打扫心灵垃圾的最好方法。每个咨询师都要有自己的同行朋友，相互督导，相互倾诉，只有这样，才能轻装上阵，去积极、有效地解决咨客的心理问题。

心理咨询的过程是咨询师知识、技能、素质与求助者心理问题和人格全面作用的过程。

在一般人看来，心理咨询师仿佛是生活中的智者，他们神秘而又无所不能。其实不然，心理咨询简单地说就是用心理学的理论和方法对来访者实施心理援助的过程。与一般的教师不同，心理咨询师不仅要"传道授业解惑"，还要长期承担着别人"生命中不能承受之重"，在当事人的不断更迭中，未曾停止的是心理咨询师无休止地付出，所以，Corey 说："心理咨询是一项身心很容易枯竭损耗的职业。"

在人们日渐关爱自己身心健康的今日，心理咨询师不仅要站在来访者的角度，给予其感性的温暖，与之"共情"，而且要理性客观地看待来访者的问题，"采取务实的、而非情感化的方式真正为来访者着想"。由此可见，心理咨询的过程实际是咨询师参与到来访者的生命进程中，用自己的生命去影响来访者生命的过程。因此，心理咨询师自我的成长与超越就成为十分重要的问题。

1. 专业的成长。心理咨询是高度职业化的专业助人工作，专业成长包括知识的增长和技能的提升两个方面。一个人的知识底蕴越厚重，能够巧妙多变地运用理论知识来解决实际问题的空间就越大。同时，关注、倾听、共情等技巧的灵活应用，也往往能帮助我们更好地理解来访者的问题所在，进而带领来访者去发现那"镶在乌云上的金边",去感受那"天上人间,区别仅在于扇动一下翅膀"的美丽。

2. 心灵的升华。心理咨询是一项崇高的职业,除了必备的专业技能外,咨询师的爱心、热情、个人魅力、自信、反省、亲和以及感激之心都是不可或缺的重要素质。在这里值得一谈的是感激之心,虽然咨询的工作是助人,但这并不是我们可以高高在上的理由,换一个角度看,来访者将他们在人生历程中的问题带来与我们共同探讨,将他们内心深处的隐情向我们倾诉,其中不仅有一份期待,更有一份信任。我们感谢他们给予我们机会与他们共同度过人生的低谷和生命中这段难以磨灭的艰苦历程,感谢他们给予我们机会共同成长。

3. 价值的增容。心理咨询被认为是价值中立的职业。价值中立的核心在于咨询师不能自以为是地将自己的价值观强加给来访者的行为准则,而是让价值增容,扩大包容力。从人本主义的角度看,每个人都是独立鲜活的个体,看待和解决问题都会有自己独特的视角和方式。咨询师的核心工作在于承认、尊重每个人的选择权利,在坚持自己原则的基础上,用更加广阔的心胸来理解和接纳来访者多元的价值观,因为这与思想政治工作存在着差别。

社会文明进步的今天,心理健康已经成为衡量人才的一个重要标准。希望每个人都拥有乐观向上的心态,正如一句名谚所说:"阴影笼罩是因为我们背对着太阳。"所以,请你打开心窗,让阳光进来!

一、心理危机与干预

心理危机是指由于突然遭受严重灾难、重大生活事件或精神压力,使生活状况发生明显变化,尤其是出现了用现有的生活条件和经验难以克服的困难,以致当事人陷于痛苦、不安状态,常伴有绝望、麻木不仁、焦虑,以及植物神经症状和行为障碍。心理危机干预是针对处于心理危机状态的困境人员并及时给予适当的心理援助,使之尽快摆脱困难,防止过激行为的发生,如自杀、自伤或攻击行为等。困境人员心理危机干预能促进困境人员交流与沟通,鼓励当事者充分表达自己的思想和情感,鼓励其自信心和正确的自我评价,提供适当建议,促使问题解决。

心理危机是一种正常的生活经历,并非疾病或病理过程。每个人在人生的不同阶段都会经历危机。由于处理危机的方法不同,后果也不同。一般有四种结局:①顺利度过危机,并学会了处理危机的方法策略,提高了心理健康水平;②度过了危机但留下心理创伤,影响今后的社会适应能力;③经不住强烈的刺激而自伤自毁;④未能度过危机而出现严重心理障碍。

心理学领域中,危机干预指对处在心理危机状态下的个人采取明确有效的措施,使之最终战胜危机,重新适应生活。心理危机干预的主要目的有二:①避免自伤或伤及他人;②恢复心理平衡与动力。危机的成功解决有三重意义,个体可从中得到对现状的把握,对经历的危机事件重新认识,以及学到对未来可能遇到的危机有更好的应付策略与手段。

干预技术,亦称解决问题技术,因为危机干预的主要目标之一是让当事者学会对付困难和挫折的一般性方法,这不但有助于度过心理当前的危机,而且也有利于以后的适应。

干预的基本策略:主动倾听并热情关注,给予当事者心理上的支持;提供疏泄机会,鼓励当事者将自己的情感表达出来;解决危机的发展过程,使当事者理解目前的境遇、理解他人的情感,树立自信;给予希望和保持乐观的心境;培养兴趣,鼓励积极参与有关的社会活动;注意社会支持系统的作用,鼓励当事人多与家人、亲人、同事接触和联系,减少孤独和隔离。

(一)引起危机的常见原因

常见原因有急性残废或急性严重疾病;恋爱关系破裂;突然失去亲人(如父母、配偶或子女)或朋友,如亲人或朋友突然死亡或关系破裂;失去爱物;破产或重大财产或住房损失;重要考试失败;晋升失败;严重自然灾害,如火灾、洪水、地震等。

(二)心理危机的正常应对三阶段

每个人对严重事件都会有所反应,但不同的人对同一性质事件的反应强度及持续时间不同。一般的应对过程可分为三个阶段:

第一阶段(立即反应),当事者表现麻木、否认或不相信。

第二阶段(完全反应),感到激动、焦虑、痛苦和愤怒,也可有罪恶感、退缩或抑郁。

第三阶段(消除阶段),接受事实并为将来做好计划。危机过程持续不会太久,如亲人或朋友突然死亡的居丧反应一般在 6 个月内消失,否则应视为病态。

(三)心理危机的特征

1. 通常为自限性,多于 1~4 周内消失。

2. 在危机期,个人会发出需要帮助的信号,并更愿意接受外部的帮助或干预。

3. 心理干预后取决于个人的素质、适应能力和主动作用,以及他人的帮助或干预。

(四)心理危机干预的主要目的

1. 防止过激行为,如自杀、自伤或攻击行为等。

2. 促进交流与沟通,鼓励当事者充分表达自己的思想和情感,鼓励其自信心和正确的自我评价,提供适当建议,促使问题解决。

3. 提供适当医疗帮助,处理昏厥、情感休克或激惹状态。

(五)心理危机干预原则

1. 心理危机干预是心理救援工作的一个组成部分,应该与整体救援工作结合起来,以促进社会和谐、稳定为前提,要根据整体援助工作的部署,及时调整心理危机干预工作重点。

2. 心理危机干预活动一旦进行,应该采取措施确保干预活动得到完整的开展,避免再次创伤。

3. 迅速确定要干预的问题,强调以目前的问题为主,并立即采取相应措施。

4. 必须有其家人或朋友参加危机干预。

5. 鼓励求助者树立自信心,不要让其产生依赖心理。

6. 把心理危机作为心理问题处理,而不要作为疾病进行处理。

7. 对有不同需要的困境人员应综合应用干预技术,实施分类干预,针对受助者当前的问题提供个体化帮助。严格保护受助者的个人隐私,不随便向第三者透露受助者个人信息。

8. 以科学的态度对待心理危机干预,明确心理危机干预是心理援助工作中的一部分,而不是万能钥匙。

(六)如何有效地进行心理干预

1. 让当事人把悲惨的故事讲出来。我们这一阶段要做的就是带上耳朵引导他们讲,仔细地、耐心地、共情地听他们讲,不管他们讲得有多么重复都不要打断,因为讲到一定时候当事人自己就会意识到老讲是没有意义的。这一阶段不止是让当事人直面现实,接受现实,更是在不断讲述的过程中让当事人自己成长。为什么呢? 因为人都有一种能力,就是在重复一件事情的时候不断地变换角度,直到跳出圈子来审视。"叙述昨天的故事,带上今天的视角。"慢慢的,在重复的讲述过程中,当事人就会从悲惨的受难者转换为"地震"的经历者,反而在向我们传授"地震"的经历,此时,当事人的自我重新膨胀,找回一些自信。当然,在此过程中,我们不只是被动地听,而要做到良好的共情。但是光把当事人拉出火坑还不够,还要帮助他们找到出路。

2. 引导当事人展望未来,树立信心和希望。比如问他:你以后打算做什么呢? 需要注意的是,不管当事人打算要干什么,只要无害你就不能否认,否则相当于你又把他推到另一个火坑去了。

3. 帮助当事人自我强大起来。要少说多听,怀有同理心。什么叫同理心呢? 罗杰斯说:"穿别人的鞋,走别人的路,用别人的眼光看世界。"他还说:"如果你不相信当事人能改变,当事人就不会改变。"

(七)心理干预注意事项

1. 心理援助者要有成熟的心理和良好的承受力,以及控制情绪的能力。灾区的情况确实让任何人都想哭,但是,你可以共情,却不可以放任自己。见到任何场景不要大惊失色,这只会让当事人不信任和反感。仔细估量下你的能力,如果你没有这种成熟和承受力,再大的热情也不要去添乱!

2. 不能急于给别人提建议,先评估危机程度(包括种类、大人小孩、丧失了什么、应树立什么样的目标、危机的程度、有无自杀可能),先看再听,少讲。具体的方法如下:

(1)让当事人情绪发泄,不止是要听他讲,也不一定要他哭,视具体情况而定,比如可以通过画画、提问、写、打、摔等。

(2)有明显精神病迹象的要及时交给专业人员,切勿擅自做主。

(3)注意支持的重要性:辅导者的支持、当事人周围环境的支持、同辈团体的支持、尤其是儿童中的小伙伴的支持。

(4)让当事人形成一种责任感(对生活、对他人),有了责任感才不会放弃生的念头,也是一种依赖的变相。

二、如何说服即将自杀的人回心转意

受种种因素的影响,人的情绪一时处于应激状态,一时想不开,于是自杀。最常见的方式有跳楼、跳河、自焚等,生命是宝贵的,如何将这些想自杀的人从死神的手中抢回来,这是非常考验心理咨询师能力的。由于自杀的动机,所受的挫折遭遇不一样。因此,心理咨询师说服的方式和途径也会不一样。针对不同情况的自杀者,下面分别讲讲不同的说服方法、步骤和技巧。

1. 以最快的速度了解自杀者自杀的原因。很多情况下,心理咨询师并不了解自杀者是何许人,自杀的原因也不知道,但要让自杀者放弃自杀,而不知道他自杀的原因,说服工作显然是苍白的。心理咨询师知道自杀者自杀的原因才会对症下药,有的放矢,这样才会使咨询工作有方向性,有效果。

如何了解自杀原因,方法有许多,通过周围的人了解他的情况;请警方协助了解他的情况等。如果这方面都无收获,心理咨询师可以利用自己的专业技能,通过与其对话,沟通了解他自杀的原因。

2. 疏缓和缓解自杀者的情绪。自杀者自杀时的情绪是极不稳定的,劝服时,稍有不慎,就会使自杀者产生过激行为,导致自杀的发生。因此,劝服者心态要平和,情绪要稳定,不能操之过急。可通过与对方的交流,转移对方的心情和视线。

"我老公有了情人,昨天又和那个女人一起去玩了,今天还没有回来。这些年我受够了,我已经没有勇气再活下去。这几年苦心经营下有 30 多万元积蓄,要留给儿子,你们要帮我作证……如果让老公拿去给了那个女人,我实在不甘心,你们听说有人自杀了,那就是我……"电话里传来一个肝肠寸断的哭诉声。心理辅导员连忙劝慰并询问地址,那位女士还是不停地哭泣着,然后挂断了电话。

根据来电显示,辅导员将电话回拨过去,利用女性的亲和性,与这位女士谈心,并用自己一名亲人在碰到类似的遭遇后又走出人生低谷的经历来开导她,同时希望能和她面谈。这位女士虽未答应与心理辅导员见面,也不讲所在具体地址,但经过十几分钟的劝导,这位女士极度郁闷的心情有所缓解。

与此同时,辅导员马上与 110 进行了联系,将情况进行通报,110 指挥中心在电信部门帮助下,查到了这位女士的大概方位,但由于电话装机较早,没有具体地点。

根据这位女士的情况,辅导员决定实施第三路干预方案,每间隔一段时间就给这位女士打一个电话,根据她的情绪变化,跟她讲化解不好情绪的办法和解决家庭问题的途径。功夫不负有心人,在第三次通话时,这位女士已经冷静了许多,表示要与父母商量这个问题,并主动询问法律上有什么规定,辅导员详细地介绍了婚姻法有关过错责任的规定,同时表示愿意随时提供相关的帮助。

当天下午5点左右，这位女士打来电话说："感谢大家的关心，你们的话我已经听进去了，现在已经好多了，就是为了孩子，我也不能放弃生命，请大家放心。"直到此时，大家才松了口气。

3. 找出自杀者最留念的东西作为突破口。让一个处于绝望状态的人在短时间内回心转意不是一件轻松的事。但事情危急，说服者必须在短时间内说服自杀者。因此，必须找出一个最好的突破口。以一个最恰当的理由来挽回自杀者。

绝望的人也有留念的东西和牵挂的东西，这些东西往往会被他爆发而不稳定的情绪所淹没，压抑到潜意识中，因此，说服者必须把它找出来，传递给自杀者。如一个年轻的妇女自杀者，会牵挂她的孩子，自己死了，孩子将来怎么办？谁去抚养他？自杀者如果当时想到自己的孩子，狂躁的情绪可能就会立刻稳定下来。这样就可能使她度过危机期。例如，一位妇女哭泣着给热线打进电话，说她的丈夫和秘书好了，她动用了所有的亲戚朋友劝说都没起到作用；本来他们夫妻关系很好，她无法面对这个现实，她说她已经准备好安眠药了，自杀的日子也已经选好，给热线打电话的目的就是有些不甘心——"因为别人不知道我为什么死。"救助人员首先设法稳住她的情绪，然后发现了一个敏感问题——她有一个未成年的女儿，她担心死后孩子会有一个不好的后妈。救助人员抓住这一点，问她：你有没有想过死后小孩子怎么办？把她的注意力集中到孩子身上，然后描述她的死对孩子的身心、个性、学业的各种不良影响等。最后，救助人员要求她留下电话，并且承诺，至少今天不要轻生，一切会有办法。第二天一早救助人员再度和这位妇女联系，帮她分析解决问题的方法，然后赶到她家里，联络她的丈夫开了一个家庭会议，从孩子的角度分析利弊，最终使她丈夫放弃了婚外恋情。

4. 准确找出自杀者出现的认知偏差。自杀者自杀的理由可能很简单，甚至很幼稚，这是由人的认知偏差造成的，人的认知偏差会导致人产生心理问题，导致情绪恶化和过激行为，因此，劝服者在与其对话的过程中，找出其自杀出现的认知偏差。

5. 用简练的语言说明生命的意义。即将自杀的人可能站在桥边，可能站在楼顶边，他们随时准备跳下去，情势非常危急，说服这些自杀者回心转意，时间非常宝贵。因此，咨询师必须设计出一套简练的语言，阐述生命的意义,以说服自杀者,这套简练的语言,不能是大话、套话。要切中自杀者的要害,使他们立刻能幡然醒悟,放弃自杀。

6. 找出自杀者与什么样的一个人见面,可挽救自杀这个人。即将自杀的人,死前会想对人说点什么,这个人可能是令他们伤心的人,令他们痛苦的人,或者是会给他们帮助的人。找出这个人,并让其与自杀者对话,就会缓解自杀者的精神压力,解除自杀应激,从而让自杀者放弃自杀行为。

7. 满足自杀者死前最想得到的东西。很多自杀者之所以选择自杀,是因为他们本可以得到的东西,由于外力而失去了,或由于自己的失误而失去,从而产生绝望感。因此,在这样的背景下,说服者可帮助联系,尽量满足他们的这些要求。虽然这些要求很多是不可能实现或根本不可能实现的。但临时满足他们的要求,给以保证是必要的,因为这样做会让自杀者度过危机期。危机期一过,自杀者醒悟过来,甚至会对当初自己的这些要求嗤之以鼻。

8. 对自杀者表现出关爱和温暖。很多自杀者往往对自己、对社会感到失望和绝望,他们认为自己是最无助的人,是被社会所遗弃的人,因此,在危机干预中,作为劝服者的心理咨询师,要对之充满关爱、热情,使自杀者感到温暖,很多自杀者此时就会放弃自杀。

例如,一个曾在桥上想跳江的女孩说:"当时我就想,只要有人拉我一把,我就不会死了。"另一个企图上吊的自杀男子,被民警递过来的香烟和现场群众端来的一碗热气腾腾的面条所感动,最终放弃了自杀。

9. 使用激将法。有些自杀者放弃生命,往往是因一些小事引起的,在周围的人看来,这样的原因是幼稚可笑的,可自杀者就是一时想不开,所谓当局者迷。劝服者在挽救自杀者时,可采用激将法刺激他,说明死得不值,毫无意义。如一个被丈夫抛弃了的妇女,感到绝望而想自杀时,一个人的话一下子就使她活了下来,话是这样说的:"你现在这样一气而死算个啥,那些怠慢你的人还不快活得要死。"常言道:"革命要大气,军队要士气,人活一口气!你不能就这样稀里糊涂地去死,那岂不枉来人世一趟吗?"

当然,作为心理咨询师去这样劝服自杀者有些不妥,但用类似的、适合咨询师使用的语言去说是可行的。但咨询师应该注意,并不是所有的自杀者都适合激将法的,咨询师要区别对待。

三、如何对自杀未遂者进行心理辅导

据统计和调查资料,我国每两分钟就有 1 人自杀,8 人自杀未遂。自杀未遂,并不是表示他的自杀问题就解决了,他的心理问题依然存在,今天没死成,可能明天或后天他依然想自杀,甚至破坏性更大,因此,及时对自杀未遂者进行心理辅导是非常必要的。只有彻底解决自杀者的心理问题,才会杜绝他们的自杀行为。那么,如何对自杀未遂者进行有效的心理辅导,可以从以下几个方面去做。

1. 积极关注自杀未遂者。积极关注是对求助者的言语和行为的闪光点、光明面或长处等予以有选择性的关注,从而使求助者拥有更客观的自我形象,正确的价值观和积极的人生态度。积极关注,会使求助者摆脱绝望、恢复自信。

①在做心理辅导时,多鼓励求助者的积极面,因为人是需要鼓励和肯定的。特别是对不自信、不踏实,情绪低落的求助者,在积极关注的过程中,心理咨询师态度要真诚,否则求助者就会有不信任感,辅导效果就不好;②要实事求是,咨询师不要过分夸大,不能盲目乐观,要做到了解求助者的心理变化;③要有针对性,求助者的苦恼和需要会有很多,表现在方方面面。因此,咨询师要抓住求助者主要的心理问题,进行辅导;④咨询师进行积极关注时,不仅要锦上添花,更要雪中送炭;⑤要避免求助者的故意迎合或逃避方式;⑥咨询师要启发求助者学会自己去发现自己的长处和潜力,自己学会鼓励自己。这样,自杀未遂者才不会钻牛角尖,不会想不开而走极端。

2. 让自杀未遂者尽情地宣泄。自杀未遂者虽然没死成,但他们的心理问题依然存在。某个时候或某种诱因,他们会再次产生自杀行为。因此,在咨询过程中,应该注意倾听,让他们尽情地宣泄内心复杂的情绪,咨询师应该持同情、理解的态度,静静地去听,不要打断他们,不要反驳他们,这个咨询过程很重要。很多自杀未遂者是因为长期积压恶劣情绪,使内心无法继续承受而产生过激行为,耐心倾听是一个很好的心理咨询。

3. 去理解他们的自杀行为。咨询师不是法官,也不是裁判员,自杀未遂者的自杀行为在别人看来,可能很幼稚,很好笑,咨询师的任务不是指出他们行为的错误,而是要深入他们的内心世界,去理解他,理解他为什么会有这种行为。很多自杀未遂者最后还是死了，就是因为周围的人不理解他们，甚至嘲笑他们，使他们的心理压力越来越大，内心无法承受，最后彻底地悲观厌世，决心走向死亡。

咨询师在辅导过程中，去理解求助者的自杀行为，会缩短彼此的心理距离，降低求助者心理防御能力，使沟通顺利进行。他们才会敞开心扉，解除自己的痛苦、焦虑和不安。

4. 帮助自杀未遂者改变认知偏差。错误的认知会导致心理问题，会导致错误的行为，在咨询过程中，可通过认知疗法和认识领悟疗法，找出他们错误认知的根源，与其进行辩论。只有改变认知偏差，才会使他们的思想走入正轨，自杀行为自然就会消失。

5. 自杀是不负责任的行为，是懦弱的表现。即使是宗教自杀者，虽然表面上是为理想义无反顾，但本质上还是不能面对现实。克服自私、为人着想，并考虑自杀对生者的影响，是打消自杀念头的最佳自我督促用语。一个人要是能够看到自己的价值，觉得自己被需要，自杀的念头会少得多或轻微得多。

6. 让他们有这样一个牢固的观念：自杀获救，还可以抚平对亲友的伤害，弥补错失，如果真的自杀身亡，那才是真的不可原谅。

在很多情况下，长期的照护对于家属和朋友并不现实。例如，人必须为了生存或维系家庭而辛勤工作。这时必须教会自杀者自行解决心理问题和重返社会的能力。

7. 引导自杀未遂者正确面对挫折和不幸。面对挫折和不幸，一个人所持有的态度不同，其行为和结果就不一样。有的人越挫越坚，认为挫折是成功的阶梯，他们把挫折和不幸当成前进和拼搏的动力。但也有的人面对挫折和不幸，认为天都塌下来，这下子完了，他们对前途，对生活丧失了信心，只有去死才能得以解脱，很多自杀未遂者就是这样的。因此，在咨询过程中，咨询师应引导自杀未遂者学会正确面对挫折和不幸。只有他们真正认识到挫折对人生的意义和价值，他们就会永远放弃自杀行为。

8. 令其信服，告诉他该怎么做，而不是一味否认他原来的做法。对于自杀获救者，思想可能还比较偏激执拗。对解决问题的形式、手段的教授比较容易，也较容易从利弊得失等出发获得较快接受，但如果要治本，必须帮助他树立正确的目标，指明发展的方向。这是很难的，不但因为思想的转变潜移默化,更因为我们很容易处理不当而失去效果。适当地目标分解,降低期望,提高事情的可实现程度,是缓解压力、树立信心的最好方法。

9. 协助当事人扩充其人际圈子,鼓励他走入人群,并多多参加社团、集体活动。或者安排一些能和多人接触的工作,如卖杂货等。

四、如何对有自杀企图的人进行心理辅导

很多自杀者,其实他们并不是完全想死,只是死的心结没法打开,也没有人去帮助他们打开,于是他们选择了自杀。自杀者自杀前会有种种征兆和自杀企图,遗憾的是他们的自杀可疑行为被周围的人忽视了或没有引起足够的重视,当前还有一种情况,这些自杀者没有倾诉的对象,有苦没处去倾诉。长期积郁成疾,终酿祸端。作为一名心理咨询师,如何有效地帮助一名企图自杀的人进行有效的心理咨询,下面就来谈谈这个问题。

1. 积极倾听求助者的倾诉。倾听是咨询师通过自己的语言和非语言行为向求助者传达一个信息,我正在很认真地听着你的叙述,我表示理解和接纳。倾听包括咨询师通过身体传达专注,以及内心的专注。倾听不仅是为了明了情况,也是为了鼓励求助者更加开放自己,同时,还具有助人的效果。因此,心理学者说,听比说更重要。

"我们调查发现,每一个自杀者最强的感受是,别人不理解他的苦闷。"协和医科大学慢性病与危险因素研究中心主任杨功焕说。因此,倾听是所有危机干预者的首要职责。

有一位心理咨询工作者,她曾多次参加灾后心理干预工作,其中包括1993年的新疆克拉玛依大火。"44 个小孩儿烧死了 43 人,只有一个小女孩儿是幸存者,而且烧成了重伤,躺在医院里。她也不想活了,她完全失去了她的生活环境,没有了同学和老师,我不知道该跟她说什么。"心理工作者回忆说:"很多时候你不知道怎么说,那就闭嘴,听着! 倾听更重要。"

作为一个心理干预的医生,她也时常会怀疑自己的作用:"人家都死人了,我就这么说说听听,有用吗?"直到多年以后,她收到了那个小女孩儿的来信,信中说:"谢谢阿姨,如果没有你的谈话,我是活不下来的。"这就是倾听的作用。

2. 向求助者阐述生活的意义。人是家庭的,也是社会的;自杀的痛苦不

仅是个人的,也是家庭的。人的生命只有一次,一去不返,你的离去将给亲人带来无尽的悲哀和痛苦。要正确面对人生中的挫折、困难和低潮,相信一句话:天无绝人之路!

3. 一个人该如何正确面对挫折。当我们遇上暂时挫折时,应多想想自己的父母,想想自己的亲人,想想自己的朋友和老师。天生我才必有用,只要努力,只要不放弃,失败算不了什么。无论如何,生命只有一次,我们要善待生命,我们要善待自己。不珍惜自己,就是对父母、对家长最大的不珍重。

五、对自杀者亲人的心理辅导

如果说自杀者自杀得到一种所谓的解脱的话,那自杀所带来的后果是一个群体被痛苦和绝望的阴影所笼罩,他们难以被解脱,如果社会缺乏对这个群体的关爱和帮助,就会导致一系列的连锁反映,即自杀的发生。这个群体就是自杀者的亲人。我国每年有大量的自杀者亲人由于难以接受亲人的死亡,由于过度悲伤,想随自杀者而去。

自杀对家庭和社会带来的心理、社会和经济上的影响是无法估量的。在中国,每年有 13.5 万未成年的孩子经历母亲或父亲死于自杀的伤痛,1500多万自杀死亡者的亲友因无法面对亲人自杀的现实,接受过各种类型的心理帮助。

英国《流行病和公共卫生杂志》发表一项研究结果显示,自杀具有"传染"特点,丈夫或妻子自杀后,其配偶自杀的可能性高于常人。研究表明,自杀的"传染"特点在男性身上尤为明显,因自杀原因失去配偶男性的自杀率比正常人高 46 倍,是有相同遭遇女性的 3 倍。研究还发现,因自杀或其他原因失去子女的父母,其自杀率是正常人的 2 倍。

对于研究结果中出现的性别差异,阿格伯这样解释,男性失去配偶后,通常不会像女性那样寻求外界帮助,而是把负面情绪埋在心里,他们出现精神疾病后未被发现或未得到治疗的可能也因此高于女性。

因此关注自杀者的亲人,对他们进行良好的心理辅导,是社会的责任。那么,如何对自杀者亲人进行有效的心理辅导,下面就来谈谈这个问题。

1. 走出居丧反应低谷,恢复正常心理状态。当自己的亲人去世时,每个人都会出现悲伤哀痛的心情,这种悲伤时时占据你的思维,左右你的行为和情绪,往往持续很长一段时间,这就是居丧反应。

虽然各个居丧者的表现有所不同,但其主要经历以下过程:早期常呈现一种休克状态,表现为情感麻木、迷惑、不知所措,对发生的事情不能理解,甚至否认所发生的事,这常常见于那些急性、事先未能预料的丧失事件,这一过程一般持续较短暂。继之表现为情感释放,出现痛苦、忧伤、哭泣、倾诉,大部分时间沉溺于对死者的怀念之中,想象、体验与死者的共同经历,夜间睡眠困难,早醒,常梦见死者,对外面世界的关注减少,对饮食、衣着和社会活动的兴趣减低。他们将死者生前所喜爱或用过的物品珍藏起来,睹物如见其人。

有的居丧者无意识的行为和思考仿佛死者并未去世,这种死者的存在感受如此强烈,以至于出现错觉和幻觉,如看见死者的身影,听见死者的说话、咳嗽和脚步声,嗅到死者身上的气味。有的居丧者可能改变自己的性格和行为,而承接表现出死者的品性、举止和性格,或表现出死者生前所患疾病的相同躯体症状,这是一种认同现象,仿佛以某种固定形式使死者永存。居丧的情绪释放也可能表现为愤怒情绪,可能是对死者的愤怒,也可能指向医生、护士、朋友或亲戚,有时他们可能转向自责、悔恨,责备自己对死者生前未能很好地关心和照顾。这一过程不同的人持续时间长短也不同,有的可长达一年之久。随着时间的推移,居丧者的悲伤情绪会逐渐减轻,他们开始谋划恢复正常活动,克服悲伤情绪,进行心理再调整。

(1)倾诉内心的痛苦,不必压抑自己内心的感受和情绪,找亲朋好友谈谈,特别是谈谈对死者的感受,这样有利于情绪的宣泄,如果能与心理医生谈,得到医生的支持和指导那将更为有利。

(2)安排好生活、工作和社会活动,逝者已去,生者尚有自己的路要走,我们对死者的爱不是用来惩罚自己,而是要将爱保留在心里,振作起来,尽早地恢复正常工作和社会活动,工作和社会活动是治疗居丧悲痛的一剂良药。

(3)如果经常出现错觉、幻觉,或有明显的悲观、绝望、自责自罪,甚至消极厌世情绪,或居丧反应持续半年以上而生活和社会能力受到影响时,应尽快去看专科医生,必要时可配合药物治疗。

2. 改变自杀者亲人的心理防御机制。人存在一种心理防御机制,即否认心理防御机制。否认心理是一种较原始而简单的心理防卫反应。其方法不是把已经发生的痛苦与不快有目的地忘却,而是把它加以否定,如同它根本不存在,未发生一样,这种把心理上或情感上不愿意接受的事当作不存在,不敢面对的减负行为是不足取的。因此,要辅导自杀者的亲人克服这种心理。

3. 希望自杀者的亲人能化悲痛为力量。把失去亲人的悲痛化入奋发学习、工作之中,以此减轻或遗忘痛苦。

六、开展对自杀者危机干预应注意的问题

人们在遇到重大应激事件后,常有可能发生心理危机,而自杀则是个体处于心理危机后的极端表现。干预自杀,亦即心理危机调停得当,可以帮助有自杀意念的人顺利地度过危机,重新振作起来,勇敢地面对人生。

1. 不要轻易指责自杀决策是错误。人一旦作出自杀的决定,一定是迫不得已,那些不堪忍受的痛苦使他绝望。尽管他的自杀决策缺乏理性,太单纯,看问题太片面,乃至拿生命开玩笑,但他们自己都坚信自杀是最好的解决办法。一死百了,万事皆空,不再有痛苦,不再有烦恼。所以,在你遇到一个想自杀的人时,你的观点往往会与他的观点迥然不同。

所以在干预他人自杀时,最关键的第一步是完完全全地接受他,接受他的思想,接受他的强烈情感,理解他的痛苦,理解他是怎样的无奈才想走这条绝路的。运用心理学的话来说就是角色替换,你去扮演他的这个角色,站在他的位置上,设身处地地为他思考问题。只有这样,他才会信任你,才知道你是世界上唯一与他有同感的人,唯一能理解他的人,只有在那时,他才有可能向你吐露心声。

2. 耐心地听他把话说完。有自杀念头的人往往很想在告别人世时,能最后与人谈谈他的思想、情感、愿望和人生的遗憾。如果他能倾诉心灵深处的悲哀愁苦或恩恩怨怨,他的心理重负就可能减轻一大半。

所以,当对方开始点点滴滴、没头没尾地叙述时,你应当耐心地听下去。慢慢地,谈话才会涉及置他于死地的关键症结。很可能那些使他不堪重负的磨难确是人世罕见,他是真正地被压垮了。也许令他孤注一掷、以死相抗的事情,以你的人生经验简直是不屑一顾。但是,你切不可用眼神、面部表情或体姿等流露出你认为他的想法幼稚可笑。

3. 别对想自杀的人撒手不管。自杀行为有各种类型,冲动型者不假思索地寻了短见;理智型者三思而后行,一切都作了周密的安排;而仿自杀型者企图以死相威胁,并非真正想死。但不管什么类型,只要你知道他有自杀念头时,千万不要轻易地认为他只不过唬人而已,或劝慰他几句后就撒手不管。因为,他的问题还未解决,他还没有看到希望何在,他随时有可能采取极端行为将自己置于死地。那时,一切都无法挽回了。

自杀干预的成功就在于及时发现问题,时刻保持警惕,耐心细致地进行疏导,直至他重新迈开人生的步伐。劝导者如感到一个人势单力薄,那就尽可能地请有关人士或心理医生帮你一起监护,不要让他有自杀的机会。不过,有自杀倾向的人极不愿意你们去干扰他的生活,妨碍他的行动。

国外心理学家曾提出调停心理危机的若干策略,如给予精神支持,提供宣泄机会,给予希望和传递乐观精神,保持兴趣积极参与,理解他人情感,提出切实可行的劝告和建议。这些都值得借鉴。愿你的爱心、耐心与干预自杀的技巧结合起来,化解欲自杀者的不解情结,从死神手中拯救他们,将他们重新召回到美好的生活中来。

4. 尽量地减轻当前的危机,如自杀者的焦虑、迷惘和绝望,创造轻松、和谐的气氛来减轻其压力。

5. 帮助他们明白应该做的事,尽力排解其内心的空虚和迷惘。

6. 帮助自杀者恢复与亲友间的联系,创造机会和条件让自杀者与他人轻松交往。

7. 帮助自杀者挖掘自杀的根源,使各种干预和帮助具有针对性。

8. 帮助其发展新的态度、行为和应付技巧。

9. 当然,在危机干预中,最重要的是对自杀者的最大愿望给予毫无保留的直接保证,保证让其自由恋爱,保证不阻挠其在前途上的抉择等,当简单的保证不奏效时,重点则应放在劝慰与帮助上,如用爱好娱乐来吸引他,用过去的成功来鼓励他展望未来等。

接下来便应有具体的生活指导和帮助,增强其适应性,从自我的天地解脱出来,表现出更强的生命活力。

10. 让他相信他人的帮助能缓解面临的困境,并鼓励他们寻求帮助。

第六章
心理援助督导

一、心理咨询师更要注重心理健康

有人称心理咨询师为垃圾筒。的确，作为一名心理咨询师，天天要接触大量的负面情绪。这就好比垃圾筒每天要接纳许多的垃圾一样。垃圾筒容量有限，心理咨询师的心理承受能力也有限，时间久了难免会超出其承受力而染上精神异常的职业病。尤其是长期从事心理咨询的工作者在一定时期内会感到疲惫，或内心潜藏的东西不自觉地出来干扰对当事人的判断，他的自身状态就变得十分危险。心理咨询师会存在以下一些困扰。

1. 感觉到存在职业枯竭。又称"工作倦怠"，是指在工作重压下的一种身心疲惫的状态，厌倦工作的感受，是一种身心能量被工作耗尽的感觉。职业枯竭可表现为身体疲劳、情绪低落、创造力衰竭、价值感降低，工作上的消极状态还会影响整个生活状态。做心理咨询工作久了，就会出现这种状态。

2. 心理疲劳。心理疲劳，它与因连续工作而致使肌体能量消耗的生理疲劳不同，它是指人长期从事一些单调、机械的工作活动，伴随着肌体生化方面的变化，中枢局部神经细胞由于持续紧张而出现抑制，致使人对工作、对生活的热情和兴趣明显降低，直至产生厌倦情绪。心理疲劳常常带有主观体验的性质，并不完全是客观生理指标变化的反映。我国的心理咨询师，往往都是单线执业，彼此缺乏交流和沟通，因此，心理咨询一段时间后容易产生心理疲劳。

3. 因为自身的心理困扰而影响到心理援助。

4. 援助过程中出现的移情问题。心理咨询师更要注意自身的心理调节。

(1)心理咨询师要定期接受督导和参加专业小组的活动，不断剖析自己，促进自我了解，及时清除心理垃圾，以便及时、更好地容纳新的情绪垃圾。

（2）心理咨询师更应该学会享受生活带来的乐趣，用积极的心态面对现实，正确对待生活中的得与失，努力做到得之淡然、失之坦然，这样方能以一种积极的心态投入到心理咨询工作中去。

（3）心理咨询师要限制每天的接诊病人，不让自己处于耗竭状态，以便保持充足的精力进行咨询工作。

（4）心理咨询师要把职业角色和社会角色划分清楚。走进心理咨询室，就要以专业角色的标准要求自己，而出了心理咨询室，就是一个平常的社会人，和平常人一样可以轻松自如地享受生活。

总之，心理咨询师保持自身心理健康不仅对当事人有益，对保持心理咨询师的咨询能力也很重要，因此，心理咨询特别要注意自身情绪的调节，以免对自己和来访者造成不可挽回的伤害。

二、如何提高心理咨询师的共情水平

共情（empathy）一词，中文有多种译法，如"神入"、"同感"、"共感"、"投情"、"同理心"、"感情移入"、"设身处地的理解"等。按照罗杰斯的观点，共情是体验别人内心世界，就好像那是自己的内心世界一样的能力。许多咨询心理学家都阐述了各自对共情的见解，综合他们的观点，可以将共情的含义理解为：①咨询师从求助者内心的参照体系出发，设身处地地体验求助者的精神世界；②运用咨询技巧把自己对求助者内心体验的理解准确地传达给声部对方；③引导求助者对其感受做进一步思考。

共情已经受到研究者和咨询家的极大关注，一般被认为是心理咨询中影响咨询关系建立和发展的首要因素，是心理咨询的基本特质。共情在咨询中的重要意义主要在于：①由于共情，咨询师能设身处地地理解求助者，从而能更准确地掌握有关信息；②由于共情，求助者会感到自己被悦纳、被理解，从而会感到愉快、满足，这对咨询关系会有积极的影响；③由于共情，促进了求助者的自我表达、自我探索，从而达到更多的自我了解和咨询双方更深入的交流；④对于那些迫切需要获得理解、关怀和情感倾诉的求助者，共情更有明显的帮助、治疗效果。

一般而言，共情也被认为是一种治疗因素。常见的共情障碍有以下几种。

1. 以自己为参考标准，难以做到设身处地。如"如果我要是遇到这种事情，不会像你这样悲观"等。

2. 共情过度或不足。共情过度会让求助者觉得小题大做、过于矫情，共情不足则会使助者觉得冷淡、心不在焉。

3. 单纯依靠言语共情，忽视非言语共情的运用。

4. 忘记自己的职业角色，丧失客观、中立的立场。

5. 忽视求助者的差异性，特别是文化背景的差异。

如何提高咨询师的共情水平？穆哥特伊德（S. Murgatroyd）曾列举了如下几条提高共情水平的具体方法，操作性很强，值得认真学习。

1. 与其他人，如工作或生活的朋友、亲戚、家人一起练习对对方谈话内容的反应，试着把他们所说的话的意思讲明白，检查一下你是否理解了其中含义。

2. 试着去想象在各种各样的情景下，你所要帮助的那些人们对你讲述的他们的事情，要想象得就像你做了电视录像一样。试着把他们的经历用准确的图像在你的脑海中显示出来。

3. 如果你不能运用视觉的思维，那么就在想象中运用你正在读的一本小说中的某些关键词来代替——用你所能想得到的所有词汇来描述这个人和他对你讲述的各种情景。

4. 努力使你自己有关情绪方面的词汇变得更为丰富，应用字典、小说、电影或其他材料，以便你能说出任意一种感情像什么一样。

Cormier 提出了运用言语传递共情的几种具体手段。

1. 表示内心的理解。不仅要表示咨询师能够准确地理解求助者的问题，而且还要表示你愿意站在求助者的角度去理解他的问题。理解的愿望不仅包括对求助者个体的理解，还应包括对他的世界观、环境、社会政治情况和文化背景的理解。如咨询师尽力去理解求助者的生活背景，去澄清、探询求助者的经历和各种情感。

2. 讨论求助者认为重要的事情。通过询问和陈述，向求助者表达你很清楚对求助者而言最重要的事情是什么。你的反应要与求助者的最基本问题建立起联系。这一反应要简洁，直指求助者的思想和情感，并关联到求助者的问题与烦恼。

3. 运用语言反映出求助者的情感。这个方法有时被称作可交换或基本共情。

4. 使用言语连接或补充求助者表达不明确的信息。共情也包括理解求助者内心深处的想法和观点,特别是当这些想法没有被说出来或表达得不明确的时候。按照 Rogers 的观点:"治疗者是如此地深入到别人的最隐秘的世界,以至于他不仅能够认清求助者意识到的信息,甚至还能认出那些在意识层面之下的信息。"为了扩展求助者的参照系统和引申问题的含义,咨询师要通过表明理解了求助者所做的暗示或推断来连接或补充求助者的信息。这种方法有时被称作附加共情或高级共情。其中要运用外推式逻辑推理,以帮助咨询师辨认出线索,形成想法,并综合相关的信息。

一个咨询师要想达到较高的共情水平,除了需要熟练掌握共情技巧以外,同时需要咨询师本身具有共情所需的个性品质。咨询师的人格力量有时比他的专业技能更有影响力。一些咨询理论流派甚至认为,咨询师的人格力量、自身素质是咨询中第一重要的因素。一般来说,敏感、细致、耐心、谦和、宽容、豁达、善良和乐于助人等个性品质,对于共情水平的提高是至关重要的。另外,丰富的人生经验和阅历有助于咨询师更深刻地理解求助者,对于年轻的咨询师来说,可通过对知识的广泛涉猎来弥补自己阅历上的不足。总之,共情水平的提高、共情能力的获得需要咨询师在个人原有素质的基础上不断学习、实践,用心修养。

三、心理咨询,听比说更重要

心理咨询有句名言,听比说更重要。对此,我深有体会。记得我学心理学刚入道时,我的老师有一次咨询事例,我至今还记忆犹新。

那天,我们咨询门诊来了一位中年妇女,我负责接待,问清咨询问题后,我把她带到里间老师面前,大约一刻钟,屋里传出哭泣声,当时,我在外面吓了一跳,不知里面发生了什么,内心忐忑不安的……约70分钟,那位中年妇女从里面走了出来,对我道谢后就离开了。她一走,我马上进去问老师怎么回事?老师笑答:她是为自己糟糕的婚姻而求助的。原来,这位妇女是某机关干部,40多岁,她一直为自己的家庭幸福而感到骄傲,但一次她为老公洗衣服,从衣兜里掏出一张纸条,彻底打碎了她多年来的甜蜜生活,使她生不如死。老公与别的女人保持婚外情居然有四年之久而不露声色，这是任何一个做妻子的都无法接受的。她有苦说不出，对同事讲吧，怕别人笑话，对父母讲吧，他们都那么大年纪了，怕他们伤心，对朋友讲吧，她说不出口，面子啊！再说离婚吧，孩子都上大学了，而且也不会同意，不离吧，喉咙里就像卡了一根鱼刺，刺得人难受，左不是，右不是，使她寝食难安，最后整夜整夜失眠。后来，经人介绍，才来到我们心理咨询部。大哭过后，她说一句话：我现在心情好多了。

有的时候，咨询师一次认真、投入的倾听，就是一次心理咨询。

求助者的倾诉，能缓解他们的心理压力。倾听过程就是咨询师打扫求助者心理垃圾的过程。

很多求助者没有听众，尤其是那些性格孤僻者，他们缺少朋友，有苦无处诉说，极度地压抑，严重时会使一个人精神崩溃。因此，咨询师在咨询过程中，要用心地去倾听。很多求助者心理问题的源头，咨询师都是在倾听中获得的。

很多咨询师不太重视倾听，咨询师说的还比求助者说得多，而且还是一个教育者，时不时地打断求助者的倾诉，这都是错误的。

听不仅是用耳朵听，更重要的要用情去听。没有情感投入的听，是无意义的，没有效果的。同时，求助者也无力去诉，这当然就不会有多少效果了。

因此，咨询师，尤其是那些刚入道的咨询师都要牢记，心理咨询，听比说更重要。

四、心理咨询，态度比技术更重要

俗话说，态度决定你的成败。心理咨询中，也有一条名言，态度比技术更重要。在心理咨询督导中，很多优秀的咨询师讲：为什么我的整个咨询计划周密、详细，求助者走了就没有再回来呢？对于咨询师来说，咨询的失败感是最令人难受的了。其实，很多失败的心理咨询，不是输在技术和方法上，而是输在你的态度，你对求助的态度。咨询师常见的错误态度有以下几点。

1. 咨询师注意力不集中。有的咨询师在咨询时，手机响了，忙着接手机或突然想起某事掏出手机，或咨询师心思重重，东张西望或有个约会，心神不宁等,都会使咨询师注意力不集中,这会很大干扰求助者的情绪,感觉到自己没被关注。

2. 咨询师急躁。求助者话还没说完,咨询师的话匣子就打开了,开始滔滔不绝地讲,搞得求助者不知所措。

3. 肢体语言表达有误。咨询师有自己规范的咨询坐姿,如果咨询师咨询时板着脸,过于严肃或高翘着二郎腿,摇个不停,或趴在桌面上显得无精打采的,等等,都会给求助者一些不好的感觉和印象。

咨询师错误的态度会导致很多不良后果,表现在以下几个方面。

1. 无法共情。没有共情的咨询,显而易见就不会有什么疗效的。

2. 求助者不愿说下去。很少有求助者一来,就会滔滔不绝谈自己的隐私,刚开始的交流都是些表面的东西。甚至还是些套话,待求助者开始信任咨询师后,他们才会开始讲自己隐私性的东西。如果咨询师由于自身态度不好,就会导致求助者的不信任,他们就不愿继续讲下去,这当然就不会有什么咨询疗效了。

3. 产生阻抗。虽说优秀的咨询师也难免会使求助者产生阻抗,很多求助者的阻抗都是咨询师的态度导致的,这是咨询师应该注意的。

4. 没有疗效。咨询师不良态度导致的最终结果就是导致咨询没有疗效,这就是一种咨询失败。

因此,任何咨询师,无论你的水平有多高,都别忘了这样一句话:态度比技术更重要。

五、心理咨询师的倾听技巧

倾听是心理咨询的第一步,是建立良好的咨询关系的基本要求。倾听既是表达对求助者的尊重,也是为了充分地了解情况,同时也能使对方在比较宽松和信任的氛围下诉说自己的烦恼。倾听是每个心理咨询员的基本功,不会倾听的咨询员就不能称为咨询员。其实,并非谁都能理解倾听的涵义,有些初学者往往以为咨询主要是咨询员"讲",而不知道最重要的还是"听",尤其在咨询的初期和中期。倾听不仅是为了明了情况,也是为了建立咨访关系,同时,还具有助人效果。

倾听并非仅仅是用耳朵听,更重要的是要用心去听,去设身处地地感受。不但要听懂求助者通过言语、行为所表达出来的东西，还要听出求助者在交谈中所省略的和没有表达出来的内容。有时求助者说的和实际的并不一致，或者求助者就轻避重，自觉或不自觉地回避更本质性的问题。例如，在中国文化背景下，性是许多人羞于启齿、极为敏感的问题，因此，求助者常常只谈些皮毛的问题或打"擦边球"，有时他们希望咨询员能听出问题，主动地向他们询问。

正确地倾听要求咨询员以机警和通情达理的态度深入到求助者的烦恼中去，细心地注意求助者的所言所行，注意对方如何表达自己的问题，如何谈论自己及自己与他人的关系，以及如何对所遇问题做出反应。还要注意求助者在叙述时的犹豫停顿、语调变化和伴随言语出现的各种表情、姿势、动作等，从而对言语做出更完整的判断。

例如，求助者说到在马路上骑车时，自己的自行车与他人的自行车无意中相撞了，对此他可能有以下不同的表述方法：自行车相撞了；我撞了他的车；他撞了我的车；真晦气，自行车撞了。

从这些不同的表述中，咨询员可以洞悉有关求助者的自我意识与人生观的线索。例如，第一句是对事件作客观的描述；第二句求助者以负责的态度作了自我批评，但同时这种人也可能凡事都自我归因，责任都在自己，可能好自省、易自卑、退缩；第三句表明是别人过错，不是自己的责任，这种人可能常推诿，容易有攻击性；第四句则含有宿命论色彩，凡事易认命。所以，求助者描述人和事时所使用的词语或结构，有时往往会比事件本身更能反映出一个人的特点。

善于倾听，不仅在于听，还在于要有参与，有适当的反应。反应既可以是言语性的，也可以是非言语性的。反应的目的既是为了向求助者传达咨询员的倾听态度，鼓励求助者叙述，促进咨访关系，同时也是为了澄清问题，深入了解，促进咨询员对求助者的理解和求助者对自己的了解。

咨询中，咨询员常用某些简单的词、句子或动作来帮助求助者把谈话继续下去，这是一种倾听的技巧，简便实用而且高明。最常用、最简便的动作是点头。但点头时应认真专注，充满兴趣，并且常配合目光的注视，同时这种点头又是适时适度的。若点头是机械式的、随随便便的，或者一边点头一边东张西望或者翻看无关的东西，或者不该点头的时候点头，那么求助者很快就会发现咨询员的不尊重、不关心，或者心不在焉、没兴趣，从而会影响求助者的叙述,甚至对咨询员产生不良的印象。

某些词或句子也是常用的,如"是的"、"噢"、"确实"、"真有意思"、"说下去"、"我明白了"、"你再说得更详细些"等。而最常用的言语则是和点头动作连在一起的"嗯",国外则是"嗯哼"。这些言语向求助者提供了这样一种信息:"我在听你说"、"我对你说的内容很感兴趣"、"请继续说下去",等。需要注意的是应确保求助者的叙述是在他们自己的参考框架中继续,而不是为了符合咨询员的兴趣。

倾听过程中咨询员要以理解的心态去对待求助者所遇到的困难,尽管这些困难对于咨询员和多数人来说也许算不上什么。但既然事情已经在求助者身上发生了,并引起了困难,那必然有其理由,咨询员不应感到惊讶,认为这些小事根本算不了什么,甚至感到可笑。

咨询员应该表示理解:"你目前遇到的困难使你很为难,我能理解。""你觉得你不能接受这种挫折,因为你认为你肯定能赢,我能想象这一打击的沉重。"

咨询员要理解求助者在问题发生时的一切感受,接纳求助者的痛苦情绪,这种情绪、感受可能与境遇相符,也可能没有太多道理。咨询员不能站在自己的立场上来评判,也不能以一个旁观者的姿态,对求助者的感受冷眼相观或加以批判,因为求助者之所以会产生这样的情绪,必有自己的道理,咨询员应以求助者为参考框架,设身处地去体会和接受:"你的心情是可以理解的,你会有那么大的情绪,一定有你的理由。你能告诉我吗?"这样做一方面接纳了求助者的情绪,另一方面又很自然地引出了咨询员想了解的内容。

咨询员的倾听可以帮助求助者进行宣泄。宣泄的形式有多种,或是哭泣,这多为女性和孩子;或是指责甚至谩骂给求助者带来挫折感的人和事;或是情绪激动地讲述自己的苦恼、自己的委屈、自己的焦虑和痛苦等。有的人还可能在咨询室用手砸桌子、墙边,发泄心中强烈的情绪。求助者宣泄情绪时,咨询员应耐心地倾听,鼓励求助者释放出不良的心情,对对方的心情或某些失态表示理解,一般不要打断求助者的诉说,也不要表现出大惊小怪的样子,以免影响求助者的充分宣泄。但可以视情绪,对求助者过度或过分的反应作适当的引导或制止。

咨询员要善于体会求助者对问题的看法。在长期的生活实践中,求助者已经形成了一套思维方式，咨询员要把握求助者的思维模式，先去理解它，然后才能针对性地进行咨询。

如果直截了当地指出求助者想法的错误，求助者不一定能接受，也不一定知道自己错在哪里。反过来，理解他的想法，再顺着他的思路，让他明白自己想法的片面之处，这样更能为对方所接受。

咨询员还应当理解求助者在问题出现的过程中，实际上也曾有过多种考虑，对问题也有过各种分析，甚至也想过许多解决问题的方法，但最终还是不能解决问题。在咨询前，求助者已经做过努力，但依然有困难，他们并非无病呻吟，无事生非。即使求助者采取了错误或不当的措施，咨询员也要理解他们的初衷是想改变自己，并非故意想把事情复杂化。

总之，咨询员要把自己置于求助者的位置，对求助者的方方面面都有深刻、切实的而不是表面、片面的了解，设身处地地理解这一切。也只有在这时，咨询员所采取的解决方案或提出的建议才能切中要害，具体而有效，并为求助者所接受和执行。可以说，咨询中的倾听是咨询过程的基础，是一个主动引导、积极思考、澄清问题、建立关系、参与帮助的过程。

六、心理咨询师的询问技巧

询问分为封闭式与开放式询问。封闭性询问、开放性询问和后面将涉及的鼓励、内容反应、情感反应、概述等都是心理咨询中的参与技巧(attending skills)，也称之为是一种倾听技巧(1istening skills)。一般咨询员在采取任何行动之前，先要仔细地倾听求助者的叙述，这是十分必要的。这既是为了深入了解情况，同时也是表示对求助者的关注和兴趣，它是建立咨访关系的必要条件：倾听对于某些寻求理解、安慰、宣泄的求助者来说还具有帮助、咨询的效果。咨询过程中，咨询员有针对性地、适时适度地运用参与技巧，通常能促进求助者更多地自我剖析，从而更积极地参与到咨询中来，能更有效地建立咨询关系，为咨询奠定良好的基础。

封闭性询问，通常使用"是不是"、"对不对"、"要不要"、"有没有"等，而回答也是"是"、"否"式的简单答案。这种询问常用来收集资料并加以条理化，澄清事实，获取重点，缩小讨论范围。当求助者的叙述偏离正题时，用来适当地中止其叙述，并避免会谈过分个人化。

咨询员若过多地使用封闭性询问,就会使求助者陷入被动回答之中,会压制求助者自我表达的愿望和积极性,使求助者有被讯问的感觉。面谈应使求助者有机会充分地表达自己,而封闭性询问则剥夺了求助者这种机会、这一需求。有时,咨询员再三地用封闭式询问原因或收集资料,用"是不是"而不是开放性的询问,不仅花费时间而且不得要领,因为有时求助者更清楚问题是什么,原因何在。咨询中,通常把封闭性询问与开放性询问结合起来,这样效果更好。

开放性询问,通常使用"什么"、"如何"、"为什么"、"能不能"、"愿不愿意"等词来发问,让求助者就有关问题、思想、情感给予详细的说明。

一般,带"什么"的询问往往能获得一些事实、资料,如"你为解决这个问题做些什么呢?"带"如何"的询问往往牵涉到某一件事的过程、次序或情绪性的事物,如"你是如何看待这件事?"而"为什么"的询问则可引出一些对原因的探讨,如"你为什么不喜欢在寝室里了?"有时用"愿不愿"、"能不能"起始的询问句,以促进求助者作自我剖析,如"你能不能告诉我你为什么这么害怕黑夜?"从中可见,不同的询问用词可导致不同的结果?

有些咨询员往往固定于某一种方式询问求助者,因此就失去了了解求助者各个方面的机会。例如,仅仅用"什么"引导的询问句,则咨询的重心就可能仅限于事实与资料的获得上,而只用"为什么"起始的问句,则往往使求助者把注意力集中于挖掘过去的经验来解释自己的行为。

如何使用开放性询问,这与咨询员对问题的需要和所接受的理论基础有关。有些咨询员喜欢用"为什么"式的询问以避免用情绪性的问题来讨论过去的事物;然而理性情绪学派和精神分析学派的咨询员则十分注重"为什么"的句子,因此,这类句子在这种理论指导下是适宜的。对初学者,一般不宜多用"为什么"式的问句;至于罗杰斯求助者中心理论流派则反对使用询问的方式,他们认为这种方式是咨询员凭着自己的感受侵犯了求助者的隐私。他们更倾向于运用鼓励、内容反应、情感反应等技巧来了解求助者,促进求助者自我分析。

咨询员在使用开放性询问时应重视把它建立在良好的咨访关系基础上,离开了这一点,就可能使求助者产生一种被询问、被窥探、被剖析的感觉,从而产生抵抗;因此询问尤其要注意问句的方式,询问的语气语调,不能轻浮,不能咄咄逼人或指责,尤其是涉及到一些敏感的隐私性的问题时;询问是咨询的需要,而不是为了满足咨询员的好奇心或窥探隐私的欲望;同一句话,咨询员用不同的神态、语气、语调以及在不同的咨访关系下,就可能产生截然不同的效果。

咨询中,咨询员可以运用开放式、封闭式询问来进一步了解问题的始末因果、来龙去脉。这既是为了咨询员能更好地了解求助者心理问题发生的原因、背景、问题的发展过程及其影响因素,以便采取针对性的咨询方案,也是为了帮助求助者更好地理清思路,提高他们认识问题、解决问题的能力。

例如,咨询员可以运用开放式询问方式来了解事情的来龙去脉,可以这样询问:"你能告诉我事情是怎么发生的吗?"(了解起因)"你能谈谈为什么你们会分手?"(了解原因)"事情是怎么一步一步发展到今天的?"(了解过程)"在这期间,你采取过哪些调整方法,比如去医院看病,去心理咨询或找朋友倾诉?"(了解已采取了哪些途径)"你说去医院看过,是到哪一个医院?医生认为是什么问题?""服用过什么药物,效果如何?"等。这里需要注意的是,一个问句中不宜出现几个问题,否则求助者不知道如何回答。可以一个一个循序地问。同时,咨询员要明确自己究竟想了解什么,要避免东一句西一句,使对方摸不着头脑,或使问题很分散。这就需要咨询员边倾听边思考,掌握问题的核心。

咨询员也可以用封闭式询问来明确某些事情。例如,"你刚才的意思是说恋爱失败了,所以导致精神恍惚,是这样吗?""你说在小学的时候就开始害怕黑夜?""你对教育自己的儿子感到无能为力了?"封闭式询问可以使咨询员获得自己想要了解或明确的东西。询问应该注意以下问题。

1. 询问时,咨询师要注意咨客的心理防御机制作用。在心理咨询中,咨客所说并不完全是真实的,如果咨客的心理防御机制起了作用,他们往往会"遮遮掩掩",欲言又止,因此,这时咨询师要开始消除咨客的心理防御机制作用。

2. 询问时,要注意咨客的逆反心理。有些咨询师由于询问方式而使咨客产生反感,也有的咨客不想接受心理咨询,而是迫于父母充满了压力,不得已前来咨询,这时的咨客逆反心理很重。例如,网瘾青少年,父母为他们的行为着急,但他自身并不着急,这很正常,因为他们认为父母不理解自己。父亲强行带他看咨询师,这时,这个孩子逆反心理就会很重。初次见面,咨询师不可询问他为什么对网络着迷,应该把良好的咨询关系建立放在首位,去积极共情,只有建立了良好的咨询关系,才可以进一步询问他为什么这么着迷于网络。

3. 涉及咨客隐私的询问,要步步深入,不能操之过急。没有良好的咨询关系,咨客对咨询师就没有信任感,这时,咨询师就焦急地询问一些深层次的问题,如咨客隐私,这容易导致咨客的回避,导致咨询师判断失误,产生错误的咨询方法,从而使咨询走向失败。

4. 咨询师应抱着一种同情和理解的态度去进行询问。很多咨客怕暴露自己的心理问题,因为他们怕受歧视,害怕社会偏见,有些咨客甚至谁也不相信,因此,咨询师要有思想准备,询问时要格外小心,注意方法,要有打持久战的准备,需要有耐心。一旦咨客认为你是一个可亲、可信任的人,就水到渠成,很多话他就会拿到桌面上讲了。这有利于咨询师去分析咨客问题的实质,去制订合理的咨询方案。

七、心理咨询疗效的影响因素

心理咨询疗效如何,并不是咨询师能顺利完成的,也不是求助者能完成的,其疗效可视为咨询师、求助者与咨询技巧与方法的函数,它们相互影响,共同作用的结果。

咨询师对疗效的影响,作用关系很重要,咨询师的水平、价值观、信念、态度等,都会对咨询效果产生决定性影响。

有人认为,咨询师的水平高,咨询就越有效果,其实不然,如果你的咨询态度不好,或你的价值观不被求助者认可,甚至与求助者有信仰冲突等,都会影响咨询效果。

求助者自身的因素对疗效也有影响,如求助者不合作、不信任、阻抗和移情等。这些问题处理的好不好,都会影响疗效。

如果求助者希望找一个女咨询师咨询,而现在只有男咨询师;如果求助者对咨询师产生移情,而咨询师又没法有效地处理移情;如果求助者希望找一个年龄大的咨询师而你这里没有,等等,求助者的一些愿望不能得到满足,都会影响疗效。

咨询方法对疗效有重要影响。有的求助者对你使用的疗法很熟悉,或很不习惯你使用的疗法。如果咨询师继续采用这种疗效,效果当然好不到哪里去。如某位求助者对某种疗法很了解,而咨询师又恰巧在使用这种疗法,那么咨询就不会有很好的效果。

八、怎样通过电话进行心理咨询

随着通信技术的普及,电话、手机已相当普及,电话心理咨询也越来越普遍。

电话心理咨询有它的优点,由于咨询双方彼此不认识,咨客没有过多的负担,可以畅所欲言。电话心理咨询很适合婚姻问题和性问题的咨询。

我曾电话接待过枝江的一位女青年,是关于性的问题,她说她都28岁了,可同居的男友正打算离她而去,其原因倒不是他嫌弃她外在的什么,而是他俩性生活不和谐,男友在她那得不到满足。他对她说,他做爱时从没射精过,她也从来不配合,硬椰椰地躺在那儿,这都令他感到非常不满,于是他打算离她而去。

通过心理咨询得知,其男友青少年时期就有严重的手淫史,问题的归结就在这。很多女孩子在当面咨询中总会掩饰一些秘密的隐私问题,这会浪费很多咨询时间,电话咨询往往能"单刀直入",直奔主题,从而节约时间。

电话心理咨询也存在一些不足,其主要表现在以下几点。

1. 咨询师不能发挥肢体语言的作用,在建立咨询关系方面要比面咨困难。

2. 不能通过咨客的肢体语言去了解他的内心世界,这对制订咨询方案有困难。

3. 由于有些咨客考虑到话费问题,很多问题阐述可能过于简单,这不利于咨询师"对症下药"。

4. 电话咨询,由于难给咨客布置咨询作业,这对咨询效果会有影响。

5. 电话咨询,咨询师的很多心理治疗方法难以实施。

尽管电话咨询有很多不足之处,但它也有很多优势,这是面咨没法做到的。如千里之外的咨客寻求咨询,通过电话就比较方便,自杀危机干预,咨客由于自身问题的隐私性不愿暴露身份等,都可利用电话进行心理咨询。电话咨询如果再能配合其他咨询,如书信咨询、电子邮件咨询等,效果就会更好些。

九、怎样通过信件进行心理咨询

凡在报刊、电台做过心理咨询的咨询师,都会收到很多求助信,对这些信件进行解答,并寄给求助者,这个过程就是信件心理咨询。任何一种咨询方式都会有其优点和不足,信件心理咨询也不例外。

信件心理咨询,咨客没有多少心理负担,咨询双方互不认识,咨客没有精神负担,可放下心理包袱,畅所欲言。但信件心理咨询又有它的不足,表现在以下几方面。

1. 咨询速度慢,信件来回需要一段时间,一些较急的心理问题是咨客等不及的。

2. 咨客一些复杂的心理问题,信上难以说清楚,这会造成咨询师判断失误。

3. 由于不是面对面交流,咨询师的肢体语言不能实施,共情有难度,咨询效果会受影响。

4. 很多心理咨询手段难以实施,咨询师难以使咨客自助。

虽然信件心理咨询有很多不足,但作为心理咨询的一种补充形式,咨询师也要充分利用以下这些形式。

1. 在信件中可以提一些可行性意见、方法,并对咨客进行指导。

2. 对于那些不愿面咨的咨客,书信咨询可避免见面的烦恼和尴尬。

3. 对于那些较复杂的心理问题,可多进行几次书信来往,步步深入,信件不能久拖不回。

十、怎样通过电子邮件进行心理咨询

电子邮件心理咨询,类似于书信咨询,它们都是通过文字进行表达,不同的是,电子邮件更方便、更快捷,但这种咨询也存在不足,受汉字输入速度的影响,目前,很多咨询师基本上还运用拼音输入,由于速度慢,会花去咨询师很多时间。同时,汉字语言表达有时会使一些心理问题很难描述清楚,这会导致咨询师判断失误。另外,咨询双方相互不曾见面,双方的肢体语言不能表达出来,这对建立咨询关系和共情都会产生影响。

电子邮件咨询可解决一些初层次的心理问题。如如何处理人际关系、完善个性、学习心理问题等。但对于一些深层次的心理问题,电子邮件咨询则就不具有优势了。

作为一种心理咨询的资源,电子邮件咨询的存在是很有必要的,如千里之外的咨客要求咨询,如果进行面咨,不太现实,而邮件咨询则显得很方便。

如何更好地使用邮件进行心理咨询,咨询师可利用语言的艺术去建立良好的咨询关系,因此,咨询师可在这方面多下功夫。要是电子邮件咨询再配合其他的咨询方式,如电话咨询,效果就会更好些。

十一、怎样通过电台进行心理咨询

越来越多的城市电台,开始关注心理咨询,积极开办热线节目,从20世纪90年代初,我市心理学会就经常与电台合办心理咨询热线节目,是很有收获的。

通过电台咨询,咨客有一种宣泄的轻松和快乐。除了主持人关心、温暖咨客听众外,由于电台的互动功能,很多听众可以打进去电话,积极帮助咨客听众,这对咨客来说是一种鼓舞和温暖。这对那些厌世、想轻生、悲观失望、孤僻的咨客,有很大的帮助意义。

由于电台覆盖面广,听众多,咨询师可收集很多具有共性的问题,有利于他们分析研究。当然,电台咨询也存在很多不足,表现在以下几方面。

1. 不保密。很多深层次的问题,咨客不便于说,咨客内心也存在阻挠。如咨客的性问题、夫妻隐私问题,在电台进行咨询都不合适。但电台咨询能有效地解决诸如学生学习问题、人际交往问题等一些不过多涉及人的隐私的心理问题。

2. 受时间限制。电台咨询时间一般一个小时,而每次打电话的听众很多,每个人咨询也只有10多分钟的时间。这么短的时间,去解决一些较复杂的问题,那是不现实的。因此,咨客和咨询师都不要抱过多的希望。但电台是一种宣传工具,咨询师可将咨客再预约到门诊进行咨询是很好的。

由于传播性广,咨客听众很容易在广大听众面前展示自己,这对那些自卑、缺乏温暖的咨客会很有帮助。

在电台做心理咨询,咨询师的说话语气、方式、分寸都很重要。涉及到咨客隐私,可能咨客还不知道,但咨询师心里明白,咨询师可与听众咨客预约改成面咨形式。

咨询师在电台做节目,说话要注意方式。例如,精神病医院有一个精神科医生在电台做心理咨询,一次接待一个需要进行面咨的听众咨客,于是医生在电台与咨客进行了预约,要他到精神病医院(医生单位)找他,这位听众一听,当时就火了:"什么?精神病医院?你侮辱人!"虽然咨询师并无恶意,但由于大众对精神病的偏见和恐惧,使听众误解了。幸好主持人反应迅速,立刻切断电台通话,改用电话单独与这位听众交流、解释,才没酿成什么事故。这对今后想从事电台心理咨询的咨询师都是一个教训。

十二、怎样通过 QQ 文字聊天进行心理咨询

随着联网的普及,通过 QQ 文字聊天进行心理咨询的人越来越多,这种咨询模式其优点表现在咨客阻抗小、心理负担小,能放松地倾诉,而且方便、快捷,咨询师即使在家,只要有上网电脑也能接待咨客。

QQ 文字聊天心理咨询也存在很多不足,表现在以下几方面。

1. 文字输入速度慢的咨客,很难表达清楚自己的心理问题,也很浪费咨询师的时间。一个网名叫"一条鱼"的洪湖妇女向我咨询,第一句话就是"我为什么总是失败?"通过交流知道她晚上同丈夫吵架,被丈夫赶出家门,她在朋友家上网。由于她汉字输入速度慢,她总是希望我说,她当听众。我知道,这样下去将不是心理咨询,反成了安慰和出主意,因此,难以有效地继续下去。

2. 受网络和汉字输入速度的限制,心理咨询助人自助难以实施。咨客表述不清自己的问题,咨询师也难表述清自己的咨询观点。例如,一个男大学生找我咨询,说他自己现在非常苦闷,一下就说了三个问题,即性格差、人际关系差和女性化,但不知自己从何入手去做,去完善自己。面对这个现实,咨询双方文字输入都慢,很难有咨询的突破,最后,我建议他进行门诊咨询,他同意了。

3. 有些咨客由于自身文字表达能力有限,说了一大堆话,但总表述不清楚。对这样的咨客,建议应该进行门诊咨询,或语言聊天咨询的方式进行。

现在电脑、网吧都比较普及,上网也方便,天南地北的人在网上,就相距很近了。对于那些身在外地,心理问题又急的咨客,使用这种方式是很好的。当然,对于那些文字输入慢的咨客,咨询师要有耐心,善于从文字行间洞察咨客的内心世界。

十三、怎样通过 QQ 语音聊天进行心理咨询

QQ 语音聊天心理咨询与电话心理咨询类似,它能突破地域限制,更快、更方便地去解决求助者的心理问题。QQ 语音聊天心理咨询比电话咨询还有一个优越处,就是它的费用比电话便宜得多,咨客不用担心费用高的问题,这有利他们有更多时间更轻松地谈自己的问题。

由于咨询师看不到咨客表情,咨询师的肢体语言难以发挥作用,共情较面咨要困难些,这对咨询效果都会有影响。另一方面,这种咨询方式不利于咨询双方的思索。

由于种种原因,很多求助者不愿与咨询师面对面的交流,而这种咨询方式正好是一种补充。

在 QQ 语音聊天心理咨询中,由于咨询时,没有肢体语言的参与,咨询师在问话、语气上要讲究技巧和艺术。

QQ 语音聊天不是 QQ 文字聊天,两者可同时进行,因此,在咨询中,将两者有机结合起来,会更有利于心理咨询。但这种咨询方式也有它的局限性,对于一些复杂的心理咨询,如要进行心理咨询,效果不会很好,这就是咨询师要注意的一个问题。

十四、怎样通过 QQ 视频聊天进行心理咨询

通过视频咨询,没有见面的拘束感,不会被旁人看见,这能减轻求助者的心理压力。因此,其阻抗比面咨要小。

视频咨询与面咨比较接近,能看到彼此表情,这有利于建立咨询关系,也利于咨询师深入了解求助者的内心世界。

视频咨询同其他 QQ 咨询有很多优势,视频咨询同时又是文字聊天咨询和语音聊天咨询,咨询的同时使用这些手段,会提高咨询效果。

当然,任何一种咨询方式既有它的优点,也有它的不足,视频咨询也是这样的。视频咨询是一种网络心理咨询,这比较虚拟,因此,建立良好的咨询关系,要比面咨慢和困难得多。在视频过程中,彼此思考时间不够,咨询师难以通过肢体语言表达对求助者的积极关注,共情也难以产生。

如果求助者是在网吧视频,由于受环境的影响,不利于求助者倾诉,交流难以进一步深入。不管怎样,作为咨询的一种补充形式,视频咨询是很必要的,它能弥补面咨的不足。

十五、心理咨询师的人格魅力在咨询中很重要

在心理咨询督导会,很多咨询师反映,本来一个很简单的心理问题,为什么咨询没有效果? 心理咨询是否有效,固然与很多因素有关系,但其中有一个很重要的因素,往往被咨询师所忽视,那就是咨询师的人格魅力。

人格魅力是一个非常广泛的概念,它包括人的气质、威信、品行、才学、责任、正直、真诚、热情和亲和力。具有人格魅力的人,能容易吸引别人的注意力,他能容易接受你的意见和观点,同时,你的话对他们来说,具有震撼力。反之,对你没有信任感,你在他的心目中又没有威信,那么,你的话,你的发言,不会引起大家的注意,那就更别提引起大家的重视了。

心理咨询师的人格魅力在咨询中很重要,其意义表现在以下几方面。

1. 容易与求助者产生共情。咨询是否有效果,与求助者是否产生共情有很密切的联系。一个不具有人格魅力的咨询师,求助者连讲下去的愿望也没有了,想想看,一个不配合的求助者,不愿透露心迹的人,咨询怎么会有效果呢?

2. 说话有分量。老师在学生面前,家长在孩子面前,对于学生来说,并不都具有人格魅力。有很多家长找我,诉说他们的烦恼,自己的话本来就是对的,为什么自己的孩子就是听不进去呢? 就算你说的是金玉良言,孩子也会嗤之以鼻,父母只是干着急,可把这样的孩子带到一个陌生的咨询师面前,当然,孩子对这位咨询师有所耳闻,知道他在当地很有影响力,其实咨询师说的与这孩子父母说的大致相同,但孩子能接受。有很多父亲喜欢在孩子面前要老爷作风,有很多母亲喜欢在孩子面前唠叨,婆婆妈妈,因此,父母在孩子心目中的威信大打折扣,孩子躲都来不及,就别说听他们的意见了。

心理咨询是一门说话艺术。具有人格魅力的咨询师,在求助者面前说话很有分量,不仅简单的心理问题,就是复杂的心理问题,你的话很容易使求助者接受,从而改变求助者认知偏差。

3. 能影响咨询进度和效果。对于求助者来说,一个普通的咨询师与一个很有人格魅力的咨询师,其咨询进度和效果区别很大。同样一个心理问题,对于一个普通的咨询师来说,有可能需要进行三四次咨询才会有效果,但对于一个很有人格魅力的咨询师来说,可能只需要一两次咨询就有效果。

当然,对每一个咨询师来说,他们都希望自己具有很强的人格魅力。但心理咨询师的超越非一日之功,有一个知识、经验积累的过程。同时,咨询师的听、说、态度都很重要。

一次,我们心理咨询师督导组来某大学,给大学生做一对一个体心理咨询。大学生很踊跃,很多大学生前来咨询。后来,一位老师对我说:你们的咨询师坐姿都不太对哦,我一看,确实发现了问题,有的咨询师手趴在桌面上,有的咨询师双手抱着头,还有的咨询师手握住学生的手等,其实这些姿势都是错误的。

咨询师的人格魅力体现在:威严但不古板,热情但不做作,微笑但不放纵,同情但不悲伤。

因此,对一个咨询师来说,人格魅力非常重要,一个刚刚起步的咨询师更要加强自身的人格魅力建设。

十六、心理咨询师咨询时应注意的一些问题

心理咨询成功与否,除了咨询师的水平之外,还要注意其他方面,这些问题处理得好不好,将影响到咨询的成败。因此,要成为一名优秀的咨询师,应该注意如下一些常见的问题。

1. 心理咨询师的衣着。在求助者眼里,咨询师是他们的"上帝",他们认为咨询师应该是充满自信、心态积极、精神抖擞、穿着得体、优雅大方、为人热情、心灵高尚等等。因此,咨询师在工作时,衣着显得尤其重要。咨询师衣冠不整,会使求助者认为你生活邋遢,不具威信,且形象受损。穿得过于性感,会使求助者注意力不集中,产生多余的甚至非分的想法,影响共情。咨询师只有穿着得体,仪态大方,求助者才会对你产生一个良好的印象。这

样,咨询关系才容易建立起来。

2. 心理咨询师的精神状态。心理咨询师的精神状态很重要,它直接关系到心理咨询的成败。如果咨询师心态消极,在共情过程中,很容易把消极的东西传递给求助者,这会使求助者们感到困惑和不安。

咨询师不是完人,他们也有他们的喜怒哀乐,有他们的心理困惑、烦恼和问题。因此,咨询师要更多地接受督导,以避免由于精神状态不佳而导致咨询障碍。

3. 一把钥匙开一把锁。针对不同类型的求助者,如不同个性的求助者,不同年龄的求助者等,咨询师应该采取不同的谈话方式。

4. 咨询时,咨询师要注意弗氏化倾向。很多咨询师都非常喜欢弗洛伊德这个人物,熟读过他的书,有的甚至还受过精神分析学的专业训练。大概是受其影响,他们在咨询时,会采用精神分析的方法。这对一部分求助者可能有帮助,但有些求助者,心理问题的症结根本不在童年,硬是要精神分析,就很牵强附会了,这当然不会有效果。因此,咨询师要注意这个问题,心理治疗方法几百种,不同问题,采用不同方法会更好些。

5. 不要为亲戚、朋友做咨询。很多咨询师反映,为不认识的人做咨询,效果会很不错,可苦恼的是,自认为水平不错,但为自己的亲朋做咨询就是没进展。他们困惑是不是自己的水平有问题。其实,这是一个共性的问题,即不要为亲戚、朋友做咨询,其他章节已讲了这个问题,这里就不再重复。

6. 正确面对自身的心理问题。是不是存在心理问题或曾经有心理问题的咨询师就不会成为一名优秀的咨询师呢?回答是否定的。相反,现在有或曾经有心理问题的咨询师能更深刻地体验和理解求助者的痛苦、焦虑和不安,并且还会热心、细心地去帮助求助者。这样的咨询师在咨询时,会采取自我开放技术,效果会更好些。有时,你在为别人做咨询,同时,你又是在接受咨询,咨询是一个互动的过程,咨询双方都会受益。

7. 咨询不是帮助人解决问题,而是鼓励人自助。很多求助者视咨询师为"上帝"、"神灵",能治百病。他们今天踏进心理门诊,就希望明天自己的问题能圆满解决,这些误解是情有可原的。但咨询师则不能充当"神灵"的角色,像医生开处方似的给求助者出主意,这实质上解决不了求助者的心理问题。一个优秀的咨询师应该是鼓励求助者自助。虽然求助者当时不理解,但事后他们会明白咨询师的好意。

8. 咨询师不要为求助者做选择和决定,应该促使求助者自己负起责任。心理咨询是一门科学技术,咨询师不是算命先生,很多刚开始从事的咨询师喜欢投其所好,给求助者做选择、决定,显得自己高高在上,是一个充满智慧的人,可是这却并不能帮助求助者,反而还会害了自己。一个优秀的咨询师应该促使求助者自己担负起责任来。

9. 要学会步步深入。很多求助者自我防御心理强烈,惧怕别人洞察他们的内心世界。所以,咨询师在了解求助者并深入他们的内心世界时,应注意步步深入,询问、谈话要有技巧,要讲究艺术。咨询师要观察求助者的情绪,性格、心质和心态变化,要"一步一个脚印",否则,只会事倍功半,甚至毫无效果。

十七、咨询过程中咨询师常犯的一些错误

心理咨询看似简单,其实是一个很复杂的过程,很多刚入行的咨询师,由于咨询经验不足,常犯一些具有共性的错误,表现在以下几方面。

1. 好为人师。心理咨询师并不是咨客的老师,虽然很多求助者前来咨询,将咨询师"神化",当成老师,希望他们为自己"指点迷津",但咨询师应该明白,自己不能那样去做,咨询师更多地应该去启发求助者,促使其思考,锻炼他自己去解决问题的能力,不能对求助者"指手画脚":这可以做那不能做。也有很多求助者自己不愿去思考和行动,把一切希望都寄托在咨询师身上,好像咨询师就是一根救命的稻草。咨询师在咨询时应该向求助者说明,心理咨询的功能是什么,要积极挖掘求助者的潜能,发挥他们的主观能动性,让他们自己帮助自己。

2. 反客为主。咨询师所做的最重要的事就是倾听,并且要仔细地、耐心地去听求助者的倾诉,继而配合肢体语言去共情。但有的咨询师没有做到这些,自己说的比求助者还多,好像自己说的都是"金科玉律",求助者应该按我说的去做。结果求助者非常被动,很多压抑的东西没能讲出来,实质性的问题没有得到解决。

3. 急于求成。一些特殊的心理问题都有一个漫长的形成过程。一两次咨询并不能解决实质性的问题,求助者着急,他们恨不得见了咨询师的面,自己的问题就解决了,但有些咨询师比求助者更急,求助者的问题还没讲

完,咨询师的"处方"就出来了。这不是在进行心理咨询,好比医院的医生在给病人看病,开处方。

4. 婆婆妈妈。一个优秀的咨询师往往听的比说的多,一次心理咨询要有时间限制,最好控制在一小时内。有些刚入道的咨询师很热情也很有耐心,与求助者一说就是半天,一个道理翻来覆去地讲,求助者都听烦了,但咨询师还在津津乐道。因此,要成为一个优秀的咨询师,在咨询中,不能婆婆妈妈,自己的话要恰到好处,给人以画龙点睛的感觉。

5. 一问一答。很多求助者在咨询过程中,有问不完的问题,咨询师也不厌其烦一问一答。你有多少问题,我就给你解答多少问题。表面上看咨客很满意,但实际上咨询师并没解决求助者的问题,心理咨询应该有时间限制,在咨询时,应该制定咨询目标,首先解决求助者的主要问题。

6. 形于聊天。尤其是那些刚从事这项工作的咨询师,与求助者交流也不进行时间控制,一谈就是半天,刚开始可能还是在谈求助者的心理问题,后来慢慢聊开了,天南海北,无所不谈,虽然聊得双方都很满意,但这不是在进行心理咨询,效果也不会很满意,聊天就是聊天,聊天不是心理咨询。

7. 跟着感觉走。在咨询过程中,咨询师想当然,跟着感觉走,没有去深入细致地分析问题,凭老经验办事。

8. 没有耐心。没有耐心,成不了一个优秀的咨询师。很多问题比较严重的求助者,他们翻来覆去讲述自己的问题,可是就是讲不清楚,这时,咨询师要有耐心,要能理解他们的心情,并与之共情。耐心是一个咨询师应该具有的心理素质。

9. 常规思维。很多咨询师常有同感,明知道求助者认知存在问题,可就是难以改变他们的认知,因此,咨询效果不明显。同时,很多求助者也抱怨,怎么咨询师讲的跟我老师或父母讲的一样,尽是大道理,听了就烦。这都是咨询师采用常规思维的结果。一个优秀的咨询师应该采用非常规思维,如逆向思维,使用求助者根本没想到的方法或故事去打动求助者的心灵。使他们领悟,从而反思自己,并实施行动,自己帮助自己。

十八、咨询师的成长经历对咨询的影响

咨询师的个人成长经历对咨询师个人咨询风格和效果都会有影响,其

表现在以下几方面。

1. 咨询师的个人成长经历折射出他们的价值观、思想观和道德观。这些观念在他们咨询的过程中会潜移默化地表露出来,从而对咨客产生影响。如果咨客不接受你的观念,咨询效果会受影响。

2. 每个人的生活环境和教育环境往往千差万别,其人格表现也千差万别。现在很多优秀的咨询师以前就是一个心理问题者,如阿德勒、森田等,可能是因为为了摆脱心理困扰才选择了这门科学。每个人摆脱心理困扰的方法和途径又有区别,现在心理治疗方法五花八门,不能说与这没有关系。

3. 有的人可能一帆风顺,可有的人在人生成长和发展过程中受到过很多打击,他们的心态会很消极,但他们可能正在从事心理咨询,这对咨询会产生影响。

4. 爱情和婚姻是人生一大主题,并不是所有的人能处理好这个问题的,心理咨询师也不例外,关于婚姻危机的咨询问题,以前我就听人说过有主离派和主和派之说,是主离还是主和,不能说与咨询师的婚姻状态没关系。因此,很多的时候,咨询师要摆正自己的位置。但一个人要真正摆正自己的位置,又是一件不很容易的事情。

咨询师的成长经历对咨询的影响,是客观存在的。任何一个优秀的咨询师都不是万能的,他也只能解决一部分咨客的心理问题。很多不能胜任和效果不佳的咨询,只好转介。因此,每个咨询师在成长过程中,都不能忽视督导。在督导中求进步,在督导中求发展。

十九、心理咨询中的挫败感

在与同行的交流和心理咨询督导中,我经常听到一些咨询师谈自己工作上的失败,我自己也常遇到类似的问题。有的咨客一去不复返,让咨询师"望穿秋水"。"怎么预约的时间已过,但咨客终究还是再没露面?"咨询师感到失败、沮丧、情绪低落,这就是心理咨询中咨询师们的挫败感。导致挫败感的原因有以下几点。

1. 咨客对心理咨询的误解,期望值过高。很多咨客并不了解心理咨询,认为自己的心理问题就像生理疾病一样,到医院看医生,服点药物就好了。但心理问题完全不同于生理疾病,它的形成不是一朝一夕的,它有一个漫长的形成过程,多源于咨客的认知错误,一两次咨询往往不能解决咨客的问题。一位阔太托人找到我,说她读初中的儿子厌学,经常跑到网吧玩电脑游戏,自己"教育"孩子无数次,但仍无效果,希望我能给他儿子咨询。这位阔太心里是这样认为的,心理医生有绝活,能洞察人的内心世界。可我没有那本事!首先,她儿子是被动接受心理咨询的,肯定存在阻抗;其次,良好的咨询关系要建立起来还需要一个过程,这都需要时间,要不然,她儿子是不会与咨询师深入交流的;再次,她儿子心理问题的形成,都有原因和背景的。孩子的父母平常都忙自己的工作,很少过问儿子的学习生活,儿子平常由爷爷奶奶带着,过于溺爱,亲子缺乏沟通。咨询几次,阔太倍感失望,因为她的儿子依然我行我素。很多咨询师都有我类似的经历,本来一个问题,需预约几次咨询,但咨客不能接受,认为这样的咨询师水平不高,所以最后也不了了之了。

2. 社会对心理问题的偏见。很多咨客求助于咨询师,来到心理门诊,偷偷摸摸,紧张不安,生怕碰到熟人。咨询师很能理解咨客的这种心情,因为社会上存在对心理问题的误解和偏见,把心理问题等同于精神病,潜意识里认为有心理问题的人就是做了见不得光的事一样,平常骂人时常道"你心理有毛病",久而久之,咨客见咨询师就有压力了。

咨客面对重大的社会压力来到心理门诊,他们内心就希望,来一次就不再来第二次,可一个问题的解决需要若干次,因此,很大一部分咨客来咨询一次后就再不咨询了。这并不是咨询师咨询的失败。

3. 咨询师的风格让咨客不能接受。平常有这样的现象:一见钟情,相见恨晚,初次见面印象非常好等等,这是因为你所见的人符合你潜意识里好的愿望,有共鸣感。有的人见一次面,你就反感,这也是你潜意识里对某种事物和人感到厌烦有关,而这个所见之人正是你所厌恶的一类,因此,可想而知,就不会有一个好的结果。心理咨询也一样,咨客由于对咨询师的风格习惯很反感,当然就不会有好的结果,因为这样使咨询共情困难,导致咨客不能继续深入谈论自己的心理问题,使咨询师抓不住问题的实质,从而难以"对症下药"。再次,每个咨询师所属的咨询流派不同,治疗方法不同,刚好这些正是咨客所不喜欢的。当然,咨询就不会有好的结果了。

4. 心理问题本身的复杂性。有些咨客的心理问题是咨询师所没见闻过的,或他的问题表现多样、复杂,让咨询师难以定论,且咨询师又缺乏督导,往往"单枪匹马"独立工作,因此很多咨客咨询一次后,深感失望,就再也不回来了。可咨询师还在按预约的时间等他,能等回来吗?

当然,导致心理咨询的挫败感,还有很多原因,如咨询师的水平有限,咨询环境的差异等。但不管是哪一类原因,都属正常现象。很多优秀的咨询师也常遇到类似的问题,这不足为奇。因此,每一个咨询师都要学会适应这种挫折,并超越这种挫折。

二十、心理咨询师如何突破思维定式

思维定式是指按一种固定思路思考问题,是长期学习中形成的一种习惯性。心理咨询师的思维定式表现在以下方面。

1. 咨询师明知道咨客存在认知上的错误,可就是"说服"不了他们,心里干着急,拿不出有效的办法去"改变"他们。实质上,咨询师的思维是一种常规思维,与求助者如出一辙,这样,咨询就难有效果。

2. 咨询师咨询时平述,只起了倾听、安慰、提建议的角色,拿不出有效的办法,去"打动"咨客的心。一些较深层次问题的咨客,他们确实感到痛苦,他们渴望咨询师为自己指点迷津,让自己走出"迷宫",但咨询师的言行让他们感到失望。

3. 咨客面对咨询师说了一大堆,咨询师面对咨客也说了一大堆,咨客认为,咨询师所说的,与他们的父母或朋友或老师所说的没多少区别,结果咨客还是原来的咨客,没有咨询效果。例如,一位苦恼母亲带着她的儿子求助于咨询师,原因是读初中的儿子迷恋网络、染上网瘾。咨询师很热情地接待了这位男孩,并单独与那男孩进行了交谈。对于咨询师所说的话,母亲点头称是,说咨询师说到自己的心坎上了,可那男孩却认为,怎么说的跟我父母教育我的话一样啊? 最后,男孩仍然我行我素,网瘾也没戒除。

4. 咨客说了很多,说到哪,咨询师就想到哪,回答到哪,一问一答,咨询师被咨客牵着鼻子走。时间去了一个多小时,但最后咨客还是感到痛苦,认为自己的问题还是没有得到解决。

5. 咨询师说的多,可咨客听进去的不多,好像不是在与咨询师进行交流,而是与自己的朋友在交流。

6. 对于那样存在顽固的、错误认识的咨客,咨询师"苦口婆心",说了一大堆,当时咨客有所"感动",有所领悟,可维持不了几天,他们又恢复了原样,被自己的心理问题弄得寝食难安,惶惶不可终日。

7. 咨询师弗氏化倾向明显。想信绝大多数心理咨询师都读过心理学大师弗洛伊德的书,很多咨询师受其影响,在咨询时,喜欢分析咨客的童年经历,寻找问题的归结,可很多咨客并不接受精神分析方法。结果咨询师一脸的茫然。

8. 咨询师治疗没有新意,照搬照用书上的一些方法,咨客对治疗感到很不满意。

9. 对于那些有心理学基础的咨客,咨询师的治疗方法还没讲出来,咨客就替他说出来了,咨询师感到措手无策,拿咨客没办法。

心理咨询师如何突破思维的定式? 方法有以下几点。

1. 咨询师要学会逆向思维。咨询师如果还是采用常规思维,咨客就会感到你所说的与他们父母、老师或朋友说的一样,根本不会"打动"咨客的心灵,咨询就没效果。如果咨询师逆向思维则不然。

逆向思维,又称反向思维,就是打破常规思维,从与人们习惯的反方向去思考。训练逆向思维能力。

(1)思考相对的事物。即从某一事物发出发,思考与之相对的另一事物。圆珠笔漏油问题的解决,就是逆向思维的成果。圆珠笔问世之初,笔珠漏油影响了它的推广和使用。开始时,人们是按照一般的常规思路去寻找对策;从分析笔珠漏油的原因入手,去探索解决的方法。他们发现,圆珠笔在书写过程中,笔珠因磨损而逐渐变小,笔油就随之流出。于是,人们用不锈钢或宝石做笔珠,大大提高了笔珠的耐磨性。但是新问题又接踵而来,笔珠与笔芯内侧长期接触磨损后,笔芯的头部会变大变形,导致笔珠弹出,漏油的问题仍得不到解决。制笔公司苦无良策,不得不停业。日本的中田藤三郎另辟蹊径,从改造笔芯着手。他发现,当圆珠笔写到2.5万字左右时,笔珠就会变小、漏油;如果减少笔芯的油量,当笔珠写到1.5万字时,笔油就用完,漏油的问题不是就解决了吗? 这一逆向思维解决了许多人久未解决的难题。

(2)思考相反条件下的结果。根据某一条件会产生的某种结果,思考在相反的条件下会产生什么结果。法国微生物学家巴斯德发明了高温灭菌法,为酿造和医学作出了重要贡献。英国科学家汤姆逊按照相反的思路去思考,创造了低温消毒法,达到了同样的目的。我们现在能从家用电冰箱中随时取用卫生保鲜的食物,就要归功于他的功劳。

(3)思考相反的作用过程。根据事物的发展、变化的过程,思考在相反的发展、变化过程中会产生什么结果。这类逆向思维在科学发现中屡试不爽。1800年,意大利一科学家,第一次把化学能变成了电能。英国化学家戴维想,化学作用能产生电能,那么,电能是不是也会产生化学能呢?1807年,他终于在电解法中实现了电能向化学能的转化,用电解法先后发现了钾、钠、钙、锶、铁、镁、硼等7种元素,成为电化学和电解工业的奠基人。

我国速算学家史丰收创立的"快速计算法",也是运用逆向思维的一个范例。多年来,人们对数字的读、写、看,一直都是从左到右,从高位到低位,而运算时,却是从右到左,从低位到高位。如能找到一个办法实现从左到右的计算,把运算与读、写、看统一起来,就能大大加快运算速度。正是按照这一逆向思维的思路,他发明了蜚声中外的"快速计算法",为国家争得了荣誉。

(4)思考相反的可能。从事物发展的一种可能性出发,思考与此相反的另一种可能性。曾经有家企业到澳大利亚土著居民去推销鞋子,发现当地人全部赤脚,他们认为没有鞋子市场,便打道回府。而另一家公司却认为,正因为当地人不穿鞋,因而有最大的鞋子市场可以开拓。这样,由于不同的观念,往往会产生不同的效果。这正是为什么逆向思维常被国外的一些企业家推崇为经营管理的"成功之道"。

某百货公司因小偷很多,蒙受了巨大损失。公司发动全体职工思考对策,方案提了很多,但不外乎是"增加监子人员"、"多装电子摄像机"之类,经理对这类方案都不满意。因为到处都在采用这些做法,效果并不怎么好。

于是,经理去求助于商业顾问,这位顾问先生建议:"那么就雇用一些小偷吧!"

回到公司后,他对部下根本未提及此事,只是说:"据情报获悉,某盗窃集团已把目标集中在本公司,希望大家警惕!"

过了几天,公司里议论开了:"昨天抓了两个小偷送到经理办公室?"

"嗯?你们抓了一个小偷?我们柜台也抓了一个。"

这些话一经传出,各柜台的店员们都瞪大了眼睛寻找小偷的踪迹。于是,各个柜台都抓到了小偷。又过了几天,经理雇用的小偷头子来叫苦了:

"经理,已经不能再干了。店员们监视很严,实在难以下手了。扮演小偷只好到此为止,请原谅!"原来,经理听了商业顾问的进言之后,就雇用了一个小偷集团,让其在本公司行窃。只不过要把偷的商品送回来,抓住了也不送警察局,按约定付给一定的报酬。

2. 咨询师平常要搜集和积累一些经典名言和充满哲理的小故事。你讲出来的东西要让咨客没想到,且有新意并会继续听下去,进而去积极思考。

3. 咨询师要接受督导。任何咨询师都会有困惑,也都会遇到咨询难题,尤其是那些与自己有相同生活经历的咨客,对于他们的问题,你很难继续下去。怎么办?咨询师接受上一级咨询师的督导,就显得很重要。

4. 开展成功训练。成功训练,就是利用心理学、教育学、行为科学和成功学的原理和方法,通过改变人的认知和行为,受到领悟,使人的心理和行为处于良好状态,从而迈向成功之路的一种科学训练方法。

二十一、如何有效地改变咨客错误的信念

咨客错误的信念,就是咨客由于对某一事物和人存在错误的认识,导致心理问题的产生,因此,咨客的这一偏见,是一错误的信念,即错误的认识。

在我所接待的咨客中,十有八九都有这种错误的信念。例如,我曾接待一个患社交恐怖症的女大学生,她认为男人没有一个好东西。她为什么有这样一种不正确的想法呢?原来,她母亲持有这个观点。母亲年轻时被丈夫遗弃,从恨丈夫转化到恨所有的男人。她不让女儿接触男生,使女儿从小到大都对异性感到恐惧和厌恶。

有些咨客的信念,在咨询一两次后就可转变,但更多的咨客头脑中有"根深蒂固"的信念,很难让它转变,因此,咨询必须采用一些非常规方法,才能真正"打动"咨客。

1. 成功训练。成功训练里面有很多训练剧,训练剧就是训练师运用一些手、语动作和其他方法,让学员共同参与,而达到成功训练目的的一种训练方法。生活中一些寓教于乐的游戏活动也是一种训练剧。

2. 采用角色扮演。角色扮演是心理学中的一种行为治疗方法。在治疗者的指导下,由咨客扮演某种角色,这种角色是咨客所熟悉的,且能体现咨客的问题所在。角色可以是生活中的自己,也可以是与咨客密切相关的人。

反复扮演自己生活中感到困难的角色,由治疗者和其他咨客从旁评判、指点,可以帮助咨客找到和体会其所面对问题的实质和正确解决的方法,从而纠正其不良性行为。如对一个害怕与领导接触的人,在集体治疗中,让其扮演生活中的自己,另一咨客扮演领导,要求咨客做被领导误解后去向领导解释的练习,反复练习,达到不紧张为止。这当中可以试用不同的方法,由旁观的咨客给以评价。从另一角度——扮演他人的练习,可迫使病人进入他人的角色,学会设身处地理解他人。仍以前例中的情境为例,由该咨客扮演其需要接触的领导,而由另一咨客扮演病人自己。该咨客可以在这样的练习中体会到领导都希望能了解下属,掌握下属的情况,得到下属的尽心效力和拥戴,当然,咨客不会在一次扮演中达到这种认识,这类咨客通常倾向于把事情看得极糟,这时,治疗集体则可发挥其独特的作用,通过积极、无保留的群体反馈促使病人达到一个全新的认识,并在实际生活中体验和实践。

角色扮演虽源于学习理论,但已被广泛用于其他心理治疗技术中。成功训练中常使用这种方法。

3. 进行心理剧表演。心理剧又称社会剧。它是集体心理治疗的方法之一,是由奥地利维也纳精神病学家莫雷诺(Moreno J. L)首创。这种治疗方法不以谈话为主,而是以某种心理冲突情景下的自发表演为主。通过特殊的戏剧化的表演形势,使参演者的人格特征、人际关系、心理冲突和情绪问题在戏剧过程中呈现于舞台。以达到精神发泄、消除思想上的压力和自卑感;参演时受激情的影响可产生认同作用;并能诱导出创造性和自发性,增加适应环境,克服危机可产生新的认识能力,从而使自我的实现成为可能,对今后的生活产生有益的影响。一般参演者有四种人员。

(1)导演者即心理治疗师。其任务是鼓励患者自发地参与戏剧活动,促使剧情向预期的效果发展。

(2)戏剧主角为咨客。由咨客决定心理剧的戏剧情结,将自己的心理问题表达出来。

(3)辅助性配角。他们尽可能逼真地再现主角所处的现实生活环境,使主角自然而然地体会这种背景相联系着的内心冲突自发的发泄出来。

(4)治疗小组及心理治疗医师邀请来的、与主角类似的心理问题的观众。导演鼓励他们从舞台的表演中寻找自己的生活,并把自己的行为投射到正在发展的剧情中。

这种角色转换行为是艺术与心理相结合又称艺术心理治疗。它的目的是为了扩大当事人的自我意识范围,提高人的鉴赏力或人格。而角色互换则是将自己置于对方的角色、心理互换,并以此提高认识、改变思维方法,克服自我中心及由之引起的不良情绪。

有人让八位有严重情绪障碍的青少年一块演即兴心理剧,他们每周演三次,共用了九周。经过观察和测试,发现他们的自控能力和为社会悦纳的能力都有了可喜的长进。

有人特别害怕在众人面前讲话,把这些人聚集在一起,让他们与健谈的人一起表演心理剧,并设计一些特定的场面,随时对他们不敢大声说话、表情羞愧、动辄向人道歉等行为进行纠正,直到他们能理直气壮地大胆表达自己的感情为止。

有的青少年与家人的关系处理不好,经常有冲突,并对家庭成员持有偏见,根据这种情况,让他们一家人一起表演心理剧,设计一些情节,让青少年把自己的坏毛病表现出来,随之给以指导,敌对情绪往往会通过表演缓和下来。

这种方法特别倚重于专家,他必须经过专门训练,思路清晰,目光敏锐,并且具有很强的应变能力。并不是随便一个什么人都能引导剧情发展的。

特别值得注意的一点是,其他表演者或观众不能非难和攻击患者,相反,应当热情地帮助他按照要求把剧演完,从而把问题解决好。否则,效果适得其反。

心理剧表演在成功训练中是一种很好的训练方法。

4. 采用经典故事说理。讲一些经典故事,使求助者能积极反思,及时醒悟,并去思考自己的行为。

5. 图像排列心理治疗。图像排列心理治疗,是一种投射式心理治疗技术,对于那些不合作和防御性强的困境人员,是一种好的心理治疗技术选择。

二十二、心理咨询师不是万能的

在与很多优秀的咨询师和精神科医生的交流中,我们都有困惑,不管是心理咨询,还是心理治疗,你只能解决部分人的心理问题。主要不是你技术不够优秀,而是因为这部分咨客不适合你咨询,解决的最好方法就是转介。其原因表现在以下几方面。

1. 你的价值观和思想观与咨客发生冲突。任何一名咨询师都有他个人的成长经历,都拥有他个人的价值观和思想观,在咨询过程中都会潜移默化地表露出来。如果咨客的价值观和思想观与你有冲突,则很难产生共情,这就会影响咨询效果,严重的还会使咨询难以继续进行下去。

2. 咨询师所运用的心理治疗方法具有局限性。心理治疗方法不下一百种,但总体来说运用比较广泛的有认知疗法、行为疗法、精神分析疗法,认识领悟疗法,森田疗法,使用体会,只能解决一部分人的心理问题,对那些不能解决的问题,要么换一种疗法,要么就转介。

3. 受性别影响。男女有别,有些咨客"天生"可能不喜欢男咨询师或女咨询师,在咨询接待时,你刚好就是他们不喜欢的那种。因此,你就不适合做他的咨询师。如果硬要咨询下去,那效果就好不到哪里去。因此,心理门诊必须有男女咨询师分别执业。

4. 受年龄差异的影响。心理咨询是一个比较特殊的职业。年龄越大,人的社会阅历越丰富,就越适合做咨询。很多咨询师都有这样的经历,年龄大的咨客愿意找比自己年龄更大或基本同龄的咨询师做咨询。年龄大的咨客一般不愿找年龄比自己小的咨询师做咨询。因为这样的话,在咨客心目中,对咨询师的信任度大大降低,缺乏信任,本身就是一种咨询阻抗。

5. 咨询师不要为亲戚朋友做咨询。很多实践事例表明,咨询师为亲戚朋友做咨询,要么效果不明显,要么就没有效果。一般来说,咨询师不适合为亲戚朋友做咨询,如果有这方面的咨询,可转介他人去做。

第七章
留守儿童心理援助

留守儿童常见心理问题：①亲情缺失心理；②内向孤僻心理；③悲观抑郁心理；④冲动暴躁心理；⑤自卑心理；⑥六敏感脆弱心理；⑦敌对心理；⑧厌学心理。

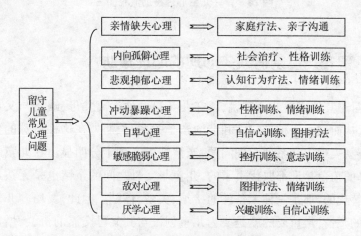

图12　留守儿童心理援助流程图一

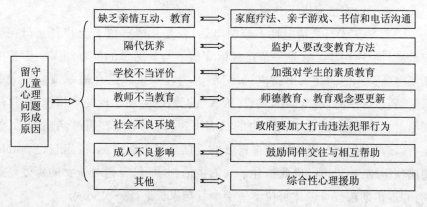

图13　留守儿童心理援助流程图二

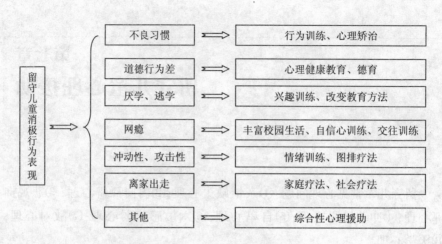

图14　留守儿童心理援助流程图三

一、留守儿童亲情缺失心理的心理援助

相对于其他同龄儿童来说,留守儿童自幼便远离父母,缺乏与父母频繁的联系,从而缺乏一种稳定而和谐的亲子关系,长期处在这种特殊的生活环境中,极易表现出一系列心理问题,亲情缺失心理十分明显。在儿童的生活中,父母的角色是谁都取代不了的,儿童与父母之间的亲情也是无法用其他感情来替代的,那是一种无条件的接纳、关爱、体贴。因此,要培养儿童与父母之间的亲情,最重要的就是要为儿童创设与其父母交流的机会,增加交流的频次,指导交流的内容。

心理援助方法有以下几点。

1. 鼓励孩子打亲情电话。亲情电话,就是让留守孩子能和其父母在学校里进行原声交谈。它是一条连接留守孩子与其父母的神奇纽带。学校的亲情电话又和他们在家里打电话不同,因为在家里总是有祖辈或监护人的旁听,所以许多时候,电话都成了"告状"的替代品,而学校的亲情电话,排除了第三者的干扰,让学生在自由的状态下,尽情地享受。通过亲情电话,学生可以表达对父母的思念,汇报自己的近期学习生活情况,说出自己内心的想法与困惑;父母可以借此指导子女的生活与学习,表达对子女的疼爱与鼓励,并提出期望。可以让每位学生半个月与家长进行一次交谈。

2. 指导孩子写好亲情书信。有相当多的父母一年才能返家一次,甚至有的父母常年在外不回来,认为给孩子吃饱、穿暖、有学上、有书读就万事大吉了,忽视与孩子的心理沟通与交流,导致孩子对父母很陌生,亲情关系出现了障碍。即使沟通也是依靠电话,但口头语与书面语是有很大的区别的,且通电话的过程中往往也会有监护人在场,学生难以敞开心扉诉说。也许正是这种"咫尺天涯"的距离感,使孩子无法充分感到人间最为珍贵的亲情滋味。为此,在亲情电话的基础上,将组织指导学生给远在异乡的父母写亲情书信,以此给留守孩子与父母的心灵沟通创设平台,孩子可将平时在生活中想说却又因为种种顾虑而没有说出来的话畅快地表达出来,以达到互相交流感情、消除隔阂、增进了解的目的,使亲情在彼此交流中得到培植。学生给父母写的信,可以汇报自己的学习生活情况,可以倾诉自己的烦恼,可以表达自己的愿望。同时鼓励家长、长辈对学生的书信要进行回复。要求学生,每个月要给父母写一封信,促使他们的感恩之情油然而生。

3. 培养学生养成独立生存、独立自主的思想意识。可通过感恩教育,让学生表达内心的想法和看法,对学生遇到的心理问题进行疏通,开展实践活动锻炼自理能力,懂得一般的生活常识、生存方式,学会照料自己,使他们逐步认识到独立精神是人生的支柱,摆脱依赖别人的习惯,积极主动地适应不同环境,进一步巩固自身独立自主的思想意识。

4. 增强了学生人际交往能力、技巧的提高。通过缩短教师与学生之间的距离,扮演父母的角色,营造家庭的氛围,提供理论指导,使学生掌握人际交往的基本知识和技能,激发学生交往的兴趣和欲望,坚定人际交往的重要心理素质——欣赏自己,也欣赏别人。增强了学生正确使用文明语言,学会礼貌待人的好习惯,懂得容忍他人的观点,重视他人,具有与他人合作的意识,克服交往中自我中心、心胸狭窄、好嫉妒、过分自卑或自负、孤僻、对人不真诚、苛求、挑剔等不良的个性特征。

5. 学生独立正确处理问题,解决问题的能力得到提高。重视培养学生健康的心理素质,学会调整自己的情绪,能正确对待表扬、批评,能妥善地解决自己与他人,自身与环境的矛盾。能够通过观察、比较、分析,作出正确判断,找到解决问题的途径和方法,独立地克服困难,解决问题。

6. 学会感恩父母。外出打工最大的愿望不仅是能赚更多的钱,更希望子女受更好的教育,更有出息,而将子女留在家乡也是不得已的办法。诚然,多数在外务工的父母和天下父母的心是一样的,都渴望家人团聚,享受天伦之乐。但由于经济条件的制约,不得不忍痛割爱,背井离乡,外出务工。由于文化知识和技术技能的限制,往往只能从事低报酬、高强度的体力劳动,干着城市人不愿干的脏活、累活。为了把挣的钱寄回家,他们省吃俭用,舍不得花太多的钱租房子,许多人就选择了住在工作地点、集体宿舍、或厨卫不齐全的房子,有的甚至住工棚,居住环境相当艰苦。一方面他们承受着生活的艰辛;另一方面,又饱受着思念的煎熬。他们这么辛苦为了什么?还不是为了改善家里的经济条件,为了赡养老人,为了养育子女。作为留守儿童,要理解父母的艰辛,感谢父母为家庭所作出的牺牲,而不要认为他们是丢下孩子不管而只顾自己在外享清福。

二、留守儿童内向孤僻心理的心理援助

留守儿童年龄幼小时就离开父母,父母关爱严重缺失,尽管有些是爷爷奶奶或亲朋监管,但毕竟与父母亲疏不同,一遇到麻烦就会感觉柔弱无助,久而久之变得不愿与人交流,性格内向和孤僻。

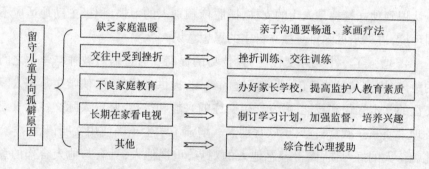

图15　留守儿童内向孤僻心理援助流程图

心理援助方法有以下几点。

1. 孩子要不断地增强自己的自信心,发挥自己的优势和特长,如绘画、体育方面的特长,培养自己广泛的兴趣和爱好。如果孩子在某一方面有自信心,那么在与同学的交往过程中也就可以获得自信心。每个人都会有被别人拒绝的时候,但是,只要我们充满自信,那么就不必为此感到沮丧或丢脸。大胆接近别人,这是人际交往中的第一步。

2. 要注意培养和锻炼社会交往的技能和待人处事的方法。如在交谈过

程中,以友好的态度向对方打招呼,然后和他谈论一些双方共同感兴趣的话题,包括周围发生的事,共同关心的人等。经常向对方提一些问题,并将问题扩展开来,联系更多有趣的人和事;回答问题时不要过于简单,提问也要丰富多彩,如"你想取得什么样的成绩?""对某某的做法你会怎么看?""你有什么好玩的主意?"等。

3. 有孤独感和孤僻的孩子要端正自己的看法,不应该把交往看成一种负担,而应该把它看成你生活中不可缺少的组成部分,像吃饭、睡眠一样不可少。周围每一个人都有诚心愿意和你交往,同学们都想帮助你,他们也希望能得到你的帮助。你不能对他们怀有任何偏见,更不能对他们怀有敌意。合作和分享是一个人必须具备的品质,孤僻只能使自己陷入一种无援的境地,这也难以适应当前我们这个竞争的社会。

4. 让孩子自己做主。一般来说,能主宰自己命运的人是快乐的。然而在现实生活中,一些监护人不征求孩子的意见,武断地替孩子拿主意,这样一来,孩子容易产生一种"无能为力"的感觉,任人摆布,心中自然不高兴。当然,监护人在重大事情上应该为孩子策划、作主,但是有些小事情不妨让孩子自己来决定。例如,由孩子自己决定穿哪一件衣服去上学,或者从监护人允许看的电视节目中,让他们自己挑选一个频道。

5. 教会孩子与人和睦相处。人际关系融洽也是人生的一门艺术,监护人要创建良好的家庭氛围,与孩子建立温馨美好的感情,在这种心境的熏陶下,孩子能与他人相处得快乐而融洽。此外,监护人还要安排孩子经常与其他小朋友一起玩耍,并随时欢迎他们到家里做客,让孩子们在游戏中,既玩得开心又学会了交往艺术。

6. 多带孩子到人多的场合,鼓励孩子与他人沟通。石油大王洛克菲勒说:"假如人际沟通能力也是像糖或咖啡一样的商品的话,我愿意付出比太阳底下任何东西都珍贵的价格购买这种能力。"由此可见沟通的重要性。与他人沟通可以排解心中郁闷,及时了解他人的看法,避免自己形成孤僻的性格。

三、留守儿童悲观抑郁心理的心理援助

父母外出使孩子在家里感到空落、孤独,缺乏安全感,长期的情绪低落

使留守儿童变得悲观和抑郁。

抑郁表现为：寡言寡语、孤独沉默、郁郁寡欢、闷闷不乐。对一切事物都缺乏兴趣，对未来失去信心，一点细小的过失或缺点也会带来无尽的懊悔，遇事总往坏处想，自怨自艾，认为自己是不幸的人和被遗弃的人。这种人看上去精神萎靡，表情冷漠，他们自己也常诉说倦怠无力、食欲不振和睡眠不佳。严重者甚至会萌发轻生念头。造成留守儿童抑郁性格的原因是：父母外出打工，孩子大都感到家庭空落，心理觉得寂寞无聊，进而产生心理躁动和抑郁问题。

心理援助方法以下几种。

1. 学会达观。法国作家大仲马曾经说过：人生是一串由无数小烦恼组成的念珠，达观的人总是笑着念完这串念珠的。达观，就是要懂得社会与人生变化的辩证关系。须知：万事如意只是一种良好的祝愿，实际上，万事都按自己主观愿望发展是不可能的。古语说："人之逆境十之八九。"有如意之事必然有不如意之事。而"塞翁失马，安知非福"，不如意之事未必就是坏事，即使遇到很大的困难，也不必泄气。因为"车到山前必有路，船到桥头自然直"，不必把一时的困难看成永久的困难，把局部困难看成是整体的困难。对于困难来说，只要你能坚持不懈地努力，"山穷水尽"就一定会转为"柳暗花明"。总之，许多事只要能用乐观主义精神、用发展的眼光来想一想，抑郁忧愁就会烟消云散了。

2. 加强交往。教师和监护人应密切配合，为学生创造一个愉快的生活环境。要尽量安排、吸收他们参加集体活动，使他们增加与同学友好往来的机会。要鼓励他们敢于向同学倾吐自己的抑郁。同学的劝说也许不能起什么实质性作用，但他们的真诚关怀和同情将能使你感受到集体的温暖。

3. 发挥心理防御机制作用，有助于消除抑郁。例如，可采用"合理化"机制，即寻找引起忧愁、郁闷的事情发生的"合理"原因，以弥补心理上的创伤；也可采用宣泄法；躲进一个僻静的角落里放声自言自语，或提笔写信给远方的朋友，把忧愁郁闷甩到空气里，洒在信纸上，记到日记里。尽管在旁人看来，你对着镜子自言自语有点像精神病患者，但你经过这场自我宣泄后肯定会感到如释重负，轻松了许多。

4. 个别工作。教师和监护人对这类学生的学习、生活要多给予关怀、帮助和开导，对他们要热情、诚恳和多加鼓励。实践证明，一些在别人身上似乎不值得表扬的事,对他们都可能产生较大的鼓舞力量。因此,要善于以此契机来帮助他们逐步树立信心,恢复对人的信任,解除抑郁。

5. 让孩子避开消极的情绪影响。监护人也有七情六欲,时而忧愁抑郁,时而大发雷霆,时而伤心哭泣。每每出现激烈的情绪变化时,监护人应尽量避开孩子,不要对着他们发泄。此外,看电视时也要回避那些"哭哭啼啼"、"凶杀厮打"的场面。不要让孩子幼小的心灵过早地体验忧伤、惊恐等不良情绪,而应该让孩子经常看到监护人的微笑和欢乐,这样才有利于孩子养成乐观的心境。

6. 帮助孩子调整情绪。人人都有快乐的时刻,也有情绪低落的时候。监护人要正确引导孩子,遇到困难、挫折不要灰心丧气,并且告诉孩子一些自我放松的方法,如听音乐、看书、下棋、骑车、与知心朋友交谈,让不良情绪能尽快得到调整。

四、留守儿童冲动暴躁心理的心理援助

留守儿童对父母亲情的缺失,加之爷爷奶奶的溺爱和无力管教,他们在心理上更多的暴露出性格和情绪上的缺陷,如自制力差、冲动、暴躁和逆反等。

心理援助方法有以下几种。

1. 教育孩子正确认识周围的人和事,关心他人,关心周围的一切,善解人意,宽容他人,心胸开阔,当出现矛盾和冲突,首先要多做自我批评,学会转移目标,调整心情,以积极的心态对待周围的人和事。

2. 教育孩子学会自我评价,帮助孩子树立正确交际观念,从自身做起,从细节做起,不断改进自己的不足之处,发扬优点,学会尊重、忍让宽容,就会得到别人的喜欢。

3. 情境转移法。日常生活中,有许多事会使人产生愤怒的情绪。如果遇到这种情况,你要尽量避开,暂时躲一躲,以免刺激他发怒。比如,可以出去走一走,听听音乐,或者和谈得来的朋友在一起聊聊天,干点儿自己喜欢的事,心情就会好起来。

4. 理智制怒法。当你动怒时,最好先想想以下问题中的任何一个:我为什么生气? 这事或这人值不值得我生气? 生气能解决问题吗? 生气对我有

什么好处？可以在即将动怒时对自己下命令：不要生气！坚持一分钟！一分钟坚持住了，好样的，再坚持一分钟！再坚持一分钟！两分钟都过去了，为什么不再坚持下去呢？用理智来控制发怒的情绪反应。

5. 评价推迟法。我们通常都有这样的经验，一件当时使你感到"怒不可遏"的事，过了一段时间后，就会感觉到已经那么值得生气了。因此，当我们因为某件事情要生气时，不妨先把它放下，等过一个小时、一个星期甚至一个月之后再去想它。

6. 情感宣泄法。如果有的事情或人有充足的理由使我们发怒，在这种情况下不妨坦率地把心中的不满讲出来，你就会发现心里会爽快一点儿。也可转移目标发泄出来，比如去打沙袋，或去跳健美操，都能减少愤怒对自身的伤害。但要注意情感的宣泄要以不损害他人的利益为前提，不可在情绪的支配下，做出过激的行为。

五、留守儿童自卑心理的心理援助

留守儿童由于在情感上缺少健全的关爱和沟通的环节，长期与父母分离，导致留守儿童在日常生活中享受不到父母的关怀，遇到困难不能从父母那里找到感情的支持，在学习、生活过程中出现一些差错得不到及时的引导、纠正，久而久之，便形成一些明显的自卑心理。

自卑表现为对个人能力和品质作出偏低的评价。在这种评价中，学生常伴随着一些特殊的情绪体验，如害羞、不安、内疚、忧伤、失望等。自卑感强的学生，处处感到不如别人，无所作为，悲观失望，甚至对那些稍加努力就可以完成的任务，也往往因自叹无能而轻易放弃。造成自卑性格的原因是：儿童大都具有攀比心理和喜欢具有自豪感，留守儿童由于自己父母不在身边，自己没有依靠和坚强的保护，因此，与父母在身边的儿童相比，容易产生自卑的心理障碍，有的甚至自暴自弃，丧失信心，学习上降低要求，上进心不强。

心理援助方法有以下几种。

1. 可开展团体心理辅导活动和心理游戏活动，树立儿童自信心。

2. 正确评价自己。人贵有自知之明。自知之明，即不仅能如实地看到自己的短处，也能恰如其分地看到自己的长处。

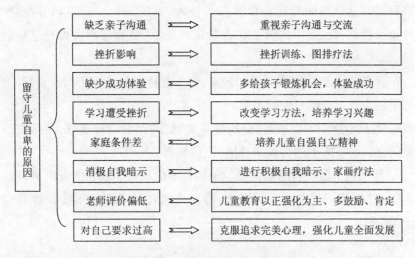

图16　留守儿童自卑心理援助流程图

3. 正确地表现自己。有自卑性格的学生,不妨多做一些力所能及、把握较大的事。哪怕这些事很"小",也不要放弃争取成功的机会,因为任何成功都能增强自己的自信,任何大的成功都蕴积于小的成功之中。

4. 正确地补偿自己。为了能克服自卑,可以采取以下两种积极心理补偿:①"勤能补拙";②"扬长避短"。所以人的缺陷并不是不能改变的,关键在于自己是否愿意改变。只要我们能下定决心,讲究方法,因势利导,我们就可以把自己不愿意的调整得很好。教师完全可以利用上述规律,帮助学生扬长避短,以逐部增强自信,克服自卑。

5. 多与孩子交流。在生活中家长们多关注一下孩子,不要因为工作的繁忙而减少与孩子的交流和沟通。家长要时常与孩子进行交谈,了解孩子内心深处的想法,知道孩子在家里或是在学校里都有这什么样的想法,对身边的人和同学都有怎样的看法。看看孩子在与人接触的时候存在什么样的态度,如果发现孩子的想法和看法有弊端的时候,家长就可以及时的纠正,不要让孩子的思想误区影响孩子与身边人的关系,让孩子失去与人相处的信心。把孩子的思想误区纠正过来,孩子换个思想看待事物,内心就会透亮起来,更加喜欢与人之间的接触,更有信心与他人相处好。

6. 为孩子创造锻炼的机会。在生活中,家长们要经常为自己的孩子多创造点锻炼的机会,让孩子在锻炼中提高自己的自信心。例如,孩子想在家里面种点花草,可是需要精心的照顾,孩子粗心大意可能会种不活,这时家长们可以在这个期间督促和帮助孩子浇水、施肥、松土等,直到开花结果。这样孩子看到自己成果的时候就会非常的开心,更有信心去做自己想做的事情。

7. 不要在别人面前讲孩子的缺点,因为这样容易使孩子产生自卑心理,由此可能会养成自暴自弃的习惯。

8. 当孩子感到困难和苦恼时,应帮助孩子找到长处,这样,某些方面的不足就会以另一方面的特长来补偿,达到平衡。

9. 帮助孩子分析自己的优势。引导孩子向最可能成功的方向努力。

10. 惩罚孩子时也要注意场合,特别注意在外人面前不要批评和惩罚孩子。

六、留守儿童敏感脆弱心理的心理援助

家庭温暖的缺失使留守儿童心理方面产生了很大的变异,他们多在情感和性格方面表现出不同程度的敏感、脆弱、忧郁和孤僻,很难融入正常的同龄人群体。加之,目前农村的社会活动和人际关系基本上是以家庭和亲缘关系为纽带展开的,对于自己家庭及亲缘关系之外的其他人的困难处境,他们虽有同情的态度,却也无可奈何。于是心理缺失等现象在他们身上不可避免地出现了。

很多时候,一句无足轻重的话语或者在做事时受到一点挫折,便会使他们感觉受到莫大的委屈。现在的独生子女在家属于绝对"核心",备受大人们的关注,因而造成他们的自我优越感越来越强,自尊心更强。因此,当给予他们的关注稍微欠缺一点时,他们往往不能正确地理解和接受,便感觉自己受了委屈,从而采取自我防卫机制加以抵制和抗议。这种性格对孩子将来的发展极为不利,而要改变这种状况,就需要父母及时了解他们委屈的原因,正确引导他们释放情绪。

心理援助方法有以下几种。

1. 多鼓励,尽量少批评,培养孩子的自信心。要创造成功的机会,让学生享受成功的体验。心理学研究表明,任何学生都有获得成功的渴求,也都有争取成功的潜能。如果学生在学习中能不断享受到成功的体验,就能避免产生消极的自我暗示,提高学习自信心,激发学习热情,主动内化教育要

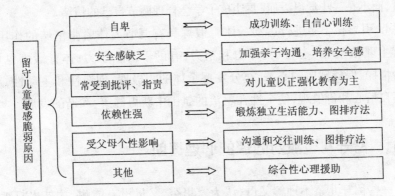

图17　留守儿童敏感脆弱心理援助流程图

求,积极挖掘自身潜能,从而实现"成功是成功之母"的良性循环。作为父母或老师,孩子有什么事情做得好要及时鼓励,多鼓励,使他树立起坚定的信心。

2. 多指导孩子形成积极向上的心态。积极的心态能激发潜能,能给你的人生带来惊喜。遇到难以决断的事情要和孩子一起分析,帮助他做出正确的选择,指导孩子多往积极的方面考虑。时间久了就会形成积极思维的习惯和保持良好的心态。积极心态的人不会消极地认定什么事情是不可能的。年轻的希尔存钱买了一本最好的、最完全的、最漂亮的字典,他所需要的字都在这本字典里面,而他的意念是完全了解和掌握这些字。但是他做了一件奇特的事,他找到"不可能"这个词,用小剪刀把它剪下来,然后丢掉,于是他有了一本没有"不可能"的字典。孩子是敏感和脆弱的,他们非常在乎身边的人,如父母、老师、伙伴对自己的评价。

3. 合理宣泄自己的情绪。①让孩子把所受的委屈和不快宣泄出来。此时,只要孩子的言行不过分,父母就应该接受,并允许孩子适度哭闹。之后,好好安慰孩子,设法使他们的情绪在爆发后逐渐平复。但安抚孩子并不等同于无条件顺从孩子。此时,父母如果毫无原则地一味迁就孩子,会起到适得其反的效果。②等孩子的情绪平静后,父母可让孩子述说事情的来龙去脉。值得注意的是,一定要让孩子主动述说,当他们提及自己的感受时,鼓励其说出为什么会有这样的感受。仔细聆听后,父母应心平气和的从其他人的角度设几个问题问孩子,引导孩子从他人的角度看问题。③心理成熟度差的孩子,不太容易适应不断变化的环境,也不太容易形成良好的自我控制,从而在人际关系和心理健康中更容易出现问题。因此,爸妈要提高孩子的心理成熟度,而不是一味觉得委屈,要让孩子学会合理调节自己的情绪。

4. 引导孩子多进行运动。体育锻炼具有调节人体紧张情绪的作用,能改善生理和心理状态,恢复体力和精力,有助于消除压力;体育锻炼也可以陶冶情操,保持健康的心态,充分发挥个体的积极性、创造性和主动性,从而提高自信心和价值观,使个性在融洽的氛围中获得健康、和谐的发展。

七、留守儿童敌对心理的心理援助

一些留守儿童不理解父母,认为家里穷,父母没有能耐,才外出打工,由此产生怨恨心理,有的孩子在父母回家后疏远父母,和父母产生情感隔膜,甚至怨恨父母无情,敌对心理明显。

敌对是学生遭受挫折引起强烈不满时表现出来的一种反抗态度。有敌对倾向的学生,往往把教师、同学的批评、帮助理解为与自己过不去,认为周围的人都在轻视自己、伤害自己、因此极为不满。他们轻则置若罔闻,重则报复、破坏。他们经常在班里做些教师不高兴的事,搞些恶作剧,有的甚至以对其他同学的戏弄或殴打为乐。造成这种性格缺陷的原因:①家庭教育方式不当。②家长、教师不懂得学生的心理特点,不理解学生的需要。③少年特有的半幼稚半成熟特点,使他们看问题时容意产生偏见,以为与老师、家长对着干是表明自己的坚强勇敢和不屈不挠,是一种英雄行为,等等。

心理援助方法有以下几种。

1. 对儿童要通情达理。这类学生表面上看好像一切都无所谓,但内心深处却是十分痛苦的,因为他们对自己并不完全丧失信心,他们急切希望能得到别人的尊重,得到老师、家长和同学对自己的关怀和帮助。因此,对这类学生,监护人和教师要真诚地爱护、尊重他们,无微不至地关怀、帮助他们,以消除对立情绪,并逐步在彼此间形成一种亲切、同情、热爱、信赖的心理气氛。在此基础上,趁热打铁,对他们进行教育工作。要耐心地帮助他们分清是非,改变错误的看法和树立正确的观念。

2. 培养儿童良好行为。教师和家长要善于发现和支持他们的正确行为,以点燃他们的自尊心火种,并在班集体、家庭和周围环境中创造信任和欢迎他们的气氛,这不仅有利于对心理的化解与消除,且可以使他们的良好行为能坚持下去。

3. 让孩子多与监护人、老师沟通,让他们多了解自己。敌对往往是因为不了解而引起,所以多与监护人、老师交流;让他们了解孩子对一些问题的看法,知道哪些地方需要双方都进行改进,这样就可以化解误会,增进了解。孩子也可以得到他们的支持,从而有更多的精力投入到学习中。

4. 发挥自己的强项。任何人都不是一无是处,都有自己的优势,自己的弱项。虽然孩子的学习成绩不怎么样,但他能歌善舞、能写会画、体育能力出众,只要尽情发挥,这也是成功、胜利。如果孩子把时间用于对自己优势能力的挖掘发挥,他就没有心思用敌对方式向世界表示他的不满了。

5. 多给自己积极暗示。每天可不定时地对自己说:"我很快乐"、"我很幸福"之类的积极话语。保持愉快的心态,不仅可以减轻自己的敌对倾向,并且可在学习生活中给自己正面的影响。

八、留守儿童厌学心理的心理援助

留守儿童属于特殊的社会群体,学习缺乏家长的辅导和监督,学习因而显得困难重重。缺乏家长辅导督促的留守儿童学起来很吃力,当孩子觉得学习困难重重时,缺乏适当的引导,导致他们对学习更加缺乏自信,很多留守儿童由此而产生明显的厌学心理。儿童厌学心理的原因有以下几点。

1. 学习成绩跟不上,受到来自老师、家长和同学的压力、责怪和鄙视。

2. 与人际关系差有关。由于性格原因,有些学生人际关系差,经常与同学们吵架甚至打架,最后同学们都不喜欢他,感到在学校没意思,产生了厌学心理。

3. 学生没有树立正确的学习动机。有些学生不知道什么是学习,还以为是为父母而学。当看到社会上一些没读书而赚了大钱的人时,他们更是迷茫,觉得读不读书无所谓,这样自然而然就对学习没什么兴趣,甚至厌学。

4. 学业负担过重,产生逆反心理。为了让孩子上一个好学校,老师和监护人拼命给学生施加压力和学习任务,以致学生完全不能承受,他们很反感老师和监护人这样"无理"地对待自己,于是越来越对学习感到厌倦。

心理援助方法有以下几种。

1. 辅导学生提高学习能力。很多厌学的学生一般都是由于学习跟不上,经常受到老师的批评,家长的责怪以及同学们的轻视。索性破罐子破摔,经常逃学,在外"鬼混"。因此,老师和家长,尤其是家长及时想办法,辅导学生的学习,工作忙和有条件的可请家教,只有学生学习提高了,才会使他们变得自信起来,那么学习的兴趣自然而然就会产生。

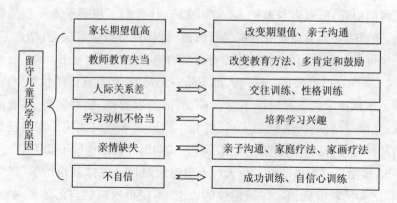

图18　留守儿童厌学心理援助流程图

2. 尽量减轻学生的心理和学业负担。老师和家长往往一厢情愿地给学生施压,还嫌不够,家长在家也要孩子开夜车,甚至恐吓学生,考不上大学,你就会完蛋,就别来见我。当孩子的心理和能力达不到和承受不了时,就会厌学,有的干脆离家出走。因此,老师和家长要尽量减轻学生学业负担,结合中学生心理特点施教,做到寓教于乐,劳逸结合。

3. 辅导学生的人际关系。学生人际关系差,也是学生厌学的一个原因。由于学生来自不同文化、经济和涵养的家庭,他们的性格个性亦有很大差异,有些学生由于性格孤僻,不善交往,人际关系自然就差。如果老师和同学再对他们冷漠,他们就会更加感到孤独和不安,不良情绪,甚至厌世情绪就会产生。因此,对这些性格存在缺陷的同学,要伸出友爱之手,关心他们,帮助他们。

4. 老师和监护人要注意批评的尺度,成功时让孩子感到成功的喜悦。中学生的承受能力远不如成年人,但作为成年人的老师和家长,在批评学生时,就要注意场合和尺度,以激励为主,少批评、责怪。对学生学习上的任何进步都要及时给予肯定和表扬,让孩子们尝到成功的喜悦,这能克服学生的厌学心理。

5. 培养孩子对学习的兴趣。可与学生特长结合起来。其实特长与学习并不矛盾,众多事实表明,有特长的学生,他的学习一般也不错,因为它们可以相互影响,由于有特长、有兴趣,他们会经常受到来自学校和家庭的表扬和鼓励,他们的兴趣劲头也会潜移默化地转移到学习方面来,从而相得益彰。调查表明,很多厌学的学生,他们一无特长,成绩也差,有的只是一些不良习惯,如玩游戏。

第八章
空巢老人心理援助

空巢老人常见心理问题：①空巢老人失落感；②空巢老人孤独感；③空巢老人衰老恐惧感；④空巢老人固执心理；⑤空巢老人抑郁、焦虑；⑥空巢老人缺乏安全感；⑦空巢老人脾气急躁；⑧空巢老人自责心理；⑨空巢老人人际关系敏感。

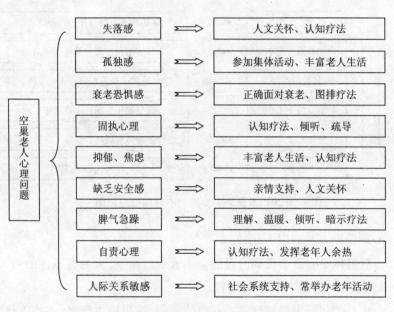

图19　空巢老人心理问题心理援助流程图

一、空巢老人失落感的心理援助

多数老年人由于神经抑制高于兴奋，故不喜嘈杂、喧闹的环境，愿意在

第八章　空巢老人心理援助

安静、清闲的环境中生活、工作和学习。有些老年人当离开他们为之奋斗一生的工作岗位时,往往若有所失,产生失落感和寂寞感。例如,张先生就是这个一个人,他原是电力局的副处长,退休前在单位可是个大忙人,找他办事的人络绎不绝,酒局一场接一场,电话一个接一个,整天没有闲着的时候。但是自从他退休后,前护后拥的人没了,酒场也没了,电话也"哑"了,张先生感到一下落空了,经常跟老伴吵架,而且时常做一些反常的事,比如总是认为自来水不洁净,而去买矿泉水煮水饺,脾气变得越来越古怪。为什么退休老人会出现这些反常情况呢? 退休老人如果能在退休前就做好心理准备,就会更容易接受社会角色的变化,也就不会产生失落感和孤独感,也不会有反常的行为发生。从事文字工作的郑老退休后,不但没有失落感,反而更能专心致志地写东西了,一年内竟写出四百多首歌词。他原先就是单位里的文娱骨干,现在他经常教别人唱歌,根本就感觉不到自己退休了。

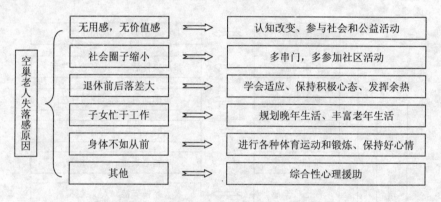

图20 空巢老人失落感心理援助流程图

心理援助方法有以下几种。

1. 对退休要有一个正确的看法。不管职位高下,人总有退休的一天,这是生命历程中一个必然经历的过程。

2. 让心理与行为提前到位。在退休之前,适当地少管事,多找退休人员谈谈。做领导的,少坐些公车,少一些应酬。

3. 退休老人应该多观察社会现象,多参加一些社会活动,发挥自己的余热和特长。

4. 退休老人要善于学习,要抱着老有所用、老有所学的态度,不可产生学了没用的观点,不求上进。

5. 要丰富老年生活,扩大自己的社会圈子、朋友圈子,重新形成新的生活范围,了解不同的生活,充实生活。

6. 如果经济允许,还可以结伴旅游或参加钓鱼、爬山等活动。另外,家人的体谅和帮助很重要。老伴的作用是巨大的,应该帮助他们提前做好心理准备,比如可以互相商量退休后去干什么,是去旅游,还是搞点副业,使其在心理上彻底放松,应对自如。此外,退休老人的子女也要在语言上放轻松,多安慰老人,与老人经常聊聊天。如果老人喜欢运动就给他们买一些运动器材和杂志,鼓励他们发展业余爱好,帮助他们尽快适应退休后的新生活。

7. 作息冲淡法。节日期间热闹、和谐、愉快的场面和气氛淡去后,老年人要马上回归到以前"二人世界"或"一人世界"的生活作息状态,按照以往的生活规律来有条不紊、按部就班地安排自己的日常生活。作息规律的回归,可使老年人迅速平稳心绪,淡化节日氛围,走出"空巢"的阴影。

8. 爱好冲淡法。节后,重拾或培养生活爱好,使自己沉浸在爱好中,也不失为一种好的"自疗法"。老年人可尽快地拾起平时生活中的各种爱好和兴趣,诸如钓鱼、画画、扭秧歌、养花、养鱼、打太极拳等,并根据个人兴趣培养一些新爱好,如旅游、爬山、游泳、打保龄球等。用爱好和兴趣在"空巢"内种满笑声,丰富自己的生活内容,达到延年益寿的目的。

9. 感情冲淡法。节后,家里只剩下"老两口",此时,老人更应关心自己的老伴,两人不仅要常沟通、常交流,做到"体己话"唠一唠,"心里事"聊一聊,"乐子事"摆一摆,通过"话聊"进一步密切夫妻间的感情。外出活动要尽量带上老伴,避免一方外出活动一方在家留守,使留守老人产生孤独感。

10. 社交冲淡法。节后,老年人要积极参加社会活动,在交往中冲淡节后的孤独。可外出探望老友,参加老干部大学、社区联谊会、乡村秧歌队等,用热情洋溢、充实饱满的生活内容来填充节后的寂寞和孤独。

二、空巢老人孤独感的心理援助

空巢老人由于子女不在身边或丧偶,平时独自一人呆在家里,很少有人聊天解闷,就容易产生孤独寂寞感。长期的孤独可能会使老人失去生活的兴趣,因而郁郁寡欢。随着生活节奏的加快,老人情感上的孤独感随之而来,下面是日常生活中易引起老人孤独感的七大原因。

1. 因离退休而离开了工作单位和同事,从开放的大范围退缩到封闭的小圈子,原有的知识结构,技能训练能力,往往已不适应现代社会。

2. 与子女合不来。老年人与年青人的代沟有扩大趋势,老人固守的价值观念、生活方式、不为后生认可,由此而疏于交往,与子女分开生活。

3. 目前我国的家庭结构已经从"四代同堂"的大家庭中分化出来,成为"两代同堂"或"小夫妻"型家庭结构,子女婚后大多离长辈而去,难得一聚。

4. 好儿女志在四方,坏儿女嫌弃老人。大凡事业心强闯荡天下的子女,很少能厮守着老人,伴随父母。某些良心欠佳的子女,仅对父母的遗产和劳动力感兴趣,而对老人的生活、健康状况,兴趣爱好全然不顾。

5. 兴趣索然,自娱乏门。有不少老年人未培养起自己的兴趣爱好,离开工作岗位后,除了吃饭睡觉,便是看电视、身心无所依托。

6. 受制于"老不正经"压力或子女的阻拦,不能再婚。

7. 随着生活节奏的加快,亲人忙碌无暇与老人接触。

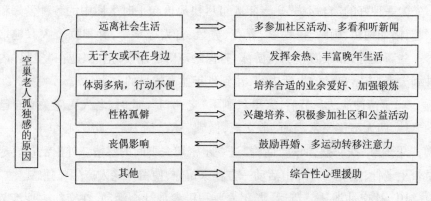

图21 空巢老人孤独感心理援助流程图

心理援助方法有以下几种。

1. 树立敬老、爱老的社会新风,让他们感受到整个社会大家庭的温暖,例如逢年过节组织对孤寡老人的慰问、服务等。

2. 子女应尽自己赡养、孝顺老人的责任,身在外地时更要多加关心,从而让老人享受到儿孙绕膝、晚辈嘘寒问暖的天伦之乐,而不至产生被冷落、被遗弃的感觉。

3. 常与老人谈心,老人整日在家,活动范围小,又年老、体弱多病,加上对子女的牵挂和对往日好友的思念,内心常常不平静。精神上的这些苦恼、烦闷、忧虑需要向外宣泄,向人诉说。小辈如能抽时间常和老人谈心聊家常,能使老人的心理满足,同时也利于家庭气氛的和睦。

4. 探寻家门内外无数消闲自娱之道。老年人是得天独厚的"悠闲族",有人称退休是"第二人生"之始,没有子女相随,卸了抚育重担,正可自寻乐趣。鱼虫花鸟、走亲访友、优哉游哉(旅游),身心怡然。甚至有点癖好也无妨,幽默闲适大师林语堂称:"名、利、色、权,都可以把人弄得神魂不定,只这趣字,是有益身心的。"可见有了这种消闲自娱、仰赖健全、乐观的心态,就会感觉到越活越有味。

5. 支持丧偶老人再婚。子女对老人再好,有些感情却是子女无法替代的,老人的某些感情需要,是当子女的也满足不了的。因此,对于丧偶老人,子女应该热心当"红娘",成全他们的婚姻,不应充当不光彩的干涉者。

6. 改变认知。老年朋友首先要看到,子女"离巢"是家庭发展的必然趋势。子女长大成人,从父母身边离开,成家立业,哺育自己的后代,应该是子女成熟的标志。如果孩子长大了都不愿离家,长期与父母住在一起,这反而是家庭不幸的表现。所以,老年人应该为子女的离巢而感到高兴。

7. 多交往多行动。当自己感到孤独时,可以制定一个计划,向自己布置不同难度的交往任务。开始时,交往任务可以简单一些,然后逐渐加强交往的难度。在与各种人的交往过程中,要尊重别人的特点与习惯,努力与人和睦相处。如果自命清高,遇到困难不肯求助于人,或者对别人的困难不屑一顾,结果必然加剧自己的孤独感。所以,一方面要善于帮助他人,从中赢得别人的尊重和真诚的友谊,另一方面,又要善于求助于人,通过别人的帮助,使自己的心情变得开朗。

8. 创造良好的生活情境。摆脱孤独的最佳方法是创造良好的生活情境。这里有两层意思。子女离巢并不等于断绝彼此的关系。子女离家建立新的生活空间后,老人还应该继续加强与子女的联系,尽量增强两代人之间的相互理解,给他们适当的帮助。或者,条件许可时,老人也可以在子女家轮流居住,以免独守空房。这就是一种生活情境的创造。

9. 兴趣培养。从看书、习字、画画、练琴、打拳、击剑、种花、饲养动物等活动中获得乐趣。这些均有助于自己从孤独的小圈子里解脱出来。即使从事这些活动时可能只有一个人,但是,一旦全身心地投入,孤独感也就悄然消失了。

三、空巢老人衰老恐惧感的心理援助

能够看到自己从事过的事业蓬勃发展,看到社会的进步与儿孙们的茁壮成长是老年人的共同心愿。因此他们都希望自己有一个健康的身体,一旦生了病则希望尽快痊愈,不留后遗症,不给后辈增加负担,尽可能达到延年益寿,能够看到自己愿望的实现。但希望归希望,老人对衰老的恐惧,随着年龄越来越大,会越来越深。

空巢老人心理活动衰老的主要表现是:思维活动变得缓慢,记忆力下降,理解能力下降,接受新事物和适应新环境的能力减弱,学习和创造性思考能力减弱。

有的人在性格方面甚至也发生了改变:变得兴趣范围狭窄,以自我为中心,主动性不足,不愿改变现状,固执己见,情感平常;有的还表现为行动缓慢,动作笨拙而不协调等。不过,这种心理衰老的变化,速度是很缓慢的,而且情况也各不一样。心理衰老与躯体衰老是不平行的。因为人的心理衰老除与大脑有密切关系外,还与其他许多因素有关,如躯体疾病、内分泌或代谢性疾病、感染中毒、外伤及个人的心理特点和社会心理因素(包括社会环境、经济条件、家庭关系、人际关系、文化修养)等等。因此,心理衰老和躯体衰老并不是同时发生的,而且心理衰老与躯体衰老的速度也不同。

一般情况下,老人躯体衰老的速度较快,而心理衰老速度较慢。老人躯体衰老外观上的变化(如白发、皮肤上的皱纹和老年斑等)是比较明显的,而心理衰老在外观上的变化同躯体衰老相比则相对不明显。在影响心理衰老的诸多因素中,个人心理特点和社会心理因素,又起着相对较大的作用。正因为如此,推迟心理衰老是可能的。

一个良好的心态是非常重要的,这关系到长寿与否。而老年人想要达到长寿就更加需要注意心态问题了。有一些心理问题会严重影响老人的长寿,人到老年,脾气会变得古怪,下面六种不良心理会加速老年人的衰老。

1. 怕死。他们害怕衰老的核心是恐惧死亡。惧怕谈论死亡,不敢探视患者,怕经过墓地和听到哀乐,甚至看见一只死亡的动物也备受刺激,不敢正视。

2. 抑郁。有一些老年人心理比较脆弱，面对衰老的客观事实既无奈又惧怕，这种心态假如不及时调整，很容易引起抑郁。这种抑郁比较顽固，极容易使人丧失生活的兴趣，令人感到疲乏。因此这种人极容易情绪激动，动不动就发火，经常自卑自责、自怨自叹，严重者可有自杀的倾向和行为。

3. 幻想。受身体渐渐衰老的影响，有一些老年人盼望长寿的愿望会越发强烈。于是，他们会经常用幻想来欺骗自己，以获得一时的心理宽慰，如爱听他人关于自己健康的恭维话等。

4. 怕孤单。这是老年人最常见的一种心理异常，其主要表现是自我评价过低、生存意识消极、常常对他人不满及报怨。久而久之，有此情况的老人就会加强对自我行为的约束、强化自我内心的封闭，渐渐地疏远社会，最终会形成孤单的生活习惯和行为模式，并将默默地承受孤单带来的痛苦。

此类老人既害怕由于过分期望而出现过大的心理落差和失望，又希望别人关心照顾，于是经常拒绝与他人交往，因此会变得行为孤单、性情孤僻，与周围人的距离越来越远。

5. 偏激。这种情绪可表现为两个相反的趋向。一种趋向是因衰老以点带面地否定自我，把自己看成无用之人，常常自责、自卑、自怜和自贬。另一种趋向是因为自己衰老而更高地要求别人，总是希望得到他人的敬重、关心和照顾，却不考虑他人及社会的实际条件和能力。当这种希望得不到满足时，又加剧了其心理上的偏激，并因此而自暴自弃。

6. 多疑。有一些老人因身体有病而多疑，常表现为无病也疑，有病更疑。即便自己有些轻伤小恙也自以为是、无药可医。间或谈病色变，问病又止，求医换药不断。这种疑病可令其对衰退的机能极度敏感，对一般人感觉不到的体内变化或体验不到的痛苦也都会有所感觉，如对心脏的跳动、肠胃的蠕动等方面的变化也能感觉到。这些过度的敏感更易加重其疑心病。

心理援助方法有以下几种。

1. 正确认识衰老。对衰老要有正确的认识，明确衰老是一个正常的生理现象，没有人能够逃脱生老病死的自然规律，所以要顺其自然，以平和的心态对待衰老。

2. 保持积极的精神状态。积极的精神状态，主要为进取心、希望、理想等，对老年人防止心理衰老、保持心理健康具有重大意义。

一个人有了进取心、理想，并充满希望和奋发向上，就能老而不衰，充满

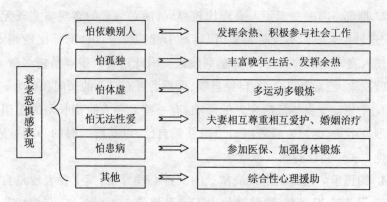

图22　空巢老人衰老恐惧感心理援助流程图

活力。老年人最好正视现实,向往未来,少回顾过去,并可以多看一些喜剧性的节目,多参加一些愉快的聚会,"笑口常开,笑脸常驻"保持沉静乐观,愉快知足,莫说人非,避免老气横秋。

3. 多用脑,勤思考。大脑是主宰人体各器官的司令部,大脑的衰老,必然导致各个脏器的衰老,并且大脑对人类的知识、智慧和思维具有重大影响。因此,老年人更要多用脑,勤思考,使脑细胞和组织器官不萎缩。

4. 处理好人际关系。对老年人来说,最重要的人际关系乃是家庭关系。在家庭生活中,家庭成员应和睦相处,感情融洽。

5. 做好生活安排。空巢来临后的第一个半年是老年人思想波动、情绪低落最明显的时期,这个时候老人可以把自己的生活安排得丰富多彩一些。多参加一些老年人的集体活动。60~80岁的老年人可以多参加一些户外活动,多接触一下大自然。而85岁以上的老人我们就称之为高龄老人,最好是通过社区或者家人在家里组织一些活动。

6. 参加体育锻炼。体育锻炼不仅可以改善和加强老年人的生理功能,增强体质,增加抵抗疾病的能力,而且还可丰富晚年生活,增添生活乐趣,使精神振奋,心情愉快,提高信心,增强主动、积极安排好晚年生活的兴趣,从而增强老年人的心理功能。但是,体育锻炼选择的项目一定要适合自己的体质状况,否则害多益少。

7. 眼花耳聋时,应及时配戴眼镜和助听器,这样有助于人际交往和处理日常生活中的事情;身边要带上纸和笔,以便及时将自己所想到的或要做的事情记录下来;可使用手杖,以保持身体的平衡。

8. 要坚持学习一些新的科学知识,如参加老年大学和参观各种展览,坚持收藏或玩乐器,这样可使自己感到生活有意义,并不断地提高。

9. 要坚持作息饮食规律,这样有助于感受到生活有条理、有节奏。可有意识地变换做事的方法来调剂生活,或更换一日三餐的饮食种类和花样,或阅读不同种类的期刊和书籍,或更换家具的布置,这样可使生活保持一种新鲜感。

10. 提前做好迎接空巢的心理准备,时间应以一年以上为宜,这样老人在思想上可以逐渐适应,以避免在空巢来临之际大吃一惊,心理上无法承受而产生心理问题影响身心健康。实践结果表明,主动迎接空巢家庭到来的老人比被动接受者产生的心理障碍要小得多。

四、空巢老人固执心理的心理援助

许多老年人在多年的社会实践中,养成了一定的生活作风和习惯,随着年龄的增长,这些作风和习惯不断受到强化。因此,他们在评价和处理事物时,往往容易坚持自己的意见,不愿意接受新事物,新思想,经常以自我为中心,很难正确认识和适应生活现状。常常沉湎于旧事,悔恨无法挽回的美好过去。稍有成就者则变得高傲自大,拒听逆耳良言。还有部分人变成"老顽童",言语、行为幼稚。但大多数老年人还是通情达理的,只要经过认真研究、讨论,他们也会放弃己见,服从真理。

固执,是一种特殊的心理表现。其主要特征:自满自信、思维刻板、敏感多疑、嫉妒苛刻、情绪冲动异常等。导致空巢老人固执的原因大致如下。

1. 接受新鲜事物较少,大脑缺少应有的刺激,因而大脑和神经系统的敏感力和反应力明显减退,脑细胞缺乏活力,大脑退化速度加快,思维能力下降,逐渐形成记忆力锐减及老年痴呆等一系列症状。

2. 老年人与周围环境格格不入。多种关系欠融洽,甚至处于脱节和紧张状态,自然而然地变成了在实际生活中"不受欢迎的人"。

3. 老年人因其虚荣心和自尊心的驱使,很自然地与社会疏远了,离群索居,难免产生寂寞感、孤独感和失落感。

4. 与家庭不和,与老伴分离,与后辈形成"代沟",因而关系紧张,感情淡薄,得不到家庭成员更多的同情、理解和尊重。

5. 社会心理因素起了很大的作用。因为老年人本身都有过一段漫长的社会经历,在不同的生活方式中,积累了不少积极的和消极的经验,在各种生产活动中,总结了一些成功或失败的教训,由此产生了对客观事物的主观的态度,而当这种主观态度不适应客观环境时,在旁人看来便表现为明显的固执。另外这也是由于老年人对环境的适应能力相对说要比青壮年差些,所以也更容易表现为固执。

6. 在我国,大家都知道大部分的老年人在社会上和家庭中都还处于受尊敬的地位,这也使有些老人在他们的言行不符合客观实际时,为了想维护自己的"尊严",而主观地强调自己言行的一贯正确性。

7. 由于病态心理障碍,往往把家庭中发生的微小事情看得过重,长期挂在心头,得不到及时排遣消除,内心郁闷烦躁,缺少生活乐趣,这些因素都是精神性疾病、心血管系统疾病、消化道疾病以及多种癌症的发病诱因。

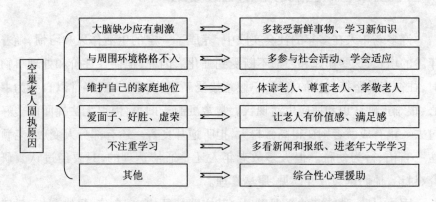

图 23　空巢老人固执心理援助流程图

心理援助方法有以下几种。

1. 老年人自己应深刻认识固执性格之害,注重自我调适,陶冶情操,克服虚荣、孤僻、自傲等缺点,控制自己的情绪冲动,寻找更多的生活乐趣,养成接受新鲜事物的良好习惯;有严重心理障碍者,可去医院治疗。

2. 作为家庭后辈的儿孙们,应注重精神赡养,对老年人多加体谅、热情和关怀,使之安度晚年。

3. 固执的行为一般总是和固执的思想认识密切联系的,要想克服它,主要的就得靠这些老人改变自己的某些认识,使自己主观的看法不断适应变化了的环境。做小辈的当遇到老年人固执时,切不要粗暴顶撞与之相持,而应在了解老年人心理的基础上,耐心地向他们做一些正面的说理,使老年人在自觉自愿的基础上不再坚持那些不合实际的看法和做法。

4. 加强自我调控。要善于克制自己的抵触情绪,以及无礼的言语和行为。对自己的错误,要主动承认,善于应用幽默,自我解嘲地找个台阶下,不要顽固地坚持自己的观点。

5. 养成善于接受新事物的习惯。固执常和思维狭隘、不喜欢接受新东西、对未曾经历过的东西感到担心相联系。为此我们要养成渴求新知识,乐于接触新人新事,并学习其新颖和精华之处的习惯。

6. 克服虚荣,培养高尚的情趣。人无完人,谁都会有缺点和错误,这用不着掩饰。要以真诚的态度来对待生活,追求美好、崇高的东西。不要整天把心思放在攀比,努力培养积极健康高尚的情趣。

五、空巢老人抑郁、焦虑的心理援助

空巢老人生理功能衰退、离退休、子女离家、丧偶等原因可能会导致空巢老人的抑郁情绪。抑郁可引起情绪低落,行为阻滞,而情绪的波动易引发各种意外疾病,也容易诱发免疫功能异常。一些老人整天担心自己,或者担心家庭的状况,经常焦虑不安,甚至恐惧死亡、无人理睬。他们给自己施加很大的压力,很容易因此生病。

老人的心理其实应该是儿女关心的问题,尤其是单身的老人。其中有个问题我们不得不注意,那就是老人容易忽视心理抑郁的原因。调查表明:患抑郁症的老年人中,5%的人能自发独立、健康地生活,15%左右的老年人病情常趋于慢性化,20%以上的老年人会常常想到死亡,在那些患有癌症、心脏病、中风的老年人中,抑郁症更是普遍存在且十分容易被忽视。

许多人都认为人老了多少会出现一些抑郁,老人久经沧桑,似乎抑郁属于衰老的组成部分,其实这是误解。如今老人患抑郁症日益多见,已成为阻碍老年人提高生活质量的大问题。但是,老年人的心理抑郁十分容易被忽视。空巢老人容易忽视心理抑郁的原因有以下几点。

1. 被病干扰。随着年龄的增大,老人患慢性疾病的增多,如高血压、心脏病、老慢支、胃溃疡、关节炎、糖尿病等,这些疾病往往是时间长,治疗效果一般,这些都会使人感到力不从心、心情沮丧。另外,有些疾病本身存在抑郁的症状,如痴呆、帕金森病等。这些疾病能引起与抑郁症类似的症状,如乏力、睡眠障碍、注意力困难、悲观思虑、食欲不振等。所以有时很难区分是疾病的抑郁表现还是疾病并发的抑郁症,因此老人容易在关注躯体疾病时忽视心理问题的存在。抑郁症的迹象有:社会功能退缩、失败无望或应受惩罚的感觉增强、感觉生活缺乏意义、经常想到自杀等。帕金森病和阿尔兹海默病与抑郁症关系密切,有一项研究发现,前者的50%,后者的35%都会患上抑郁症。

2. 被药物引发。许多老年人需要规律地服用多种药物以治疗自己的躯体疾病。有些药物能加重或引起类似抑郁症的症状,如心血管药物(心得安、利血平)、激素(肾上腺素、糖皮质激素)、甲基多巴、左旋多巴等。但是每种药物副作用的个体差异性很大,所以因药物引发抑郁的程度也会有较大的区别。

3. 被不适掩盖。典型的抑郁症,都有较深的持续性情绪低落和消极悲伤。而老年人的抑郁却不是十分典型,看不出心境的恶劣,也没有想自杀的念头,但取而代之的是持续性的疲乏、无故的体重减轻、睡眠节律紊乱、食欲不振、睡眠质量变差、经常五更泄泻、注意力和记忆力下降等,所以老年抑郁症很容易被家人和普通医生忽略。许多老年人也都关注和强调他们只是感到疲乏、消瘦、睡眠差等不适而否认自己已患有抑郁症。

4. 被丧偶忽略。在有压力的社会生活事件中丧偶对人的心理创伤最大。丧偶后,家庭结构、亲情关系、经济情况、起居环境都会随之发生很大的变化。适应新的环境和处境是一个身心的考验,度过这个适应性生活阶段需要1~2年的时间。因此必须懂得这期间存在着患抑郁症的危险性。不要以为丧偶心境不好是理所当然,应清醒地认识到抑郁状态是很容易被忽略的心理健康方面的问题。

心理援助方法有以下几种。

1. 调整心态,顺应规律。衰老是不以人的意志为转移的客观规律,离退休也是不可避免的。这既是老年人应有的权利,是国家赋予老年人安度晚年的一项社会保障制度,同时也是老年人应尽的义务,是促进职工队伍新陈代谢的必要手段,老年人必须在心理上认识和接受这个事实。而且,离退休后,要消除"树老根枯"、"人老珠黄"的悲观思想和消极情绪,坚定美好的信念,将离退休生活视为另一种绚丽人生的开始,重新安排自己的工作、学习

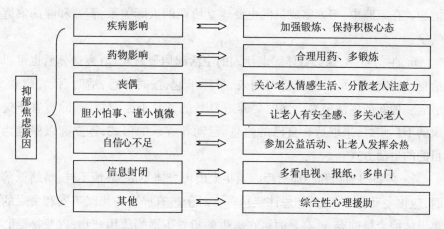

抑郁焦虑原因	疾病影响	⟹	加强锻炼、保持积极心态
	药物影响	⟹	合理用药、多锻炼
	丧偶	⟹	关心老人情感生活、分散老人注意力
	胆小怕事、谨小慎微	⟹	让老人有安全感、多关心老人
	自信心不足	⟹	参加公益活动、让老人发挥余热
	信息封闭	⟹	多看电视、报纸，多串门
	其他	⟹	综合性心理援助

图24　空巢老人抑郁、焦虑心理援助流程图

和生活，做到老有所为、老有所学、老有所乐。

2. 发挥余热，重归社会。离退休老人如果体格壮健、精力旺盛又有一技之长，可以积极寻找机会，做一些力所能及的工作。一方面发挥余热，为社会继续做贡献，实现自我价值；另一方面使自己精神上有所寄托，使生活充实起来，增进身体健康。当然，工作必须量力而为，不可勉强，要讲求实效，不图虚名。

3. 善于学习，渴求新知。"活到老，学到老"，正如西汉经学家刘向所说："少而好学，如日出之阳；壮而好学，如日出之光；老而好学，如秉烛之明。"一方面，学习促进大脑的使用，使大脑越用越灵活，延缓智力的衰退；另一方面，老年人要通过学习来更新知识，避免变成孤家寡人，就要加强学习，树立新观念，跟上时代的步伐。

4. 培养爱好，寄托精神。许多老年人在退休前已有业余爱好，只是工作繁忙无暇顾及，退休后正可利用闲暇时间充分享受这一乐趣。即便先前没有特殊爱好的，退休后也应该有意识地培养一些，以丰富和充实自己的生活。写字作画，既陶冶情操，也可锻炼身体；种花养鸟也是一种有益活动，鸟语花香别有一番情趣；另外，跳舞、气功、打球、下棋、垂钓等活动都能使参加者益智怡情，增进身心健康。

5. 扩大社交，排解寂寞。退休后，老年人的生活圈子缩小，但老年人不应自我封闭，不仅应该努力保持与旧友的关系，更应该积极主动地去建立新的人际网络。良好的人际关系可以开拓生活领域，排解孤独寂寞，增添生活情趣。在家庭中,与家庭成员间也要建立协调的人际关系,营造和睦的家庭气氛。

6. 生活自律,保健身体。老年人的生活起居要有规律,离退休后也可以给自己制定切实可行的作息时间表,早睡早起,按时休息,适时活动,建立、适应一种新的生活节奏。同时要养成良好的饮食卫生习惯,戒除有害于健康的不良嗜好,采取适合自己的休息、运动和娱乐的形式,建立起以保健为目的的生活方式。

7. 必要的药物和心理治疗。老年人出现身体不适、心情不佳、情绪低落时,应该主动寻求帮助,切忌讳疾忌医。对于患有严重的焦躁不安和失眠的离退休综合征的老人,必要时可在医生的指导下适当服用药物,以及接受心理治疗。

六、空巢老人缺乏安全感的心理援助

老年人抑制过程减退,神经系统灵活性下降,惰性增大。智能逐步下降,近事记忆明显减退,思维缺乏创造性,综合分析能力和判断力下降,心理灵活性差,偏向保守,迷恋往事,重视传统,怕失去这怕失去那,因此,很多老年人都很缺乏安全感。调查数据显示,近年来,在生理、心理和社会等多重因素的影响下,五成以上的空巢老人缺乏安全感。在对一些空巢老人的采访和调查中,半数以上的空巢老人均表示渴望安全感,其中,农村空巢老人占了非常大的比例。例如,很多空巢老人爱存钱、爱与邻居吵架和捡外面垃圾卖钱等,都是老人缺乏安全感的一种表现。

心理援助方法有以下几种。

1. 老年人要调整认知和行为。生理上,老人怕得病;在生活上,老人怕花钱;在心理上,老人怕上当。据调查,老年人面临的心理问题主要涉及子女教育、隔代教育、婆媳关系、再婚等。张阿姨住在城里儿子家,家中请了保姆,衣食无忧。用张阿姨自己的话说,劳碌命,闲不下来,于是自作主张辞了保姆自己洗衣做饭,怎料儿媳妇嫌她的菜难吃,满口怨言。儿子厌倦了婆媳间斗嘴,也怪她不该将保姆辞退。张阿姨忽然觉得自己好像是个多余的人,不仅帮不上忙,还被人嫌弃,十分沮丧和心寒。因此,老年人要调整认知和行为,对自身价值进行合理评估和定位,即使是自己喜好的事,也要掌握好

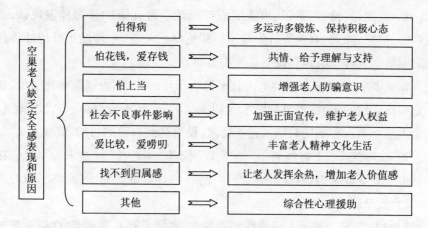

图 25 空巢老人缺乏安全感心理援助流程图

度。老年人应当改变生活态度,建立正确的健康观,客观对待衰老,积极与人沟通,过一个充实、快乐、幸福的晚年。

2. 尽到赡养的义务,多与父母沟通,静下心听听他们的诉求。关爱老人并非在物质上给予他们最大的满足,只要多打一个电话,多一句问候,多一个笑脸,就不会使父母产生多余或不被需要的消极心理,心灵上的慰藉才能在最大程度上为老年人的安全感加码。

3. 灵活处世。如果总是用固定的方式来应对世界,当面对陌生的环境、新的生活变化时,很容易无所适从,进而被打垮。因此,积累更多的心理经验和应对模式,可减少恐惧感。

4. 多交朋友。好的人际关系能给我们提供重要的心理支持与满足,也能在困难的时候帮到我们。最好的保险不是存款而是有几个真心实意的好朋友。同时,研究表明,助人行为可以显著地改善焦虑情绪。

5. 别太挑剔。不可否认,生活中确实存在一些让我们担心的事情,但是如果过于渲染这种担心,就会成为心理负担,束缚手脚。对于生活,最好不要过分挑剔。

七、空巢老人脾气急躁的心理援助

空巢老人在生理、肉体上虽然逐渐衰老,但心理和精神状态有时对此并不接受:一方面,老年人生理功能的萎缩、怠惰、障碍和衰退等是不可避免的;另一方面,其精神、意识、审美层面却呈现一种亢进的张力和表现欲,通过唠叨、愤怒、冲动、召唤等行为希望得到更好的关注,希望能更好地倾诉自己。空巢老人脾气急躁有以下几种类型。

1. 心胸比较狭窄。这类老人凡事喜欢斤斤计较,别人稍微触犯了他,如无意中踩了他的脚,或不慎把脏水弄到他身上,他就不肯原谅,要大发脾气,甚至大骂一通。有的则对别人过于苛求,没有达到自己的目的,就要发火。

2. 虚荣心过强。有些老年人常常以"长者"、"老者"、"过来人"自居,在生活中处处要设法维护自己的尊严和权威,一旦有谁冒犯了他,伤了他的面子,就会大动肝火,发起脾气来。

3. 性格变异。老年人经常性地发脾气,实际上是心理衰老、性格变异的反映。这些老年人进入老年期后,社交能力逐渐减弱,自我封闭性增强,遇事固执过敏,急躁易怒,情绪波动大。

4. 疾病征兆。有些老人脾气暴躁,可能与身患某种疾病有关。如肝病患者,虚火亢盛,心情烦躁,平时容易发脾气。

老年人常发脾气,会给家庭生活和人际关系蒙上阴影,因此一定要设法加以改正和控制。实际上,一个人的性格和脾气,通过自身的心理调节和自制力是可以改变和防止的。生活中有许许多多过去爱发脾气的同志,后来都学会了正确的自我控制。

有人认为,老年人性格变化是伴随老化过程出现的;也有人认为,这是青年期性格特征的反映和发展。空巢老人的性格变化有两种常见的倾向。

1. 和睦型。年轻时性格偏激,进入老年期后,老年人的性格脾气逐渐趋于平和与完善。如原来急躁、粗暴的老年人变得温和起来。这类老年人在社会和家庭中能与人友好相处,关系比较融洽。

2. 老化型。原来考虑问题仔细、周密的人,到了老年后性格变得十分顽固,令人难以理解;原先内向的更少讲话了,并变得多疑。但如果一反常态,发生了与过去截然不同的性格变化,这种性格改变就可能是患了老年性精神方面的疾病。如早老性痴呆、脑动脉硬化性精神病、躁狂抑郁性精神病和精神分裂症等。

这些疾病多发生在老年,会由于病理引起人的性格改变。如老年性精神病患者先是性格改变,而后出现痴呆症状。出现记忆力障碍,近期记忆的减退尤为明显,过去的事难以忘怀,刚发生的事却一转眼就忘了,如忘记已经吃过饭而要求吃饭,出门后认不清回家的路,几天前见过的人已认不出了。患者也可因记忆力减退而进行虚构,把没有的事说得栩栩如生,娓娓动听。一旦发现老年人出现上述症状,就应密切关注。应及时送患者去医院检查。

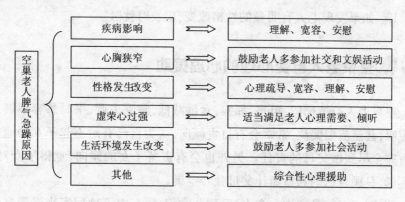

图26   空巢老人脾气急躁心理援助流程图

心理援助方法有以下几种。

1. 常爱发脾气的老年朋友,平时多参加一些集体社交活动,多找那些心胸开朗、脾气好的邻居、朋友聊天,经常与他们做伴。同时,也可请家人子女随时随地督促,这样,爱发脾气的毛病是可以改掉的。如果属于病症反应的脾气急躁者,应及时到医院检查就诊。

2. 老年人要从事力所能及的工作,通过工作使自己充满信心。

3. 丰富自己的生活,如种花养鱼、琴棋书画、旅游等,使老年人乐而忘忧。

4. 老年人不要对事物期望太高,期望越高越容易失望;期望不那么高,倒容易感到满足。

5. 老年人凡事要想得开,善于精神解脱。

6. 依靠伴侣、亲人和朋友,获取精神上的安慰和支持。

7. 安排好老年人的生活,尽量避免对老年人的精神刺激。

8. 鼓励和支持老年人参加文体活动和社交活动,防止他们产生孤独感。

9. 注意观察老年人的身体变化,预防和治疗老年人出现的疾病。

10. 居室环境应尽量满足老年人的要求;要帮助老人搞好邻居关系,以减少老人的寂寞。

11. 家中发生了不愉快的事,应适当瞒着老人;一旦老人了解了真情,应积极开导,以防止悲观和绝望心理的产生。

12. 老年人丧偶或离异后,家人要支持老人另找伴侣。因为失去伴侣,会导致老年人出现一系列身心失调和疾病,使老人的性格发生变化。

13. 如果发现老人有明显的性格改变,应及时就医。

八、空巢老人自责心理的心理援助

空巢老人心情郁闷、沮丧、孤寂,食欲减低,睡眠失调,平时愁容不展,长吁短叹,甚至流泪哭泣,常常会有自责倾向,认为自己有对不起子女的地方,没有完全尽到做父母的责任。另外也会有责备子女的倾向,觉得子女对父母不孝,只顾自己的利益而让父母独守空巢。

例如,老王就是这样一个人,看到儿女们,隔三差五地回家来看望自己,他常常内心深感不安,他总是想:自己年事已高,身体不好,儿女都已成家,都有他们自己的事业和家庭。虽然雇了保姆,可儿女们还是放心不下,他们的事情虽然忙,还是抽空来看自己,照顾关心自己,老王总感到自己是小辈们的"累赘",拖累了他们。于是整日在自责、内疚的心态中,无论小辈怎样劝慰都无济于事。在日常生活中,类似老王这样的老人并非少见,很多老人常因为某事而陷入深深的自责中,如老伴患病去世,心里常想:"他活着的时候,我为什么没有更好地照顾他?"如果长期沉浸在自责当中,会对老人的身心健康构成威胁。

大多数爱自责的老人属于内归因,就是不论发生什么样的事,不考虑客观原因,总是认为和自己有关。这些老人常常把"不行"、"无能"等自我贬损性的字眼挂在嘴边,并常萦绕在心中,这会使人丧失自信心,甚至导致心理不健康。消极的自责常常表现为过度的自我责备,从而产生沮丧、悔恨、郁闷、绝望等心理,严重影响身心健康。

这是一种表现为"自责内疚"的情绪障碍。这种消极的自责,多见于"奉献型"老人。天底下所有父母对子女的爱都是无私奉献的。子女一旦成家立业了,许多家长都感到自己"任务完成了",但是"奉献型"父母,还是想为子女做点什么,一如既往的。一旦年老做不动了,加上体弱多病,便会认为自己成了"累赘",拖累子女,甚至希望早离人世。这是由于认知错误造成的。

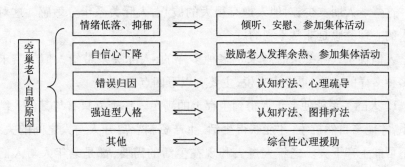

图27　空巢老人自责心理援助流程图

心理援助方法有以下几种。

1. 克服自责想法,当事人要纠正这种错误的认识,及时调整心态。要认识到子女关心老人是亲情,是对父母的爱,既然子女有这个能力让你过好日子,你就安心地享福;要学会注意常在什么时候责备自己,观察它对自己的情绪及生活方式的影响,当责备自己时,不妨用笔和纸记录下所思所想。若长期不能摆脱自责情绪,应及时到心理科就诊。

2. 学会为错误找到更多的原因。别再习惯性地认为事情出了差错,就一定是自己的问题。比如老人的笑话听的人没有反应,也许因为听的人没听清,或者听错了,甚至是这个人根本没有幽默感。如果老人能这样想,就不会再那么轻易地把所有问题归到自己身上了。

3. 容许自己犯错误,容许自己把一件事情做得不那么完美。每个人都有自己不擅长的地方,给自己一个时间去学习。把生命看作一个过程,和自己比较而不和别的人比较,今天比昨天进步一点,明天比今天进步一点,那就是成功的。哪怕暂时还不够好,哪怕自己和别人比还差得很远,都没有关系,因为学习是需要时间的。

4. 学会把做错了的事情与自己的价值分开,告诉自己:"这件事情我做得不够好,但我的动机是好的,而且我也在努力做到最好,只是最后没有达到我的目标而已。"

九、空巢老人人际关系敏感的心理援助

空巢老人长期独居在家,很少参与社会交往活动,以至于形成孤僻的性

格。这些老人朋友少,对他人抱有很大的戒心,人际关系十分敏感。这对于老人的心理健康是非常不利的。

人们赖于人际关系的需求是多种多样的,人际关系带给人们的需求也是多种多样的,就空巢老人来说,主要有以下四点。

1. 人际关系能使老年人得到生存上的满足。一个人只有与其他人结成关系,才能与自然抗争,才能获得生活、生产资料。离开人与人之间的关系,就不可能生存下去。老年人过去和现在生活的需要,都是老年人与人们共同劳动创造的。过去的工资和现在的养老金,也都是在岗时与人们共同劳动所得到的报酬。老年人的衣、食、住、行,离不开与人们之间的关系,特别是高龄老人,更需要人们的关照。所以说,老年人的生存离不开人际关系,人际关系也能有利和改善老年人的生存条件。

2. 人际关系能使老年人得到心理上的满足。心理上的满足,是人类的高级需要,任何人都要得到关爱,得到理解,得到尊重。这些满足,只有在人际关系中才能得到。特别是离退休后的老年人,在心理上有许多失衡,失落感、孤独感、自卑感,这些不良心态,直接或间接地破坏老年人的生活生命规律,影响身心健康。老年人只有通过与人们之间的相互关心、相互支持、相互帮助,才能获得人们的关爱和尊敬,满足心理上的需求。

3. 人际关系能使老年人得到认识上的满足。人对人的不同情感和态度,如敌友、亲疏、爱憎,取决于人的认知程度,也取决于人与人之间的关系程度。老年人在人际关系中体察人们的思想品质,分析判断人们的语言行为,能比较正确地理解和认知有关的人和事,得以采取正确的态度和正确的处理办法。

4. 人际关系能使老年人得到才能上的满足。越来越在意人生活法,越来越追求生命质量的老年人们,人际来往成了他们获得知识和才能的渠道。在老年大学、老干部学院和一些培训学校中,老年人攻外语、学电脑、练开车。在摄影书画、音乐舞蹈、麻将棋类、各种球类、各种拳法等协会中聚集的老年人,互帮互学,切磋技艺,既有所学又有所乐,还有所为。老年学、老年心理学、老年医学、老年人才学等等研讨老年问题的学术组织,更是老年人获得知识和才能的人际往来的场所。

人际关系不仅对老年人个人带来某些满足,而且对社会、对群体也会带来需求,如个人与集体、少数与多数等关系,都是群体凝聚力形成的重要因素。各种老年组织的精神面貌,也都与内部人际关系有关。因此说,人际关系对老年人自身生命质量十分重要,对群体和社会事业发展也十分重要。

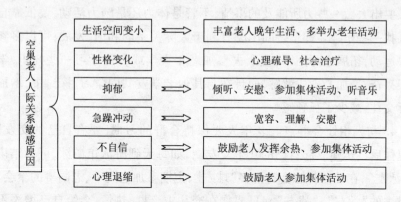

图28 空巢老人人际关系敏感心理援助流程图

心理援助方法有以下几种。

1. 老年人的人际交往应在积极的原则上进行。人际关系的发展和巩固,只能在积极的交往中才能得以实现。积极,一方面是指交往的态度积极,努力创造条件,使双方的信息、情感、能量、物质交换顺利进行。在交往中主动寻求对方的反应,以礼待人,不断强化相互间的交往。对和自己无关的人和事,不能一概用冷漠的态度对待。更不能把交往当作逢场作戏,做表面文章。另一方面指交往的情操要高尚,要尊重友谊,尊重情感,体谅他人,关心他人,助人为乐等。在交往中,提倡互补原则,每个人都有自己的长处,也都有自己的短处,能取人之长补自己之短,才能不断巩固人际关系,使双方在工作、学习、修养等方面不断进步。

2. 空巢老人首先要接受自己已进入老年期这一现实,保持健康的身体,重新组建人际关系网,建立一个和谐的家庭环境,改过去尊老爱幼为尊友爱老,同时积极参加社会活动,助人为乐,做自己力所能及的事情;其次保持良好的心态,不要过早产生衰老感,做到老有所为等;最后要善于保养,多运动、保持合理的饮食与平和心态,劳逸结合。这样可以在一定程度防止空巢老人悲剧的发生。

3. 联系他人主动点。现在城市基本都是单元式住房,本来就不利于人际交往,如果成天坐在家里,怎么会结识到朋友?老年人退休在家,时间充裕,在可能的情况下,要多与大家沟通,加深彼此的了解。例如,一些过去曾一起工作的老同事,可能分别多年,互相之间已不甚了解,交往不多,可以主动与几位老同事联系,叙叙旧聊聊新,很快就会建立起新的联系。此外,老年人要出去做一些力所能及的事情,不管是体力还是脑力活动,要依靠自己去寻找一些乐趣。邻里之间闲聊有利于人际关系的和谐、发展;可以多参加一些运动,拓展人际圈子;业余去参加老年大学或自己学习一些知识,学习会很兴奋,增加心理成就感,而且在与其他老学友共同学习、探讨中,增加了人际交往,减少了孤独感。

4. 与人相处合群点。老年人要保持合群的习惯,要有自己的交友圈。离退休后逐步建立起自己的几个交友圈,如每天到游泳馆游泳,可以结识一批"泳友",在社区打球会有许多"球友",定期参加老同学、老同事的聚会,巩固过去的"学友"、"战友"。只要你在交往中合群、热情,会给自己增添不少魅力,相信一定会结交到不少新朋友。

现在城市社区建立了文化体育活动组织、老人互助组织、公益活动组织,社区经常组织老年人开展活动,满足了老人社会交往的强烈愿望。老年人是社区活动的主力,要积极参加这些有益的活动。

5. 为人处世耐心点。人和人的交往更多的在于情感交流,这是一个长期的过程,所以建立和维护人际关系都需要有耐心。老年是人生的成熟期,在人际交往当中要有容人之量,要以诚待人,这样才能有个好人缘。为人要厚道,要关心人,爱护人,尊重人,理解人。不要人家对你有点建议,或与你的思想观点不一致,就觉得人家是针对你,于是跟人家较真或对着干。每个人在思想上、性格上都有缺点,对人不能求全责备,要学会求大同,存小异,全方位了解别人,多发现别人的优点,取长补短。

6. 广交友,交益友,朋友多了路好走;悦身心,除孤独,老年交友能延寿;增知识,开眼界,幸福人生共携手;我帮你,你帮我,老年快乐无忧愁。

流浪儿童常见的心理问题：①流浪儿童自卑、封闭的心理；②流浪儿童敏感、脆弱的心理；③流浪儿童自私、冷漠的心理；④流浪儿童孤僻、胆怯的心理；⑤流浪儿童冲动、易怒的心理；⑥流浪儿童撒谎、防备的心理；⑦流浪儿童拘谨、退缩的心理；⑧流浪儿童自暴自弃的心理。

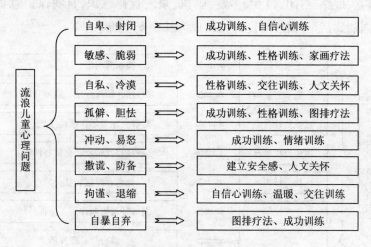

图29　流浪儿童心理问题心理援助流程图

一、流浪儿童自卑、封闭的心理援助

流浪儿童长期流浪，过着寄人篱下的生活，尝尽人世间的沧桑，他们的内心非常自卑和封闭。家庭解体和家庭暴力是未成年儿童迈出外出流浪步伐的首要原因。流浪儿童一般都出生于不幸的家庭，他们的家庭各有各的不幸却造成了孩子们几近相同的遭遇，他们都缺乏关爱，缺乏家庭的温暖。经济贫困是学龄儿童流浪的另一个原因。"家里没钱供我读书，我上学的压力太大,就决定出来打工了。"这是访谈过程中,几位同学经常听到的一句话,这些流浪儿童本意是出来打工为父母分担压力。

有调查报告表明,被调查的流浪儿童,其流浪史一般从几个月到几年不等,他们的流浪对于他们的成长和发展有着极其不利的负面影响。首先,生存环境极其不好。他们过早也过多地承受了生命的痛苦与无助,他们对于钱财、食物、衣服等物质条件有着我们常人难以想象的渴望。其次,物质的匮乏激发了他们求生的本能,在他们的世界里几乎只有一个问题,那便是填饱肚子,为了这个目标,他们可以运用各种方法和手段,所以,他们能够很快地学会骗人的把戏。再次,流浪儿童本就失去了家庭的温暖,流浪生活的艰辛更加重了这一感觉,他们的心灵可能因此冰冻起来,对一切都抗拒怀疑。长期下去,他们人性中"恶"的一面将被张扬,对社会产生复杂而无知的情绪。孤立、敏感、封闭、自我、多疑、固执、缺乏合作意识,自我保护意识非常强烈,强烈到甚至与整个社会为敌,成为社会安全的隐患。

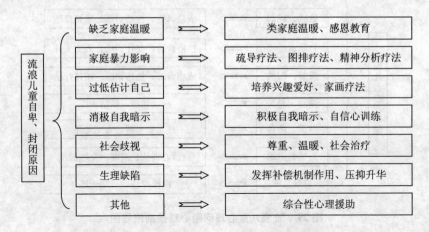

图 30　流浪儿童自卑、封闭心理援助流程图

心理援助方法有以下几种。

1. 改善环境,给予真爱。要创造条件,改善学校、家庭、社会中人们的理解和支持,使学生有良好的心境、愉悦的心情和安全感。在救助站,社工要有意识地引导那些性格开朗、乐观、热情、善良、尊重和关心别人的学生与自卑、孤独儿童进行交往,让这些自卑、孤独的孩子跳出个人心理活动的小圈子。造成孤独心理的原因有很多种,其中最主要的原因是有些人妄自菲薄,非常自卑,认为别人会因为自己的某些短处和缺陷而看不起自己,因此筑起

"围城"自我封闭,与别人"断交"或尽可能少往来。久而久之,就形成了孤独的心理。因此,可以这么说,自卑犹如孤独的孪生姐妹,有自卑的存在,就摆脱不了孤独的阴霾。一个人特别是少年儿童,如果长时间处于一种孤独与自卑的心理状态,其危害是非常巨大的。

2. 管教孩子态度一定要温柔,切不可简单粗暴。孩子一般缺乏自我评价能力,对自己的评价多是根据别人对自己的态度来决定的。经常受到父母的表扬、称赞和肯定,孩子就会变得自信、尊重自己,干事情积极主动。

存在自卑心理的孩子,心灵一般是封闭的,不愿意与别人包括自己的父母沟通思想。不打破孩子封闭的心理状态,就难以找出造成孩子自卑的真实原因和对症下药进行调适。采取温柔的管教办法,目的就是为了逐渐引导孩子说出自己为什么害怕、为什么烦恼、心中有什么不快,从而对症下药进行调适。

3. 要多给孩子一些表扬和鼓励,切不可过分挑剔。对存在自卑心理的孩子,不能采取同教育其他孩子一样的教育方式——对了表扬、错了批评,而要讲究方法,教育要循循善诱,多给孩子一些鼓励。当孩子不敢做某件事时,可以用肯定的口气说"我相信你能做好"、"你肯定行"、"你真是好孩子"等。当孩子某件事做得不太好时,也不要挑剔,而是要肯定他敢作敢为的精神和做得对、做得好的方面,鼓励他说:"做得还可以,如果这么做就更好了,多做几遍就会了。"此外,还要有意识地鼓励孩子提出问题、回答问题,鼓励孩子与别的孩子一起玩。

4. 要帮助孩子获得成功的体验,切不可撒手不管。成功是非常鼓励人的,哪怕是微不足道的成功,有时也会使孩子信心倍增。对于心理自卑的孩子,当父母的要想方设法帮助他提高各方面的能力,使孩子在提高能力的过程中获得成功的体验,从而克服自卑。只要孩子在父母的帮助下,能够不断地做成一件件的事情,孩子就会慢慢地自信起来,慢慢地克服自卑心理。同时,还要帮助孩子发现自己的长处。自卑的孩子往往只看到别人的长处、自己的短处,能够说出其他小朋友的许多优点,却说不出自己的优点。事实上,每个孩子既有长处,又有短处。每一个做父母的,都会说出自己孩子一大堆优点和优势,但孩子不见得知道自己的优点和优势。所以,做父母的要主动告诉自己的孩子,哪些方面比别人强,使孩子在心理上感到自己也有比别人强的方面,从而增强自信心。

二、流浪儿童敏感、脆弱的心理援助

流浪儿童长期缺乏亲情和关爱,尤其在流浪生活中,他们遭受到种种歧视和伤害,幼小的心灵非常敏感和脆弱。他们总是以怀疑的眼光面对外人。

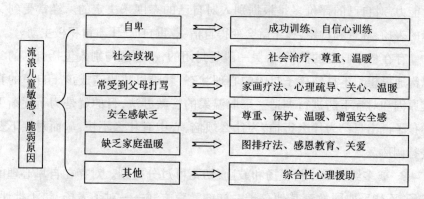

图31　流浪儿童敏感、脆弱心理援助流程图

心理援助方法有以下几种。

1. 给孩子营造一个宽松的环境,逐渐扩大孩子的交往范围,尽可能地挖掘孩子的优点,使孩子在活动中获得最大的成功,让他有充分把握表现自己,获得他人的认可、赞美,树立自信心。

2. 在挫折教育上,身教重于言教。当孩子面对挫折时,监护人要显得平静,淡化孩子的受挫意识。当孩子经过自己努力克服了一些挫折后,家长要及时赞扬孩子,让孩子在心理上获得一种胜利感,从而增强克服挫折的自信心和意志力。

3. 尊重孩子,不当众揭孩子的短。相对来说,性格软弱的孩子比较内向,感情较脆弱,监护人尤其要注意保护孩子的自尊心。如果当众揭孩子的短,会损伤孩子的尊严,无形中的不良刺激可强化孩子的弱点。

4. 让孩子大胆地说话。首先,监护人应该戒急戒躁,不能当面打骂、责备,逼迫孩子说话。其次,可以邀请一些同龄小孩和性格软弱者一起参与集体活动,这时监护人可在一旁引导或干脆回避,让他们有一个自由的无拘束的语言空间。如果条件允许,监护人还可以经常带孩子到一些视野、空间开旷的地带,鼓励孩子放声宣泄。

5. 让孩子学会生活,把握自己。监护人的包办代替是孩子性格软弱的重要原因之一。一些家长对孩子百依百顺,不让孩子做任何事情。这等于剥夺了孩子自我表现的机会,导致了孩子独立生活能力的萎缩。

6. 让孩子接触同伴,锻炼自己。孩子的性格在游戏和日常生活中表现得最为明显,这也是纠正不良性格的最佳途径。爱模仿是孩子的一大特点,监护人要让性格软弱的孩子经常和胆大勇敢的小伙伴在一起,跟着做出一些平时不敢做的事,耳濡目染,慢慢地得到锻炼。

三、流浪儿童自私、冷漠的心理援助

流浪儿童在流浪之前,就生活在一个冷漠的环境里,得不到亲情的抚慰,流浪乞讨之中,受尽白眼,使他们心理更加冷漠和自私。

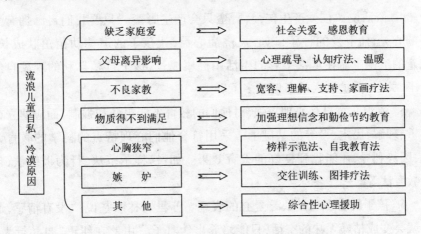

图32　流浪儿童自私、冷漠心理援助流程图

心理援助方法有以下几种。

1. 监护人一方面要培养孩子树立崇高理想,开阔孩子的胸怀气量,另一方面要让孩子明白,小鸡的理想是一把米,而雄鹰决不会为几粒米而斤斤计较。为达到目的而不择手段,在私欲面前毫无克制,这种人必然堕落成违法乱纪的反面教材,要注意通过日常具体事例的分析,晓之以理,引导他们学会敬老爱幼、爱护花草树木、热爱自然和生命、公正诚实、遵章守纪等道德常识。

2. 孩子的可塑性大,模仿性强,监护人是孩子学习和模仿的第一对象。

因此,监护人以身作则就显得尤为重要。监护人一方面教育子女如何孝敬监护人,另一方面自己对长辈恶语相向,或者夫妇经常吵架,那么孩子又如何能学会关爱他人呢? 反之,如果监护人平时尊老爱幼,关心帮助有困难的人,家庭和睦、邻里友好相处,朋友密切往来……这些都会潜移默化地影响孩子,使孩子幼小的心灵得到健康情感的熏陶,培养起孩子的一颗爱心。

3. 要重视特殊节日的特别教育。如植树节,组织学生到公园、新村植树,开展"我是绿色小卫士"活动;母亲节,开展"感恩"活动;教师节开展"尊师重教"活动;老人节快到了的时候,组织儿童为爷爷奶奶制作礼物,唱一首歌,画一幅画,做一件事,与爷爷奶奶一起搞联欢等活动,让孩子懂得尊敬长辈;发动孩子给灾区、贫困山区、残疾小朋友献爱心,为他们捐钱捐物,同孩子一起去邮寄,并一起写去慰问信,写上每个人想说的话,让孩子体会到助人的快乐。

4. 俗话说:"仁爱产生仁爱,野蛮只会产生野蛮。"只要我们自己拥有美好的心灵,播下爱的种子,以心灵浇灌心灵,让孩子的道德幼苗茁壮成长。儿童的道德生命在丰富多彩的生活中健康成长,孩子自私自利的现象自然少了,关心、爱护别人的事例就多了。

5. 流浪儿童自私心理较强,对他们的教育不能粗暴和强制,而应建立在尊重、理解、民主、平等的基础上。采用符合他们心理特点的科学的教育方法,因势利导,才能收到良好的教育效果。如:榜样示范法、行为训练法、自我教育法等。

6. 孩子的自私也是缺乏爱心的表现。苏霍姆林斯基说:"没有情感,道德就会变成枯燥无味的空话,只能培养出伪君子。"由此在纠正"自私行为"的时候,我们不妨多一些真情流露,重新唤醒孩子心里的爱心。

7. 很多自私的孩子孤僻,不合群,并美化为"独立"。对于这一点,可以多进行"合作"教育。通过学生之间的合作,辅之以合理引导,在学生间形成相互取长补短的好风气。在学生通过合作,完成目标任务后,对于那些积极合作,出色完成任务的学生小组,社工和监护人要多在孩子面前宣传、表扬,在全体学生面前形成好的学习榜样。但对于不好的方面,先不要急于批评,只要宣布下一个合作计划即可。这样一来,也给那些自私心理的人一个弥补的机会,以期待他们的进步。

8. 自私的孩子往往是语言上的巨人,行动中的侏儒。当他们面对失败、挫折、压力的时候容易产生逆反心理,用消极的方式来发泄。要想遏制孩子的不健康心理,爱心、责任心、耐心是必不可少的,社工和监护人要多给学生一些机会来改正他们的错误,用自身的行动、家庭的力量、学生之间的影响来感染学生,努力营造一个良好的环境,帮助他们消除自私心理,逐渐培养起健康的心理素质,以积极的心态来迎接时代的任务。

9. 在活动中激发孩子爱的情感,学习关心他人。活动是德育的生命,通过活动能让儿童成为自我教育的主体,让儿童懂得主动去关心别人,在相互关怀中,拥有纯洁、健康的心灵。

10. 要在日常生活中注重爱心的培育。日常生活中随时随地都会发生大量的、可利用爱心培养的情境。如下雨天,有人没带伞,给人撑伞;有老人摔倒了,扶起老人,等等,这些都是对孩子进行爱心培养的大好机会,可以充分利用这些情境来培养并强化孩子爱的情感。教育者要善于随时随地为孩子提供友善、助人为乐的实践机会,日积月累,潜移默化,孩子的爱心就会得到不断强化、巩固,形成稳定的品质。

四、流浪儿童孤僻、胆怯的心理援助

一些家庭解体和家庭暴力使未成年儿童迈出外出流浪的步子,长期缺乏关爱,生存环境不好,一些流浪儿童变得越来越孤僻和胆怯。有孤僻性情的孩子常有以下表现。

1. 言语及认识方面异常。表现为不爱讲话,不爱与其他人接近、交往,对别人的呼喊没有反应,也不跟人打招呼。

2. 社会交往能力和行为异常。表现为对亲友无亲近感,缺乏社会交往方面的兴趣和反应,不爱与伙伴一起玩耍。

3. 不关心别人。心理学家认为儿童个性的发展和社会化过程的实现,都离不开人与人之间的相互作用。让孩子学会关心别人,在潜移默化中让孩子体验人和人之间的正常关系,有利于良好个性的形成,有利于克服孤僻性情。

心理援助方法有以下几种。

1. 对于性格孤僻,不合群的儿童,要多让孩子和其他儿童一起锻炼,一起做游戏,共同活动以培养孩子热爱集体的良好性格。

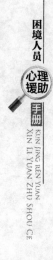

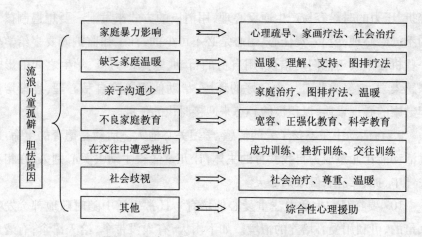

图33　流浪儿童孤僻、胆怯心理援助流程图

2. 进行类家庭教育。哥伦比亚大学的心理专家戴斯认为家庭是学习人际关系的第一所学校。也就是说,儿童与人交往的技能首先是在与家人的情感交流过程中形成,儿童会在与父母的情感交流中学会获得爱和表达爱的方式,学到基本的说话方式、手势、表情和交往方式。类家庭监护人在教育孩子方法上,既不能过分溺爱,也不能要求过严。过多指责,会捆住孩子的手脚,使其成为谨小慎微的人;过分溺爱易使孩子产生依赖心理,缺乏积极主动的进取精神。

3. 正确评价和认识自己和他人。一方面要正确认识孤僻的危害,孤僻只能给自己带来痛苦,没有人生的乐趣,在社会上、工作中与人不能团结协作,终将被社会淘汰;另一方面正确地认识别人和自己,努力寻找自己的长处,看到自己的短处。孤僻者一般都不能正确地认识自己。有的自命不凡,不屑和别人交往;有的则过于自卑,总认为自己不如人,交往中怕被别人讥讽、嘲笑、拒绝,从而不与别人交往。这两种人都需要正确地认识别人和自己,多与别人交流思想、沟通感情,享受朋友间的友谊与温暖。

4. 学习交往技巧,优化性格。主动找些相关书籍,学习交往技巧。同时多参加体育、文艺等集体活动,在活动中开放自我,真诚坦率地对待他人。要敢于与别人交往,虚心听取别人的意见,同时要有与任何人成为朋友的愿望。这样,在每一次交往中都会有所收获,丰富知识经验,纠正认识上的偏差,获得了友谊,愉悦了身心,便会重新树立你在大家心目中的形象,长此以往,就会喜欢交往,喜欢结群,变得随和了。

5. 正确看待交往挫折。不要因为交往中的一两次失败,而否定了世上的所有人,其实大多数人还是十分友好坦诚的,如果因此而自我封闭,从此与孤独寂寞相随,实在对自己不利,也不值得。因此应该鼓足勇气,勇敢走出来,主动与别人接触,感受人世间的温暖,享受生活的美好。

五、流浪儿童冲动、易怒的心理援助

一些流浪孩子因为自身的原因,比如贪玩成性、不服管教,喜欢打架,或长期遭受家庭暴力,他们离开了家庭,开始流浪,在情绪方面,变得冲动、易怒,喜欢用武力方式解决问题。主要表现为以下方面。

1. 情绪表现为焦虑。对周围的事物非常敏感多疑。总是毫无根据地怀疑别人,对他人无意(如吐痰)或有意(如微笑)的行为认为是故意跟自己捣乱,总感到周围人(包括亲属)在捉弄、欺骗、藐视自己。所以人际关系紧张,常因琐事与他人争吵,甚至打架。

2. 行为表现为不稳定,易怒,忍耐性极差和自控能力较差。常因微小的精神刺激而突然爆发出强烈的愤怒、冲动,易失去自控力,不会考虑后果。经常出现谩骂、伤人、损物等行为。但历时不长,有时对发作时的越轨行为感到懊悔,但不能保证不再犯。冲动行为较难预测,在行动受阻或受批评时容易发作。在学习中,思路不清,情绪低落,缺乏理性思考,平时会做的题目也会乱做一通。

3. 生理表现为反常。表现为满脸通红,双眼充满血丝,瞳孔放大、心跳加快、血压升高、呼吸急促、胃肠蠕动减慢、唇焦口干、吞咽困难等,行为恍恍惚惚,觉得很不自在。

从冲动行为的表现看,不良冲动行为会对人格的健康发展造成一定的影响,对孩子的身心健康有很大的危害。究其原因分析有四点。

1. 自身心理因素的影响。一般来说,有情绪问题和行为障碍的儿童易产生冲动行为。如多动症儿童因冲动、自控能力差,当情绪稍激动,就头脑发热,与人发生争吵或动手打人。他们的心理发育不成熟,判断分析能力极差,容易被人挑唆怂恿,对他人表现出敌意、攻击和破坏行为。在小学生中,为一点鸡毛蒜皮的小事例如一张纸屑、一块橡皮争得面红耳赤、大动干戈。情绪的冲动,还表现为喜怒哀乐皆形于外。喜悦、欢乐、紧张、愤怒、烦恼、沮丧、迷茫、冷漠、失望都会反映在言谈举止中,可以说他们的面孔就是精神世界的晴雨表。在课间经常可以看到学生动辄拳头或轻或重就落到别人身上了,表情夸张。

2. 家庭因素的影响。在家庭的教养方式中,暴力或放任自流的教育方式都不利于孩子学习正确处理问题的方式和行为。过度的关爱变成了沉重的负担,孩子承受了过多的心理压力;还有的家长忙于工作,疏于对孩子的关注,亲子间没有情感的交流与期待,有的小学生变得自暴自弃。

3. 学校因素的影响。出现不良冲动行为的学生大多来自班风、学风不是很好的集体,不良冲动行为的互相模仿学习,通过习得的方式相互"传染",从众心理都会导致不良冲动行为的发生。还有部分教师脾气急躁、行为冲动,学生具有向师性,易模仿教师的不良行为,在争执中常以武力相向。

4. 社会环境的影响。由于儿童模仿性强,是非辨别能力差,容易受到社会不良风气、电影、电视及暴力电玩游戏中的不良因素的影响。

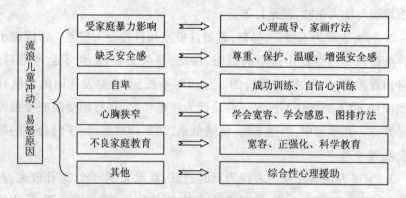

图34 流浪儿童冲动、易怒心理援助流程图

心理援助方法有以下几种。

1. 监护人平时要多和孩子交流讨论,找一些在孩子学习、生活中可能遇到的问题,一起探讨解决的办法,如果能够经常交流探讨,时间久了,孩子就会养成思考的习惯,而冲动行为也会得到控制。

2. 看到孩子有进步,就要采取奖励措施,巩固已有成果,在正强化的作用下,孩子的自我控制能力就会有所提高,而冲动性格也会有所改善。

3. 提供心理氛围,释放心理冲突。不良冲动行为的发生者通常出现在强烈的心理冲突之中,当孩子遭遇别人的误解或不公正对待等,出现强烈的心理冲突后,情绪的较大波动,就容易导致冲动行为的产生,积极引导孩子进行心理疏导,让孩子的心理得到合理宣泄。如让孩子自己面对墙壁述说心中的不满;可以在墙壁上乱涂乱画发泄心中的怨气;可以通过记日记、写随笔、听音乐、做运动的方式将情绪加以宣泄。

4. 开展多种活动,培养自控能力。发生不良冲动行为的孩子往往自我评价较低,自控能力较差。在各种社会活动中有意识地训练其自主能力,使其具备自我控制、自我完善的意识和能力。监护人可以通过创设符合孩子实际又稍高于现有能力的困难情境,使他们在克服困难的过程中,增强自我控制、自我调节的力量。

5. 时时关注孩子的心灵,从孩子的角度看他需要些什么,在孩子需要的时候给他足够的关心。当然,对孩子这种故意破坏的行为一定要批评,告诉他错在哪里,应该怎么做。让他们明白,可以用更好的方法得到父母的关心,而不是这样乱摔东西搞破坏的行为。让孩子对他自己的行为负责,如摔坏了东西,要负责收拾,而且也不能再得到相同的东西,让孩子明白这样的破坏带来的不良后果,他下次就会避免。

六、流浪儿童撒谎、防备的心理援助

流浪儿童的流浪史从几个月到几年各不等,他们的生存环境极其不好,流浪中的儿童衣食无保障,安全无保障,更不用说卫生条件了,同时,他们还要面对外来的种种威胁,因此撒谎和防备心理在流浪儿童心中表现突出。

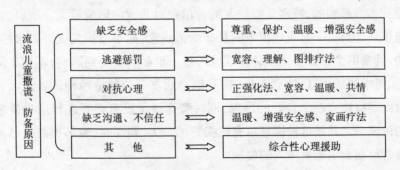

图35　流浪儿童撒谎、防备心理援助流程图

心理援助方法有以下几种。

1. 社工要增强对儿童的理解,寻求与儿童取得沟通的共同语言,打消孩子对大人的戒备乃至恐惧的心理。要努力成为孩子的良师益友,让儿童尊敬和信赖自己。

2. 对于撒谎的儿童,应该认真严肃地指出说谎的危害,要让儿童知道,用撒谎来掩饰错误是错上加错。人难免会犯错误,恰当地对待错误的方式是正视自己的过错,敢于承认并改正错误。同时,应该让他感到,坦率地承认自己的过错的后果与掩饰过错的后果是不一样的。虽然撒谎可以暂时掩饰过失,但会因此而失去父母和他人的信任。

3. 要注意帮助儿童克服因过去说谎而产生的罪恶感。使他们敢于面对自己的错误,明白撒谎可以使儿童成为一个不负责的人,但只要勇敢承认错误,就依然可以成为一个自尊的人。要抛开过去的包袱,努力向前。这里需要注意的是,儿童已形成的旧习惯往往很难一下子彻底改正过来,如果偶然再犯,不要大惊小怪。

4. 互相信赖,给孩子足够的爱。社工与监护人遇到儿童说谎时,首先要弄清他为什么要说谎,这是非常重要的,一般说,儿童在比较宽容的大人面前不爱说谎,因此,我们应该努力与儿童建立起一种亲密的互相信赖的关系。当儿童说出真相后,我们决不可凶神恶煞地马上加以训斥甚至处罚,相反我们还应该和气地与他们娓娓而谈,用爱去消除他们心中的疑虑,使他们明白说谎的危害,知道诚实的可贵,教育他们以后不再说谎。

5. 引导孩子树立正确的价值观。有的孩子说谎是为了使自己在与小朋友和监护人的交往中,处于一种有利的地位。儿童由于自我价值观的形成是受到多方影响的,特别是监护人的价值观对儿童的影响最大。所以,监护人应该注意自己平时表现出来的是非价值观念,如果监护人成天追求的、谈论的、赞赏的全是社会地位、物质财富,孩子也必然会受到影响,不切实际地谈论、追求物质财富、社会地位,在其他小朋友面前制造种种谎言。大人在儿童面前应该有一个良好的形象,同时教育孩子没有必要进行这种爱慕虚荣的说谎。尤其是这种谎言总有被揭穿的一天,到那时,为了提高自己地位的谎言反而会引来更多人的蔑视。

6. 对孩子的错误处罚要适当。有的孩子是反抗性地说谎,这种说谎往往在个别儿童心里不满的时候表现得尤为突出,当监护人或老师要他们帮忙做点事时,虽然他们有空,却因为不愿意做,而编出自己有很多事要做为理由,拒绝监护人或老师的要求,这种说谎一般是偶然现象,而且大多发生在监护人或老师要求他们做自己不愿意做的事情,或者是他们心中正处于对监护人有不满情绪的时候,对此,做大人的应该首先反省一下自己的态度和做法,了解儿童是为什么事情而产生的不满,并有针对性地进行教育。

当发现孩子犯了错时,监护人先要压压自己的火气,在气头上教育孩子,往往容易犯急躁的毛病。这时应当想想孩子为什么犯错? 如果孩子是由于顽皮、好奇、过失而犯错时,不要对孩子太严厉,要耐心地向孩子指明错在何处,应该如何做;如果孩子的错误确实应当受到惩罚,或者旧错重犯,还要想一想孩子是否承认了错误。如能主动承认,就应减轻惩罚,并说明之所以如此,是由于其主动承认错误的结果;如果不主动承认,还要蒙混过关,则要加重惩罚,并告诉他,他还多犯了一个错误——说谎或欺骗。

7. 给孩子足够的尊重。有的孩子是出于报复目的而说谎,当儿童感到自己受了某种不公平的待遇或委屈时,有的儿童会采取一种报复性的说谎。监护人一定要弄清事情的真相,切不可轻易下结论随便冤枉孩子。否则,孩子会对所有的大人都失去信任,反而更加爱说谎。如果发现孩子有说谎或欺骗行为,不要当众揭发他、批评他,可以把他悄悄地叫到一边,单独跟他谈话,一是指出他说谎了,大人已经知道了实情;二是告诉他这次给他一次改正的机会,不当众揭发批评,也不告诉会给他惩罚的家长或别人;三是阐明说谎和欺骗的危害性,同时警告他:下不为例;四是相信他今后一定能做得很好。

七、流浪儿童拘谨、退缩的心理援助

流浪儿童在流浪之前或长期遭受家庭暴力或经常遇到惊吓、恐怖的情景,流浪之中,经常遭受他们的欺负和打骂,其心理和行为会变得拘谨和退缩。

退缩行为是常见的儿童心理障碍现象。一般表现为胆小、羞涩、孤独和畏缩,不敢到陌生环境中去,不到集体场所玩耍,也不愿与其他小朋友交往,甚至不愿随父母去亲友家作客。如果客人来访,他就会躲开不肯相见,宁愿一个人独自与玩具作伴。平时不肯去幼儿园,到幼儿园后,一人躲在角落里,不参加集体游戏,生活显得很被动。稍大的孩子则拒绝上小学,与老师、同学接触显得紧张、不自然,一回家中,有说有笑,并能做一些力所能及的事。

儿童产生退缩行为的原因,一是先天适应能力差。二是后天抚养教育不当。三是家庭环境气氛不正常。

对于儿童退缩行为,采取的防治措施是以教育和心理治疗为主。监护人和老师要正确看待这些孩子,热情地对待他们,要尽力改变他们适应能力差的先天素质,帮助他们适应外界环境;要改进教育方法,不溺爱、不粗暴、不冷淡、不急躁,鼓励孩子和小朋友游玩,培养他们对新鲜事物的兴趣,养成热情,活泼开朗的性格。随着孩子年龄的增长,经常参加集体活动,社会见识增长,退缩行为便会逐渐消失。

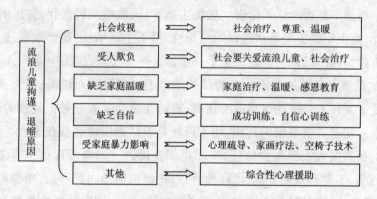

图 36　流浪儿童拘谨、退缩心理援助流程图

心理援助方法有以下几种。

1. 注重培养孩子独立能力。监护人不要总是认为孩子小,什么都替他们做,让孩子心里有一根处处依赖大人的"拐杖"。应该从小就有意地提供一些让孩子做力所能及事情的机会,由此,可使孩子的延迟心逐渐稳固地建立起来,并在学习做事情当中变得勇敢。

2. 多鼓励孩子与他人及社会进行交往。在生活中,鼓励孩子参加各种社会活动,多提供与小朋友交往、玩耍的机会。对已经出现退缩行为的孩子,监护人要帮助孩子克服孤独感,适应外界的各种环境。每当孩子在社交中表现得有进步时,都要及时进行鼓励和赞扬,以此增进孩子的自信心。

3. 正确对待孩子的退缩行为。监护人或老师发现孩子有退缩行为时,不可由于心急而粗暴对待,这样会使孩子更加恐惧,更不敢与人接触;但也不能溺爱,以免孩子从心理上更加依赖监护人。而是要以亲切的态度,诱导并鼓励孩子克服心理上的缺陷,与周围环境接触。

4. 社工或监护人应对儿童在社交中出现的合群现象,给予奖励,逐渐增加他们的社会活动,克服退缩行为,经过多次社交实践和社工的正确心理诱导,大多数有退缩行为的儿童,都可成为性格开朗的人。

八、流浪儿童自暴自弃的心理援助

社会对流浪儿童的刻板印象,很容易给他们贴上各种含有贬义的标签,我们常常可以听到人们用"小流子、小偷、小叫花子"等词语称呼流浪儿童,流浪儿童的行为不免要遭受到他人的非议与指责,长期的自尊受损很容易造成他们的人格缺失,使他们变得对金钱和物质以外的其他一切都不在意。再加上他们没有受到良好的教育与引导,这样,这些孩子人性中恶的一面被凸显,社会化过程被异化,他们变得自暴自弃。

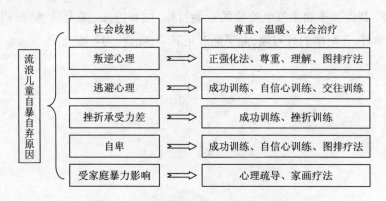

图37 流浪儿童自暴自弃心理援助流程图

心理援助方法有以下几种。

1. 采用关爱,树立信心。社工或监护人要扮演导演的角色,去除霸气,尽量与孩子建立良好的师生关系,以和颜悦色的表情与他交谈,用语重心长的、幽默的和富有启发性的语言,适时引导他。首先要接纳他,理解他,更加关心爱护他,并成为他的知心朋友;然后再适当选择个别或小组辅导形式,让他在和谐、轻松、安全的氛围中和教师交流。

2. 创造机会,融入集体。多为孩子提供尝试的机会,让其体验成功的喜悦和荣誉,增加良性刺激,使他摆脱自闭心理,激发其自信心和上进心,在他从老师的表扬、同学的赞许中对自己充满自信后,他的情绪产生了一定的兴奋性,让他以进一步成功的"可能"来引导发挥自己的潜能。让他在与他人合作的过程中学会和别人交往;让他找到自己在集体中的位置,认识到自己存在的价值,在与同学的交往中增添信心。

3. 转移重心,设立目标。在孩子走出自我的低谷、重新恢复自信后,再把他的注意力转移到学习上来,明确地告诉他:学生要以学习为主,按时上学,完成作业是一名学生最起码的任务。

4. 用爱的力量把他拉向学生中间。多给孩子一些爱护,让他充分感受到集体的温暖,慢慢忘却父母的抛弃给他带来的"人格"上的伤害,感情上有了一定的寄托,对救助站、社工、同学有了感情,不至于发生自暴自弃现象。一方面社工或监护人要注意观察,寻找机会亲近他、关心他、信任他,拉近师生间的距离。另一方面借助班集体的力量帮助他,让他感到集体大家庭的温暖。

5. 帮助孩子制定每个阶段的近期目标,如有进步,马上鼓励,推动他养成爱学习、守纪律的好习惯,并不断改正其不良的行为习惯。

第十章

流浪成年人心理援助

流浪成年人常见心理问题：①意志薄弱、怨天尤人；②缺乏主见、不思进取；③自卑、自暴自弃；④无能、无助感；⑤好逸恶劳、缺乏自尊；⑥精神颓废、心态消极；⑦悲观、仇恨。

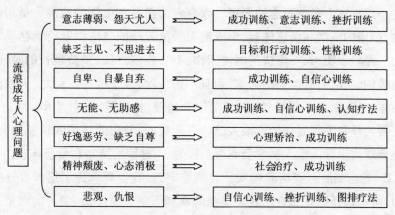

流浪成年人心理问题		
意志薄弱、怨天尤人	⟹	成功训练、意志训练、挫折训练
缺乏主见、不思进去	⟹	目标和行动训练、性格训练
自卑、自暴自弃	⟹	成功训练、自信心训练
无能、无助感	⟹	成功训练、自信心训练、认知疗法
好逸恶劳、缺乏自尊	⟹	心理矫治、成功训练
精神颓废、心态消极	⟹	社会治疗、成功训练
悲观、仇恨	⟹	自信心训练、挫折训练、图排疗法

图38　流浪成年人心理问题心理援助流程图

一、流浪成年人意志薄弱、怨天尤人的心理援助

流浪成年人意志薄弱形成原因有以下几种。

1. 从小就受到父母溺爱，他们是温室里的花朵。这样的人一踏入社会，就会感到难以适应，一点困难和挫折，就会让他们受不了。但从小就受磨难的孩子则不这样，俗话说，穷人家的孩子早当家，他们一般意志都很坚强，遇到困难都会挺过去。

2. 没有目标，没有追求的人。这样的人整天无所事事，过一天，算一天，对任何事就都难以坚持。

3. 没有人生信念的人。信念是我们成事的精神支柱。坚强的意志，不会是无源之水，无本之木，它需要精神支柱。

4. 存在错误认知的人。这样的人不能正确面对挫折和失败。他们总是从外界找原因，而不是首先从自身找原因。

5. 没有积极情感的人。情感消极的人，他们什么事都做不好，也难以坚持下去。但积极情感的人则不这样，如对祖国存在感情的人，他们千辛万苦回到祖国，从不感到苦，很多归国华侨就是这样的。

心理援助方法有以下几种。

1. 提高情绪和情感对意志的支持作用。情绪和情感与意志是相互作用的。意志努力可以在一定程度上调节、控制情绪和情感，而情绪和情感也可以在一定程度上影响意志的表现。教育者的任务在于帮助流浪人员增强积极的、健康的情绪和情感体验，形成流浪人员劳动的热情以及持续活动的意志力。经验表明，人在愉快的时候工作，不知疲倦，可以坚持很长的时间；人在激愤的时候，会有加倍的力气，而且不怕危险，敢于战斗。反之，人在消沉的时候工作，则提不起精神，坚持工作时间短，怕风险，不敢斗争。鉴于此，教育者的任务不仅要帮助流浪人员增强积极的、健康的情绪和情感体验，而且还要尽力引导流浪人员学会克服消极的、不健康的情绪和情感体验。

2. 意志品质自我培养模式。自我鉴定，自我提高。为了培养自己的意志力，可以选择那些比自己意志坚强的典型形象作为模仿、学习的对象。这些形象可以是英雄、模范人物，也可以是自己周围熟悉的朋友。用这些形象和自己做比较，分析并估价自己的意志水平，找出差距，确定弥补差距的途径和方法。

在自我鉴定的基础上，给自己提出适度的行动任务，以便在实际行动中锻炼意志。仅了解自己意志薄弱之处，并不能使自己意志坚强起来。意志是在实际的意志行动中逐渐培养起来的。在为自己确定行动任务时，必须适度。这是因为，从一方面看，行动任务的难度太大，要求过高，自己力不能及，结果必然以失败而告终，挫伤自己锐意进取的精神。如果接二连三地失败，则可能使意志消沉下来。当然，力所能及的任务，也不一定一次就能成功地完成，常常需要多次反复，经历一些困难和失败，并付出许多努力。但它与前者有一个很大的不同，那就是它最终是可以完成的，而前者最终是不可能完成的。因为它违背客观事物发展的规律，超越了人的主观能力的可能性。从另一方面看,行动任务如果过于简单,很容易完成,则不需要付出多少意志努力,结果也起不到锻炼作用,故而行动任务适度最好。

3. 鼓动意志的风帆,培养自觉性。许多人可能都有这样的体会:当完全自觉地从事某项活动时,便能保持活跃、清醒的头脑,十分理智地控制自己的情绪,好像自己不再是奴隶,而是主人,自己所从事的活动,也有意想不到的好效果。同学中,凡是学习成绩好的,都是学习上比较自觉的。他们能严格遵守纪律,及时认真地完成作业和学习计划,遇到问题能主动去解决,对自己感兴趣的事情,还能更广泛、更深入地去思考、去动手,从而培养出良好的意志品质和心理素质。

有了自觉性,人才能将精力集中在既定目标上,意志力才能真正在头脑中起作用,行为才能产生效果。怎样才能使自己具有自觉性呢? 自觉性的舵手就是人的自制力。它是人在意志行动中控制自己情绪的能力,它一方面促进人们努力克服执行决定中产生的怯懦、犹豫、懒惰等,另一方面善于在行动中克制冲动行为,从而更坚定地执行自己的决定。

4. 激发实现奋斗目标的强烈欲望和责任感。人们无论做什么事情,只有明确的目标是不够的,还必须有实现目标的强烈欲望和责任感。比如,运动员要打破世界记录,不仅要目标明确,而且还要有强烈实现目标、打破记录的欲望和责任感。这种责任感和欲望不仅可以提高他们的意志力,而且还可以增强他们的力量。同样,运动员在与较强对手比赛的情况下,容易取得较好的成绩;如果同较弱的对手比赛,则不容易有多大长进。

5. 目标导向法,通过帮助他们明确生活目的,树立生活的理想,使他们心目中有努力的方向。他们才会客服重重困难,争取达到目的地。但是必须注意目标的设立,必须恰当,不能太难,目标太难达不到就会打击信心,但也不能太易,太易则失去了意义。目标导向法也可以学习榜样,通过学习榜样促使他们通过对榜样的认识和学习,从而培养他们的意志。社工可以去开展学习著名人物,模范人物,领袖人物的系列活动,通过学习他们的事迹,以作为鼓励自己前进的动力。

6. 挫折训练法。通过以苦锻志,以达到培养流浪人员意志的目的。没有困难,就没有意志,只有经历不断的挫折考验,不断地增强耐挫力,我们的意志才会提高。我们平时理解的挫折是指阻挠、失意、挫败的意思。在心理学上。挫折是指人们在某种动机的推动下所要达到的目标所收到的阻碍,因无法客服而产生的紧张状态与情绪反应。挫折是人生中不可避免的,有的人跌倒了能爬起来,有人稍遇挫折便一蹶不振。这就关系到一个耐挫力的问题。

耐挫力是指挫折的耐受能力,个人对挫折的可忍耐、可接受程度的大小。耐挫力高的人,往往比较积极、自信,能够战胜这种困境产生的紧张状态与情绪反应。耐挫力是意志力的其中一方面。所以通过培养耐挫力,便能够在很大程度上提高他们的意志力。

二、流浪成年人缺乏主见、不思进取的心理援助

一些流浪成年人缺乏主见、不思进取,遇事易反反复复、优柔寡断,其原因有以下几种。

1. 认识障碍。对问题的本质缺乏清晰的认识是人遇事拿不定主意并产生心理冲突的原因。只要留心观察,就不难发现优柔寡断多发生在青年人身上,这是因为青年人涉世未深,对一些事物缺乏必要的知识和经验的缘故。

2. 情绪刺激。俗话说:"一朝被蛇咬,十年怕井绳。"一旦遇到类似的情境,便产生消极的条件反射,踌躇不已。

3. 性格特征。一般说来,优柔寡断者大都具有如下性格特征:缺乏自信,感情脆弱,易受暗示,在集体中随大流,过分小心谨慎等等。

4. 小时候缺乏正确的教育。这种人从小在倍受溺爱的家庭中成长,过着"衣来伸手,饭来张口"的现成生活,父母、兄弟姐妹是其拐杖。这种人一旦独自走上社会,遇事易出现缺乏主见、优柔寡断现象。另一种情况是家庭从小管束太严,这种教育方式教出来的人只能循规蹈矩,不敢越雷池一步。一旦情况发生变化,他们就担心不合要求,在动机上左右徘徊,拿不定主意,因为无法生存,就选择流浪乞讨。

心理援助方法有以下几种。

1. 及时的心理暗示,提醒自己要果断,做了就不后悔,后悔就不做;其次是在处事时所作的考虑要周全,但不是瞻前顾后、缩首畏尾。不要有太多顾虑,即使错了,也是对你的一次帮助,怕什么? 没有失败,哪来成功!

2. 自强自立。培养自信、自主、自强、自立的勇气和信心,培养自己性格

中意志独立性的良好品质。

3. 决定取舍。不要追求尽善尽美。"金无足赤,人无完人",只要不违背大原则,就可以决定取舍。

4. 有胆有识。心理学认为,人的决策水平与其所具有的知识经验有很大的相关。一个人的知识经验越丰富,其决策水平就越高,反之则越低。这也就是俗话所说的:"有胆有识,有识有胆。"

5. 主动思维。"凡事预则立,不预则废。"平时经常开动脑筋,勤学多思,是关键时刻有主见的前提和基础。

6. 遇事冷静。排除外界干扰和暗示,稳定情绪,由此及彼、由表及里地仔细分析,亦有助于培养果断的意志。

如果拿不定主意,就跟着第六感走,不管对或错,成功或失败都不用后悔,至少你努力过。

三、流浪成年人自卑、自暴自弃的心理援助

流浪乞讨人员可能没有一技之长,可能存在身体残疾,由于没有自己的人际交往圈,倍受社会歧视,没有一技之长,他们生活在最下层,自卑、怯弱,有的变得自暴自弃。其心理援助方法有以下几种。

1. 分析一下自己,有哪些长处,哪些优点,尤其是那些个人独有、超越他人的地方。认真找一下,肯定能找出来的。你可能原来很不习惯这样做,觉得这样就是不谦虚,那种认识实际上是片面的,没有好处的。看到自己的优点不是不谦虚,谦虚也绝不是把自己看得一无是处。可以拉一张单子,尽可能列举出各个方面,优点、缺点也可以一块拉出来,以便于更全面地认识自己。这样一来,你就会发现:我并不比别人差。为了鼓励自己,还可以自我勉励:我能行,我一定能行!

2. 选几本成功人士的传记,好好读一读。看人家是怎么走上成功之路的,有哪些可以借鉴的地方。通过阅读,就可以发现,许多人走向成功,都经历过不少挫折,甚至几度接近丧失自信心,但他们坚持下来了,并且逐步养成了坚韧不拔的性格,最终成为事业有成、对社会和人类有大贡献的人。读这样的书籍,可以汲取精神力量,借鉴成功经验。经常阅读,大有好处,对于自信心不足的人尤其是这样。

3. 成功体验法。过多的失败很容易摧毁他们对生活所抱的美好希望和积极态度，而导致其建立消极的失败的自我形象和自我概念。而适度的成功体验往往会提高学生的信心，帮助他们形成成功者的自我认识，从而成为不断上进的动力源泉。因此，社工要创设各种有利条件，使他们更多地体验成功。通过创立顺境，增加他们对生活的积极美感；对未来生活的美好预期，更重要的是帮助他们构筑美好的自我形象，形成和发展其自信心。

4. 合理成功期望法。人的潜力很大，心理学家认为，人的一生只用了人脑潜力的 10%。所以，只要充满自信，努力奋斗，绝大多数人都可以成才，都会在某些领域有所成就。但人们的天赋及后天条件毕竟存在差异，不能期望人人都拿世界冠军，都获诺贝尔奖金……社工要针对每个流浪人员的实际情况，帮助他们建立适合自己发展水平的合理、成功的预期，教育他们不要好高骛远、眼高手低，这样可以避免他们因期望过高而又难以实现从而遭受心理挫折。一些流浪人员往往耐心不足，急于求成。社工在让学生看到美好前景的同时，也要让他们明白，不经踏踏实实、点点滴滴的艰苦努力，甚至是多次的挫折、失败，再美好的前景也是难以实现的，使其不寄过高期望，而是要踏踏实实、认认真真地完成每一项任务。

5. 树立正确的个人价值观。社工要帮助他们树立正确的个人价值观，努力使他们正确地看待自己、估计自己、相信自己和善待自己。因为缺乏自信的人往往在一定程度上自我否定，对自己某方面的价值和能力持否认、轻视、不满的态度，常常表现为自轻、自贱、自卑、自责等现象。

6. 做自己的对手，战胜自己。世界上最不好战胜的人就是自己。一个人旧有的习惯、性格、自卑心理很难改变，他们口口声声称要改变自我，重新做人，但说归说，到时依然故我。在心理咨询中，我曾接待过很多怯懦、自卑者，他们说自己痛恨那些无理者，那些欺负自己的人，但他们就是不敢反抗，不敢对他们说不，虽然表面上他们逆来顺受，可他们心里早就沸腾了，两个自我在做激烈的斗争，最后导致焦虑和心理问题。做自己的对手，战胜自己。一个人只有战胜自己，才能克服懦弱和自卑，才能堂堂正正做一个人格统一的人、自信的人。

四、流浪成年人无能、无助感的心理援助

自我效能感低下的极至状态就是习得性无助感。它是指个体在接连不断地遭受挫折,便会产生无能为力、听天由命的心态。

习得无助感是个体在生活、学习过程中产生的,是社会化过程中的不良产物,也是一种习得的行为和习惯。习得无助感的个体往往错误认为,每件事都不受他的控制,发生在他们身上的事都是自己过失造成的(内部归因),这些他们是不能改变的(整体归因),并且认为,困难将持续下去(稳定归因)。如果长期不能克服它,他们将会丧失一切斗志,放弃一切追求,进而陷入绝望的心理困境,也会成为自我实现预言的牺牲品。

心理援助方法有以下几种。

1. 在生活和交往中,一定要给自己以积极的心理暗示,要相信自己的能力,要多回想自己成功的经历,要能够看到与自己的水平差不多的示范者取得的成功,这样都可以提高我们的自我效能感。当面对困难,挑战的时候,一定要不断的对自己说:"我一定能做好!"当你真正具备了这种积极健康的心态的时候,当你能够从容的分析客观世界的时候,渐渐的,你会发现成功真的没有我们想象得那么难,成功正在向自己慢慢地靠近。

2. 让流浪人员体验成功的喜悦。任何失败都可能是永久性、灾难性的。因此,要创造条件让他们都能享受到成功的喜悦。在游戏活动中,应针对他们的实际情况,确立其为之努力,切合实际能够达到的目标。尤其在他们的活动告一段落时,应给予适当的评价。当然,这种评价方式并不只限于表扬。他们一旦体验到了成功的喜悦,便会树立起"我能行"的自信心,就可以减少他们不必要的担忧与分心,就能使他们集中精力面对任何压力和挑战。这样也就会抑制习得无助感的心理状态的出现。

3. 使他们养成乐观的态度。乐观的自我评价,表现为困境人员看到自己不足的同时,更应看到自己的长处,应相信自己,不自暴自弃,不怨天尤人,尤其是能主动调整情绪,保持平衡的心态,正确地看待和处理生活中的矛盾或困难。这样他们就不太容易产生习得无助感了。

4. 教给困境人员消除自卑心理的方法。人产生自卑心理,主要来源于对周围事物的躲避心理,以及他们对他人的紧张心理,对自身的否定心理。

社工应引导他们剖析自己,学会调节情绪,增强认识自我、了解自我的能力。同时,应教育和引导他们把失败看作是再学习的机会,应充分认识到一件事取得成功的过程不止在一个环节,然而失败,极有可能是在一个环节出错,因此没有必要指责整个过程,甚至全盘否定自己。如果能做到这一点,则习得性无助感这一负面心理状态也就不易产生了。因此,在具体的游戏活动中,社工应注意对他们反馈、评价,多用积极反馈,少用消极反馈,即便在少有的消极评价时,注意不要将他们的失败与他们的智力联系在一起,而应多从他们的努力不足上入手。

5. 强化法。强化法是通过强化手段增进某些适应性行为,减弱或消除某些不适应性行为。例如,在游戏中通过强化手段,可以矫正困境人员的习得性无助行为,使之逐步建立某种适应性行为模式。在利用该方法过程中,要注意制定适当的目标,每一步该怎么做,都要定出可以给予强化的标准,一旦所需行为出现,立即给予强化。例如,要矫正社交习得性无助,第一步的标准可以是习得性无助者主动与人交往。一旦出现了主动与人交往的行为,就给予表扬。第二步的标准就是在一定时间,习得性无助者主动与人交往的次数增多。只有当其交往频率增加时予以奖励。第三步的标准就是习得性无助者在遭到拒绝后,主动与其他人交往。如此进行下去就可以使人的行为一步步接近希望的行为模式。

五、流浪成年人好逸恶劳、缺乏自尊的心理援助

一些成年流浪乞讨人员,在他们小的时候就养成了不劳而获的习气,他们不愿意劳动,但又贪图享受,还希望比别人生活的更好,慢慢地就形成好逸恶劳心理,这样的人往往没有自尊,毫无进取之心。

心理援助方法有以下几种。

1. 学会肯定自己,勇敢地把不足变为勤奋的动力。学习、劳动时都要全身心投入,争取最满意的结果。无论结果如何,都要看到自己努力的一面。如果改变方法也不能很好地完成,说明或是技术不熟,或是还需完善其中某方面的学习。你的学习和劳动最终会让你成功的。这样努力一段时间,你将发现自己很少为因做了某件事而感到遗憾。你还将发现,以坚强的毅力、乐观的情绪,脚踏实地地实践着由易到难的事,是我们每一个人都可以做

到的。

克服懒惰,正如克服任何一种坏毛病一样,是件很困难的事情。但是只要你决心与懒惰分手,在实际的学习生活中持之以恒,那么。灿烂的未来就是属于你的。

2. 树立正确的自尊心。首先应当有正确的人生价值观,有无人生价值,说穿了就是你活得有无意义,活着有无目标,一方面这价值首先是为个人的,即是为了生存,你的目的应该是让自己和自己的家人生活得更好,同时,这价值是为他人,为社会的,如果每个人的生活目标都仅仅是为自己,那么最终他不可能实现自己的目标,因为这要依赖他人对自己的给予才行,所以,在社会生活中,你还应该为别人着想,明白了这一点后,自尊心的树立就要视自己为有价值、有用的人,对自己的能力做出适当的自我评价,并且自信能够自我实现,也会受到他人的尊重,做出了成绩,有了贡献,别人自然会欣赏你,喜欢你,你的自尊就可以得到满足。

3. 培养正确的自尊心要有正确的荣辱感。缺乏荣辱感的人就缺乏自尊心,或者自尊心不正确,而在培养荣辱感的过程中,人的自尊心也就相应得到了发展,随着人的成长,懂得了是非曲直,人就有了自尊心,并且荣辱感越强烈,自尊心就越发展。那么,如何在正确的荣辱感上树立正确的自尊心呢? 一个著名的故事可以帮你自我判断:一次,贝多芬和一位朋友一起散步,奥地利皇室一家坐车迎面而来。那位朋友摘下帽子退到路边,贝多芬却背着手,无所顾忌地继续走,只是当皇后向他打招呼时,才微微碰了一下自己的帽檐。又一次,一位公爵粗暴地要求他为拿破仑演奏,他愤怒地拒绝了。事后,他致信公爵:你之所以成为公爵,只是由于偶然的出身,而我之所以成为贝多芬,却是靠我自己的努力,公爵现在有,将来也有,而贝多芬却只有我一个! 可见,正确的自尊应当建立在刚直不阿、理直气壮的基础上,而不能建立在卑躬屈膝、阿谀献媚的基础上,换句话说,你的自尊应以人格作为砥柱。

4. 交往中要注意与他人相互沟通,在正常的人际关系中树立起良好的自我形象,越是自尊心强,越是要注意尊重别人,你处在一个社会关系网中,每个人的行为都在影响他人的同时也牵制着自己,因此,当你仅仅为了满足自己的自尊心而去恶言中伤别人,那么你就伤害了他人的自尊心,在人际关系中投下阴影,所以,将心比心,要承认每个人的人格都是平等的,要善于发现别人的优点与长处，承认自己的弱点与短处，使得自尊与尊他都成为自觉的行为。

人都生活在群体之中，人际交往应互相尊重，尤其不要去做会激起别人强烈反感的事情，而且，当双方陷入僵局，一旦有人主动打破此局面，另一个人多半也会礼让，因此，善于使交往对象的自尊表现经常处于宽松状态，有利于人际关系的融洽，这反过来又会使自己获得良好的自尊实现条件。

六、流浪成年人精神颓废、心态消极的心理援助

一些成年流浪乞讨人员，对自己、对生活丧失信心，处于困惑、迷惘状态，不知道今后的路该如何走下去，他们早就没有了斗志，精神颓废，心态消极，过一天算一天。

心理援助方法有以下几种。

1. 要树立正确的人生观、世界观。人为万物之灵，这是因为人具有思维能力，即人所独有的极其复杂、丰富的主观内心世界，而它的核心就是人生观和世界观。如果有了正确的人生观和世界观，一个人就能对社会、对人生、对世界上的万事万物持正确的认识，能采取适当的态度和行为反应；就能使人站得高，看得远，冷静而稳妥地处理各种问题。

2. 不要对自己过分苛求，应该把奋斗目标定在自己能力所及的范围之内。尽量使自己有圆满完成目标的可能。这样，你的心情就会十分愉悦。

3. 充分认识积极与消极的辩证法。同样一个事实，但有完全不同的见解，消极的人和积极的人，他们的差别基本上就在于所持的态度的不同。消极的人喜欢在鸡蛋里挑骨头，这里抱怨，那里挑剔，而积极的人即使在一摊烂泥巴水中它都还能够发现到那反思的眼光，因为他心中还有着永远的希望和坚定的信仰。一位驾驶帆船的老水手，告诉正在接受训练的学员说："风呀，无所谓有什么好风和坏风，只是看你如何去利用它而已。同样的道理，人的遭遇也无所谓好坏，全看你是如何去想。"

积极者和消极者的区别是这样的：积极者是答案的一部分，消极者是问题的一部分，积极者经常想方法来解决问题，消极者老是找借口逃避问题。积极者常说："我能为你效劳吗？"消极者却说："那不关我的事！"积极者在沙漠中看到绿洲，对于每一个问题都有答案。而消极者即使在绿洲中也会看

到沙漠,对于每一个答案都会有问题。积极者会想,这件事或许有点困难,不过还是可以完成的。消极者则想,这件事虽然有可能完成,但是实在太难啦。

生活是五颜六色的,有甜酒,也就会有苦涩。这个世界既然有好人,就会有坏人和自私自利的人。我们不要一看到别人有钱,而自己穷困,就心理不平衡,就消极失望,正确的办法是,你要拼搏,要奋斗。以积极心态对待生活和工作。就是因为生活什么都有,所以才有意义。一般来说,生活完全是痛苦,这是人所不希望的,但生活全是幸福,这也是不现实的。名人、伟人、政治家有他辉煌、灿烂的一面,也有他们的苦恼,甚至不幸。因此,面对生活,我们应该充满乐观,当幸福来临时,我们不可忘乎所以;当不幸降临时,我们应该坚强,笑对世界,笑对人生。

4. 学会逆向思维。人的心态是积极还是消极全在于人自身。半杯水,不同心态的人对它们认识就不一样,积极心态的人会认为:哦,还有半杯水,他很欣慰;而消极的心态的人则认为:唉,只有半杯水了,他很沮丧。有时人总是从单一方面看问题,这很容易导致失误,正确的方法是,我们应该从正反两方面,甚至多角度看问题,这样,我们会获胜,人的心态将是积极的。

5. 学会接受和适应。学会接受,接受难以接受的东西;学会适应,适应一切社会环境,不会适应,就会感到烦恼,就会被淘汰。香港著名主持人沈殿霞女士正是因为善于利用自己的胖。所以,才有自信,才会很自然的与观众进行交流。但在心理咨询中,我也曾接待另一种心态的胖子,她们整天为自己太胖发愁、苦恼,整个心思都用在怎样减肥上,结果不自信,苦恼不堪,心态消极。有一位著名企业家在他的办公桌上罢了一个恐龙骨架,以此鞭策自己要适应社会市场经济,若不然,就会象恐龙一样绝迹、失败。我们每个人都要学会适应,适应周围人际关系,适应社会环境。

七、流浪成年人悲观、仇恨的心理援助

生活中,每个人都会遭到各种打击与挫折:因为事业上的不顺而垂头丧气,一蹶不振,因为无法适应社会而忧伤,等等。这样的人总是以自己悲观消极的想法看待世界,因此,现实往往因悲观的思想而被他们丑化。

仇恨的本质是弱者的自卑心理。自我觉得强大者,从来就不会仇恨谁。

这不仅是因为强大者有强大认知,而是因为强大者本来就拥有绝对的优势,他们看不惯,或者想收拾谁,就能轻而易举地就把对方灭了。只有弱者,无论是生理还是心理上的弱小者,才会产生报复心理。弱小者受到外来的侵害一般都会产生恐惧心理和相应的向外的攻击心理。当这种攻击心理很快被对方更强大的侵害所淹没和瓦解,这种向外的攻击力便会指向自身,形成一种对自身弱小无能的内疚和谴责,这就是所谓的自卑心理。越是弱小,遭受的侵害越是严重,所产生的自卑感就越强烈,随后,作为向外攻击的报复心理也就越强烈。报复者就是要向外界传达和告诫不要再伤害我,激着我的声音,很多流浪成年人就是这样的。

心理援助方法有以下几种。

1. 学会调整认知。对同一个人来说,不同的认知会得出不同的结论。悲观的人常常对自己有一些歪曲、错误的认知,认为自己"没有能力"、"很笨"、"大家都不喜欢我"等等。他们的这些认知大多是消极、不客观、不符合实际的。所以,对于悲观者来说,首先要做的就是调整自己的这些不合理认知,要学会接受自己、悦纳自己、全面地看待自己,不要专看缺点而忽视了自己的优点与长处。每一个人身上都有独特的优势,要学会发现自己的闪光点。

2. 学会调整归因。悲观的人总是喜欢把自己的成功归结于幸运等既不稳定又不可靠的原因,把失败归结于自己的脑子笨、能力差等不可改变的原因。这样,他们必然看不到任何希望,因为带来成功的运气是自己无法控制的,而让自己失败的能力又是无法改变的。要想以乐观的心态面对人生,就必须调整这种不客观、不理智的消极原因。

3. 调节应对方式。悲观的人遇到困难时,常常采用两种应对方式:一种是退缩,另一种是自责。这两种方式都是消极的,对战胜困难是没有任何帮助的。只有调整自己的应对方式,以积极乐观的态度处理问题才能走出困境,重获信心。

4. 听一些缓和动听的轻音乐,平静一下情绪,阅读一些描述优美、积极向上的书籍,净化心灵,看些喜剧电影,增加快乐,改善情绪。

5. 学会放下仇恨这个沉重的心理包袱。世界上没有无缘无故的爱,也没有无缘无故的恨。往往都是由爱而生成恨的,因为爱会让人感动,仇恨却能摧毁一个人的生活;我们不能一直生活在已经发生却不能改变的过去,或者是不能一直生活在痛苦的回忆中,这样的活法是很累的,这种活法也会脱离人生的轨迹。在人的一生中会积下不少的心结,这只会给你带来更多的不快乐和更多的烦恼,会使自己生活在痛苦中,始终不能得到解脱。其实,在这个世界上没有化解不了的仇恨,在人与人之间,最需要理解和谅解,和谐和宽容,只有把仇恨这个沉重的包袱放下,才能轻松地面对未来。

如果在某一个人的心里种下了仇恨的种子,他将会千方百计地想着怎样去报复对方,就会选择报复的方法、时间,也将会一生不得安宁,其实,这是在拿仇恨这种不健康的心理惩罚自己;如果你能放弃仇恨就会慢慢变得心平气和,对人对己都会有益。放下自己不健康的心理包袱,要理智地去处理让自己感到不开心和不舒服的事,这将有助于消除你心中的敌意和烦恼,这将会使你活的更轻松,更开心,更快乐。

被拐骗未成年受害者常见心理问题：①被拐骗未成年受害者恐惧、创伤；②被拐骗未成年受害者自卑、封闭；③被拐骗未成年受害者冷漠、退缩；④被拐骗未成年受害者冲动、敌对；⑤被拐骗未成年受害者缺乏安全感；⑥被拐骗未成年受害者仇恨社会；⑦被拐骗未成年受害者心灵扭曲。

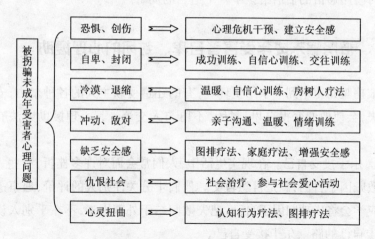

图39　被拐骗未成年受害者心理问题心理援助流程图

一、被拐骗未成年受害者恐惧、创伤的心理援助

儿童在习惯的原生家庭情境中已形成适应性的知觉模式，有一定的应对方法，而当情境变化时，本已掌握的对付方法就会失效，如被拐骗，来到一个新环境里，会使儿童感到焦虑和不安，从而产生恐惧心理，有的儿童已经知道亲身父母，被强行拐走，人为阻断其亲子关系，会使他们产生心理创伤。

心理援助方法有以下几种。

1. 通过谈话方式来与孩子交流并疏通孩子的情绪障碍。在交谈中,要耐心引导,用父母的情绪去感染孩子的心灵。

2. 正确处理好环境与孩子习惯的关系,尽量给孩子一个好的环境,努力避免使孩子再想到以前的心灵创伤。

3. 要多给孩子一些保护,比如多接近他们,多抚摸他们,最好不要让孩子一个人呆着,让孩子有安全感。

4. 尽量转移孩子的注意力,比如让孩子生活丰富多彩,做他们特别喜欢做的事情,使他们没时间去琢磨那些可怕的事情。

5. 不要在孩子面前再提恐怖事件,一些家长也被事件吓坏了,纷纷议论、猜测,甚至愤怒、谩骂,但家长们没有注意到,这会增加孩子的心理负担,并且慢慢强化创伤记忆。如果孩子总是处于精神紧张状态,家长就要在适当的时间用通俗的话语给孩子一个适当的劝解。

二、被拐骗未成年受害者自卑、封闭的心理援助

被拐骗儿童来到一个陌生环境,有的还遭受新主人的各种暴力,安全感的丧失,会使他们变得自卑、封闭,不愿与人交流。其心理援助方法有以下几种。

1. 乐于接受自己。在现实生活中,人们常会面对许多挫折,有些人习惯将失败归因于自己,总是自怨自艾。他们十分关注别人的评价,遇事忐忑不安。应学会将成功归因于自己,把失败归结于外部因素,不在乎别人说三道四,"走自己的路",乐于接受自己。

2. 只有开放自我、表现自我,才能使自己成为集体中的一员,享受到人间的快乐和温暖,而不再感到孤独与寂寞。一个人的发展高度,决定于自我开放、自我表现的程度。谁敢于开放,谁敢于表现,谁就能得到更好的发展,因此要改变封闭状态。

3. 克服孤独感,就要把自己向交往对象开放。既要了解他人,又要让他人了解自己。在社会交注中确认自己的价值,实现人生的目标,成为生活的强者。如果沉浸在"自我否定"、"自我封闭"的消极体验中,就会闭目塞听、思维狭窄、阻碍自己去积极行动。故有的心理学家将这种自我封闭的心态称为"自我监禁"。

4. 情境感染法。自卑的孩子往往具有较强的"内隐性"和"文饰性"，认为别人瞧不起自己，不能主动与人交流，诉说心中的苦闷，所以我们应为他们提供良好的情感氛围，以弥补家庭环境的缺陷，努力为他们创设一个没有歧视、没有怨恨，充满民主和关爱的环境。

（1）社工或老师应捧出一颗爱心，用广博、真挚、深沉、持久的爱去慰籍他们那看似冷漠而实际上强烈、极敏感的自尊心，给他父（母）般的关爱，以情动人，让他们愿意吐露真情，宣泄心中的苦闷，减轻心理压力。再以理晓之，变压力为动力，使他们的心理得到平衡。

（2）发挥群体力量。"只要人人都献出一点爱"，正确对待和帮助有不良心理的孩子，使其感受到集体的温暖和同学的信任，消除排斥心理。当他在集体中"享有"一定位置，体验到自身价值和尊严时，就会以崭新的心态参加集体活动，自卑情绪就会逐渐消失。

（3）优化家庭环境。社工或老师加强同家长联系，争取家庭教育和学校教育同步，家庭中，给予孩子更多的温暖。使孩子感受到父母的关爱。家长也不要对孩子过分地呵护和溺爱。在关心、爱护的同时，还要注意培养孩子自强、自立、吃苦耐劳的品质。学校家庭共同努力，创设平等、和谐、温馨的情境，使其不良心态得到调节，自卑心理得到矫治。

5. 创设走出阴影的阳光渠道，让自卑心在快乐中成长。通过对话教育，来化解自卑，是最常用的一种方法。对话教育是以民主、平等、尊重、理解作信任为基础的沟通与合作。通过对话让孩子向你敞开心扉，促进个别心理辅导的顺利进行，使老师找到学生心理症结所在，利于达到个别心理辅导的目的，并取得良好的预期效果。在日常生活中，每个孩子都有喜、怒、哀、乐，每个人其实都有自卑的一面。要设置载体，因势利导，让孩子自信的一面战胜自卑的一面。可利用午休时间、活动课开展"心灵交流会"，让教师和孩子在午饭后、活动中轻松地共同活动。了解孩子的心理，在学生的亲师过程中走进他的心灵，许多学生的隐私、烦恼就在不知不觉的师生闲聊中得以发现，得以宣泄，得以解决。同时，开展家访活动，密切师生间情感，拉近师生距离。

6. 让孩子时时体会成功，增强自信心，是化解孩子自卑的重要渠道。在充分了解孩子的基础上，根据他们的喜好和长处，挖掘他们的优点，让他们体验成功的快乐。

三、被拐骗未成年受害者冷漠、退缩的心理援助

一个正常儿童，突然被拐骗到一个完全陌生的环境，遇到惊吓、恐怖的情景，就会出现少动、发呆、冷漠、退缩等行为，童年时代的退缩行为如果不注意防治，不仅有可能延续至成年，而且，有可能持久地影响到他们成年后的社交能力、职业选择及教育子女方式等。心理援助方法有以下几种。

1. 建立良好的亲子关系。良好的亲子关系能使儿童产生归属感和安全感，促使其建立自信心。因此，父母要表现出对孩子的关心和爱护，看到孩子的优点要给予表扬，对于其所犯的错误要以说服、教育和引导为主。平时，注意鼓励孩子多与其他小朋友接触，创造机会让孩子做些力所能及的事情，有意识地培养其自信心。对孩子不要过度保护，应适当放手让他更加独立一些，学会自己管理自己。

2. 对孩子开展自我肯定训练。退缩行为的孩子大多不敢自我表达。可通过一系列活动来训练孩子的自我表达能力，增进其自信心。如：优点轰炸、故事接龙、渐进化歌唱等。让孩子知道自己一点都不比别人差，自己也很棒，很有能力。

3. 对孩子开展社交能力训练。在开展社交能力训练过程中，可通过四个步骤进行：教导、回馈、模仿、演练。如在节日里，陪孩子到商店，去慰问阿姨们，在众人面前声音响亮地说："阿姨，您辛苦了，祝您节日快乐!"通过这种社会活动，让孩子增加新的社会交往经验，锻炼胆量，增强自信心。

4. 采用游戏疗法，如图排心理游戏、家画疗法游戏。游戏是儿童的基本活动，可以满足儿童情绪、情感的需要，是一种独特的实践活动。游戏疗法在矫正孩子的退缩行为方面有着独到的作用，是改善儿童退缩行为的有效方法。游戏的设计要根据退缩儿童的不同情况而定，在家里或学校中都可以进行。刚开始时，可以在家庭内部进行。家庭成员每人分配一个角色，内容可以是表演节目，如唱歌、讲故事等。在游戏进行过程中，让孩子多说话、多动，并给予鼓励，让其体会到活动的乐趣。孩子慢慢熟悉了这种游戏后，在征得其同意的情况下，可以找来熟悉的小朋友一起参与到游戏中，逐渐消除孩子与他人交往时的紧张和焦虑。当孩子可以与熟悉的小朋友玩得很好

以后,就鼓励其在更多的人面前表演。长此以往,孩子的退缩行为便会得到很好的改善。

四、被拐骗未成年受害者冲动、敌对的心理援助

儿童敌对心理是指儿童因遭受挫折引起强烈不满时而表现出来的一种反抗态度,是一种消极的个性品质。人贩子人为地强行把孩子从其父母身边骗走,隔离其亲子关系,很多儿童还经常遭受打骂等暴力行为,久而久之,他们会产生冲动、敌对心理和行为。

心理援助方法有以下几种。

1. 开展多种活动,培养自控能力。发生不良冲动行为的学生往往自我评价较低,自控能力较差。在学校教育、家庭环境、社会活动中有意识地训练其自主能力,使其具备自我控制、自我完善的意识和能力。监护人或社工可以通过创设符合孩子实际又稍高于现有能力的困难情境,使他们在克服困难的过程中,增强自我控制、自我调节的力量。如:开展专题讨论"矛盾发生时我该怎么办",角色扮演"我是班长","今天我当小老师"等游戏活动。让孩子在一定角色任务中,不断调整自己的心理和行为,最终体会到成功的喜悦,在不知不觉中提高自控能力。

2. 监护人对孩子的管教要一致,在爱中还要有要求,使孩子懂得为所欲为的做法是绝对不能允许的。

3. 监护人要有修养,不急躁、愤怒。要时刻掌握用冷静理智的态度来对待孩子。

4. 要让孩子多参加集体活动,经常与小伙伴交往,学会用冷静、谦虚的态度去对待发生在身边的一切矛盾。长此以往,就会形成理智而冷静的人格特征。

五、被拐骗未成年受害者缺乏安全感的心理援助

缺乏爱的孩子,就缺少人格健康发展的原动力;缺乏爱的孩子,会感到安全感缺失;缺乏安全感的孩子,会逐渐失去探索外部世界的信心。被拐骗儿童,被人为阻断其与父母的感情,亲情的缺失,会使他们严重缺乏安全感。

心理援助方法有以下几种。

1. 为孩子多创造一些交往和沟通的条件和机会。孩子缺乏与人交往的经验,也就缺乏交往的自信,甚至不知道该如何与小朋友相处,显得比较被动。监护人要带着孩子多串串门,多参加一些聚会,孩子会在观察大人与别人交往的过程中学到不少东西。同时,在熟悉的环境中孩子会比较放松,胆子会大起来,逐步产生自信。

2. 孩子自己的交往圈子也很重要。监护人在适当的时候放手,让他单独和不同年龄的小朋友一起玩。跟大孩子玩,能学会遵守规则;跟小孩子玩,可以学会照顾别人。待他交到几个好朋友之后,胆子自然就大了。当然,年幼的孩子之间往往会发生一些出乎意料的小"纠纷",最好试着先让他们自己解决,实在解决不了,大人再出面。

3. 通过适当的体能锻炼,让孩子掌握一定的运动技巧,不但可以发展孩子肢体的协调能力,促进大脑思维发育,更可以直接增强孩子的自信心。

4. 不要忽略孩子的感受。①以大人经验看似简单的事,在幼小心灵中"非同小可",你应该耐心讲解。或许孩子不一定听得懂你讲的知识,但是讲解本身会让他感觉危险的程度在减弱,起码在这个时刻是安全的。②支持,当孩子真的处于恐惧中时,他需要你实际的支持和陪伴,不仅限于口头安慰,最好在行动上让孩子感到你理解他。对于幼童来说,父母就是依靠,和父母在一起是绝对安全的。

5. 母亲的爱很重要。母亲的爱是一种营养,爱就像阳光、水分一样,是孩子健康成长不可或缺的;母亲的胸怀是孩子健康人格的摇篮,孩子在这关爱的摇篮里获得心理的满足和对美好生活的向往和追求。

心理素质的培养集中体现在健全人格的培养。拥有健全人格的孩子,能够意识到自我存在的价值及其对社会的责任,并且具有亲和意向与合作精神,懂得关心他人。相反,人格缺失的孩子,可能出现自私、焦虑、胆怯、敏感、偏激、固执等一系列心理问题。

健全人格的养成受很多因素影响,如成人榜样的熏陶、同龄伙伴间的人际互动、认知教育与实践,等等。但是,爱和安全感是启动孩子人格健康发展的原动力,爱的缺失会使孩子的人格发展出现偏离,而且难以用其他东西来弥补。

科学证实,孩子从一出生开始就能感受到妈妈的爱。在学习成长的过程中,孩子能不断地发现规律。他们慢慢会懂得,只有持续照顾自己的父母或爷爷奶奶才是最爱他的,他的生存离不开这些人,从而对他们产生深深的依恋。有了这种爱和安全感的孩子,会时刻感到自己不会受到抛弃,也才会有信心专注地去探索外部世界。

母亲给予孩子深切的爱以及肉体的紧密接触是母子间建立基本感情的关键。母亲的眼光、母亲的声音、母亲的胸怀以及母亲的轻抚和拍打都是母子沟通的桥梁,孩子就是凭借着这种最原始、最基本的情感交流,发展成为对整个人类的爱,并建构自身健全人格的基础。

六、被拐骗未成年受害者仇恨社会的心理援助

被拐骗儿童在他们最需要亲情呵护的时候,却被人贩子带走,长期生活在无亲情状态,会使他们心理越来越不健康,自卑、封闭、孤僻,没有欢乐,这会使他们感到社会不公平,产生仇恨社会心理。

心理援助方法有以下几种。

1. 社工、心理咨询师或监护人帮助孩子学会宣泄负面情绪。当一个人被负面情绪的阴影缠上以后,都会想要去摆脱这种"负能量"。也有少部分过于善良、为别人着想的人,只是把这种情绪压抑到自己的内心里面,希望通过自己的精神力量克制住负面的情绪。但是,人的承受能力是有限的,而负面情绪总会因为生活的继续而不断地累积下去,当终于有一天超过了人的承受限度的时候,就会迎来彻底的情绪爆发,或者是转入更深层的忧郁和麻木。即便没有到达承受的极限,长期的压抑也会让人容易情绪低落或情绪激动。所以,面对负面情绪的侵袭,是要想办法去处理,不能无所作为。

社工、心理咨询师或监护人让孩子把心事说出来。比如可以这样说:有什么事你不想告诉别人,但憋在心里又觉得不舒服,可以通过写日记的方法,把心事写出来,心里就会感到轻松一些。也可以学会向人倾诉,把自己的心事向你的好朋友、好伙伴,或者向自己的心理辅导老师倾诉。有时候自己的倾诉不一定能得到别人的帮助,但你会发现倾诉过后自己的心情会变得坦荡舒畅。还可以找一个没人的地方大声喊叫来发泄内心的积郁。当然也可以找一些自己喜欢的运动,让自己出一身大汗来放松自己的心情。

社工、心理咨询师或监护人给孩子布置"发泄角"。实验证明,孩子用粗

笔涂鸦的方式消解愤怒的效果最好,其次是投掷小飞镖或者投篮。或可以专门在家中开辟一块"涂鸦角",买块纤维板,专供孩子张贴涂鸦作品。对于男孩子来说,投掷飞镖,或是练习跑步上篮,都可以让其宣泄负面情绪。特别是那些感觉被拐骗或受到欺负的孩子,掷飞镖是"发射愤怒"最有效的手段。

社工、心理咨询师或监护人帮助孩子消除消极感受。当孩子有消极感受,如恐惧、愤怒时,因语言表达能力有限而只能借助不当方式来宣泄。这时社工、心理咨询师或监护人可以帮助孩子消除消极感受。如果孩子因为恐惧而采取不当宣泄方式,抱紧他,陪他待上一会儿,想办法消除他的恐惧感。如果孩子是因对别人的不满而发怒,你可以重复一遍孩子的话语,帮助他理清思路,弄清他想怎么做,然后明确告诉他你的想法,用建议或提出问题的方法引导他找出正确的解决方法。这样孩子会有种被充分了解的感觉,他会觉得自己被理解、被重视、被尊敬。

社工、心理咨询师或监护人可使用空椅子技术帮助孩子消除心理阴影。空椅子疗法,就是你选择一个不会被打扰的地方。然后准备两把椅子,你坐在一个椅子上,然后你想象那个导致你"未完成事件"的人坐在另一个椅子上,可能是使你愤怒的任何对象、或者其他生命中重要的人,然后,你俩面对面相视。之后,看着这个人,不再压抑你自己的内心,你可能会发现自己的呼吸渐渐的剧烈、内心会开始感觉愤怒、怨恨、或爱、或恨、或爱恨交加等等负面的情绪。对他说出你内心深处真正想对他说的话。表达出你曾经对他的愤怒和不满,以及他对你造成的伤害。在这个过程中,充分地宣泄出你内在压抑的负面情绪。当你内在负面的情绪充分表达出来的时候,你会发现你不再那么恨他,不再对这件事那么耿耿于怀,难以放下了,这个时候,心理学就称为——你"卡在"(固着在)自己"未完成事件"中的"心理能量"释放了,你才能真正的放下过去,活在当下。

2. 发泄后要拥抱安慰孩子。首先要使自己的心境平和下来,温柔地制止他的不良宣泄行为,然后轻轻地拥抱他,抚摸他的身体,耐心询问他到底想要做什么,引导他说出自己的不满,疏导他的情绪,并告诉孩子你知道他的感受,你爱他等。孩子感受到你的安抚,获得了安全感,会慢慢平静下来。不可用大声训斥或惊慌失措来刺激孩子,激化他的情绪。如果是在人多的地方,要先把孩子拉到一个安静的、可以独处的地方安抚。

3. 强化家庭教育功能,营造温馨生活环境。家庭是孩子的第一课堂,父母是孩子的第一任老师。父母要重视家庭教育的作用,正确处理生产、创收与子女教育的关系,不能以牺牲孩子的成长为代价来换取眼前暂时的利益。要学会了解孩子,不仅要了解孩子的日常生活,更重要的是了解孩子的生理和心理发展,掌握每一时期孩子不同的心理、智力和情感的变化,对他们进行及时的引导教育,真正负起教养孩子的责任和义务。要树立正确的家庭教育观念以及正确的亲子观和育人观,学习掌握科学的教子理念和方法。学会运用科学的鼓励激励方式,把精神鼓励和亲情关怀相结合,使儿童感受到更多的父母关爱,体会更多的浓浓亲情。

4. 正视和宽恕。第一步就是去正视、去接受你的遭遇。现在比较流行的词叫接纳、臣服。发生过的事情,我们无法改变,我们必须接受这个事实。我们发现这样的思路可以帮助我们更好地接受事实:那就是把一切不好的遭遇,都看作你人生的一项必修科目。每一个伤害,都是你要上的一堂课,都是要你从中学到东西。学会了,你就成长了一步,可以继续往下进行了。不去认真学、没学会,那么恐怕生活还要继续给你上类似的课,反复上,直到你学会为止。所以最好的做法就是不要去抱怨命运的不公平,而是尽快学到其中的教训,尽早结束这个课,迎接新的任务。这样去想,我们不仅可以心平气和地接受,并宽恕、甚至感激那些伤害我们的人,感谢他们帮助我们成长。

七、被拐骗未成年受害者心灵扭曲的心理援助

被拐骗儿童,由于没有受到来自父母的爱和教育关怀,使孩子心灵感到孤独,情感过于寂寞,他们人格反常,会出现旷课逃学、小偷小摸等现象,长此以往,心灵就会扭曲。

心理援助方法有以下几种。

1. 严格对待,一视同仁。一些被拐骗未成年受害者家庭往往不太健全,其孩子往往上进心不强,成才欲淡薄,成绩不佳。教师或社工在教育辅导时,不仅要以师长的身份严格要求他们,还要注意适当地扮演"家长"的角色,像"家长"那样给他们必要的鞭策和压力,以弥补家庭残缺所带来的动力缺陷。不能因残缺家庭而对其孩子放松、降低要求,而应当与普通家庭孩子

同等要求,一视同仁。教师要认真分析学生状况,积极主动地关心他们,充当学生父亲或母亲的角色,给他们以亲人般的温暖和爱护,并鼓励孩子要勇敢地承认现实,面对现实,树立信心,引导学生同他们交朋友。因为逃避现实是不可能的。要充分认识到,尽管父母亲的事对你的影响很不利,但这并不是你的过错。在做好思想工作的同时,使他们融入到班集体、学校大家庭中来,要不断了解他们的忧与难,运用集体的力量,为他们排忧解难。同时还要发掘他们的独立、坚毅等长处,动员其他同学向他们学习,使这些特别的学生感受到存在的价值,增强自信心,消除自卑感。

2. 爱字开路,关怀接近。没有爱就没有教育。爱学生是教师必备的美德。得到老师的关爱,是每个学生最基本的心理要求,老师或社工要用真挚的爱对待被拐骗未成年受害者。心灵的残缺,人格的残缺,使残缺家庭的孩子失去了孩提时代应有的天真烂漫。作为教育工作核心力量的老师,要真正接近并打开他们的心灵大门,最有效的钥匙就是"爱",真心地关爱他们。俗话说:"亲其师,信其道。"只有让学生真正感受到老师真心实意地爱他、关怀他,其残缺的心灵大门才会向你打开。而一旦做到这一步,其残缺心理的矫正便有了良好的开端。"爱心",是建立在责任心之上的。残缺家庭子女在家庭中难以得到至爱,这是不争的事实。此时,老师的关爱无异于一剂良药,或是生活上的嘘寒问暖,或是学习上的督促检查,偶尔关乎人生的畅谈点拨,平时言语行止的宽谅、适度……孩子在冰冷的世界里感到了来自老师的温暖,明白自己没有被抛弃、被遗忘,有人在意关心自己,心灵的创痛就会减轻许多。

3. 对症下药,弥补缺陷。对胆小懦弱型的学生,我们要有意识地培养锻炼他们敢想、敢干、敢闯、敢拼的勇敢精神。对孤独封闭型的学生,要多找他们谈心,多让别的同学与他交朋友,特别是多让他们参加各种文体活动,在活动中使他们开启心灵的屏障,与生龙活虎的同学们融为一体。

对忧郁多疑型的学生,要寻找共鸣点,予以触动。共鸣点是指学生之间在思想情感、行为处境等方面的共同点。学生的处境是相同的,但思想行为却又不尽相同,这里不乏有成才成名者。教育者要善于利用这些人的成功事迹,在处境相同的学生中进行宣传教育,以引起共振,产生共鸣,从而使学生产生积极向上的思想情感,进一步引发这些学生的思想转化。

对玩世不恭型的学生,要强化其行为规范,帮助其养成良好的生活习惯、处世习惯和学习习惯。其习惯的培养，要着力从各种细小举动上去抓，去规范。

对自卑自贱型的学生，要注意搜寻其身上的"闪光点"，予以助燃。闪光点即一个人的长处和优点。抓住人的优点和长处在全体学生面前予以肯定、鼓励、表扬，哪怕是一点点，都能有效地打消人的自卑感，唤起人的进取心。对孩子多一点鼓励，少一点指责，多一点温情，少一点冷漠。教育者要善于发现他们身上的优点，并及时地予以鼓励，使其闪光点在教育者的助燃下，进一步光大。还可以委托他们担任班干部，承担班级管理职责，在工作中逐步挖掘其潜能，找回失去的"自我"。

第十二章
被拐骗妇女受害者心理援助

被拐骗妇女受害者常见心理问题：①被拐骗妇女受害者恐惧、焦虑；②被拐骗妇女受害者自责、自罪；③被拐骗妇女受害者迷茫、绝望；④被拐骗妇女受害者自暴自弃；⑤被拐骗妇女受害者仇恨社会；⑥被拐骗妇女受害者心灵扭曲；⑦被拐骗妇女受害者家庭关系淡漠。

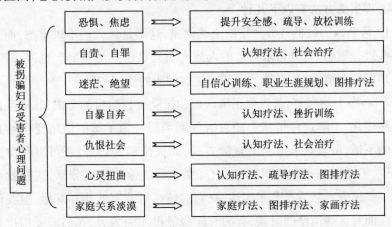

图40　被拐骗妇女受害者心理问题心理援助流程图

一、被拐骗妇女受害者恐惧、焦虑的心理援助

被拐骗受害妇女突然遭受被欺骗、被贩卖、被囚禁、被殴打和被强奸，这些以前从来没有遭遇到的事情会使她们整日生活在恐惧、焦虑和绝望之中。

心理援助方法有以下几种。

1. 告诉她现在是安全的，现在有很多人可以帮助她。
2. 了解她的需求，倾听她的诉说，鼓励她情绪的表达和疏解。
3. 协助她整理因无力对抗伤害的罪恶感及内疚感。

4. 运用认知疗法帮助当事人找出不合理的信念。

5. 帮助当事人修正不切实际的信念、假设和自动化思考,因为这些都会影响她们的情绪和干扰生活功能。

6. 采取实际的想法和行动来平衡她们的情绪。

7. 教她们学会放松,如可使用图排疗法和家画疗法等。

8. 帮助她们树立生活的勇气。

二、被拐骗妇女受害者自责、自罪的心理援助

有些被拐骗受害妇女会认为是自己不小心、太轻信,没有听父母的话,而遭受被拐骗,因此她们常常感到自责和自罪。

心理援助方法有以下几种。

1. 帮助她们放低过分严格的道德律条,这不是让人们不讲道德,而只是让某些过分敏感、过分苛求自己的人放弃对自己严酷的折磨。也许,只有走出心理问题的樊篱时,真正的道德才能被健康的使用和坚守。

2. 心态上的调整,首先要正确认识和接受被拐骗后的恐惧、悲痛及内疚等情绪变化,了解这种情绪会随着时间而消退。为了缓解情绪变化给自己带来的不适,可以寻求适当的宣泄方式,如哭泣和倾诉等,还可以和身边的人诉说,不要把一些情绪积压在内心,要和身边爱你的人分享,这样就可以蒸发一些出去。然后是艺术表达,我们的情绪可能有悲伤和其他,但我们的语言在面对这些情绪的时候,有的时候会显得无能为力,我们需要用比较合适的情感表达方式,来完成这个过程,比如听一些音乐,在听的过程中跟随音乐,做出一些表达,自己可以拿一些乐器,或者乐器的代表,跟随音乐的节奏弄出声音,在这个过程中体会自己弄出来的声音和音乐本身的融合,然后再体会这些音乐和自己内心的共鸣。

3. 帮助她们学会释放愤怒。自责,也是一种情绪,属于愤怒,对自己的愤怒。情绪都是有能量的,尤其是愤怒更大。对自己的愤怒,就是不断地积累对自己的负面能量。对于愤怒,身体的反应是恐惧,而恐惧,又会带来愤怒的反应,这是一个恶性循环。对于恐惧,身体会有记忆的,而且是累积。需要学会释放愤怒。

4. 学会把做错了的事情与自己的价值分开。告诉自己:这件事情我做

得不够好,但我的动机是好的,而且我也在努力做到最好,只是最后没有达到我的目标而已。

5. 容许自己犯错误。容许自己把一件事情做得不那么完美。每个人都有自己不擅长的地方,给自己一个时间去学习。把生命看作一个过程,和自己比较,需要不和别的人比较,今天比昨天进步一点,明天比今天进步一点,那就是成功的。哪怕暂时还不够好,哪怕自己和别人比还差得很远,都没有关系,因为学习是需要时间的。

四、被拐骗妇女受害者迷茫、绝望的心理援助

被拐骗受害妇女一般会经历被欺骗、被贩卖和被强奸等过程。被欺骗的经历导致她们对亲戚、朋友丧失信心,进而对整个社会丧失信心。被囚禁、被殴打、被强奸往往是相伴而生的,被拐妇女在发现被拐卖的事实后,第一个念头就是逃跑,而匆忙之中的逃跑因缺乏准备,结果往往是被抓回去遭受囚禁和殴打,同时买者为使被拐者放弃逃跑的念头,往往对被拐者实施强奸行为,更有甚者这种强奸行为是在买者的兄弟、父母、朋友的协助下完成。经受这样的磨难后,信心丧失,很多受害妇女会产生迷茫和绝望心理。

心理援助方法有以下几种。

1. 要自己摆平心态。对于任何自己认为无路可走的事情都不要想轻生,世界上没有走不通的路,只要保持一颗健康、快乐、乐观的心态,任何问题都是可以解决的。在绝望中用自信给自己一份希望。

2. 依靠亲人。作为我们最亲的人,家人最能在关键的时候伸出援助之手。不要因为害怕亲人对自己产生厌倦或会给家人带来压力,就放弃寻求帮助的机会。实际上,亲人们随时准备着帮助我们,亲人的帮助往往也是其自我价值的最好体现。相反,如果从来不和家人沟通,当家人知道自己一直备受折磨,却从来不向他们提及时,则可能因为误认为自己不信任他们而产生负面情绪。

3. 要学会和别人沟通。看心理医生是一个不错的办法,在治疗的过程中我们可以看清自己内心的真实想法,可以用一个正常的心态去对待自己遇到的困难。和朋友、家人沟通也是一个选择,因为这样可以很准确地了解到别人心里自己是什么样的形象,也就能帮助自己摆正心态来面对挫折。

4. 转移注意力。当一个人的注意力一直集中在一件自己认为很绝望的事的时候,他的潜意识里就会认为这是一件没办法解决的很严重的问题,就会促使自己钻牛角尖,从而可能导致轻生,所以,转移注意力会使大脑运转起来,顾不上在这一件事上纠缠不清。

5. 磨练意志。生活中常常会有不顺心之事,当努力追求的目标得不到满足时,就会有挫折感。尤其在一些人生转折点上,如果达不到自己的预期,便会产生巨大的失落和抑郁。意志不够顽强的人甚至会想到轻生。实际上,这是逃避的表现。正确的选择是勇敢地接受挑战。既然已经开始了,就持之以恒,直到达到目标。危机就是危险与机遇共存! 古人云:"天将降大任于斯人也,必先苦其心志,劳其筋骨,饿其体肤,空乏其身,行拂乱其所为,所以动心忍性,增益其所不能。"还有句歌词是这样的:"阳光总在风雨后。"越大的收获就意味着需要越大的付出。

6. 幽默化解。有时太专注想一件事,尤其是还未成功的事,就容易钻牛角尖、不能自拔。此时一种很好的解脱办法就是利用一点幽默。任何事都有两面性,但消极的一面有时往往能更容易被发现。请多看看积极的一面,而对于消极的那一面,则应努力把它转化成有意义的、对自己进步有益处的因素。不管对自己还是和别人在一起时,提起自己的弱点,一笑了之。

7. 移情他物,坚持应该坚持的、放弃应该放弃的。有时,要做到后者往往需要更大的勇气与智慧。如果一个目标对自己来说是遥不可及,与其让自己继续被折磨,还不如选择另外一条路。有时在最初设定目标时,也许自己对未来的计划并不清晰、对自己的认识也不够客观,于是导致自己付出了许多无谓的努力。如果能及时发现自己之前的失误,不仅不代表失败,反而体现出成熟! 把同样多的努力投入到一个新的目标也许会获得意外的收获。

8. 求助朋友。如果对自己的家人不好开口讲心里话,那就和朋友倾诉吧。他们也许和我们有着类似的人生经历与生活现状,相对而言也许更容易理解我们。

9. 寻求精神抚慰。有这么个说法,"忙"字之所以这样写,是因为其意思是:当人们过于劳碌时,就容易忽略自己内心的想法,最终导致心亡。现在一些人十分忙碌,容易迷失自我,忘记自己为什么奔波。抽出一点时间,思考一下自己的初衷、自己的目标,它会给你丰厚的回馈。要努力奋斗,但避免做个"心亡"的"忙人"。

四、被拐骗妇女受害者自暴自弃的心理援助

一些被拐骗受害妇女，被拐为妓，她们会认为自己已经是一个不纯洁的女人，这一辈子算完了，于是会产生自暴自弃的心理。

心理援助方法有以下几种。

1. 学会克服破窗效应。心理学的研究上有个现象叫做"破窗效应"，就是说，一个房子如果窗户破了，没有人去修补，隔不久，其他的窗户也会莫名其妙地被人打破；一面墙，如果出现一些涂鸦没有清洗掉，很快地，墙上就布满了乱七八糟，不堪入目的东西。一个很干净的地方，人会不好意思丢垃圾，一旦地上有垃圾出现，人们就会毫不犹疑的抛垃圾，丝毫不觉羞愧。这真是很奇怪的现象。心理学家研究的就是这个"引爆点"，地上究竟要有多脏，人们才会觉得反正这么脏，再脏一点也无所谓，情况究竟要坏到什么程度，人们才会自暴自弃，让它烂到底。任何坏事，如果在开始时没有阻拦，形成风气，改也改不掉，就像河堤，一个小缺口没有及时修补，可以崩坝，造成千百万倍的损失。

心理学家把这种种心理现象，叫做"习得性无助"。这种无助不是天生就有的，而是后天环境所致。如果个体的行为总是得不到任何鼓励，就会放弃努力，变得无所适从。

这种"习得性无助效应"常发生在态度消极的人身上。当一个人精神匮乏，感觉不到生活的希望时，就会产生这样的感觉，觉得自己怎么努力都没有用，于是就选择放弃，而且还会把这种感觉迁移到其他方面，精神受到打击，以至于平庸度日。

因看不到希望而放弃。这种心理产生的主要原因是受环境的影响过大，把自己淹没在环境中，找不到自信，面对现实环境感到力不从心，从而失去对生活的信心，也失去了面对困难的勇气，即使有希望改变人生，由于害怕面对眼前的环境或者再次的失败，选择放弃。实际上不是自己的能力不行，而是被生活吓住了，因此就选择甘于现状，不求进取，以获得暂时的安宁。

有的人误以为眼前的事实就是将来的事实，从心理自发地接受了这个事实，认为现状是无法改变的，也就不会想着去改变。即一种安于现状的心理，没有想着去改变现状，或者没有想着事实并非如此。结果，很轻易地接

受了现状并且不去改变。

恶劣的环境或者不断的失败会使人们对现实感到无望和无可奈何。在这样的心理状态下，人们就会失去生活的信心，自甘堕落。

心理研究成果表明，感情危机不限于突发事件的应激。恶劣情绪的累积也是造成心理失衡的主因。在一连串的打击之下，人会逐渐丧失信心，有时对自己都会产生怀疑，自暴自弃。

在失去社会归属感时，人便感到消极、沮丧和哀伤，甚至患上了抑郁症，对将来感到绝望，从而想到要自虐、自残和自杀。这是一种危险的情绪。要避免这种不良后果产生，不论你是处在社会哪个层次的人，都要经常对自己给予一些积极的暗示，那就是对生活的热爱，对生命的珍惜。

在心境沉重的人眼里，活着就是一种苦难。要看到，任何事情都有两面性，美好和丑恶是共存的。人应该致力于改变那些丑恶的东西，去实现那些美好的想法。任何一个城市都有垃圾堆，但不要成为制造垃圾的人。不懂得生活的人才会拒绝生活。

在同样的环境中，有的人会很快乐，因为他能够看到世界的美好，但也有一部分人更多地受到事物不和谐方面的影响，总觉得世界丑恶，自己生活在苦难之中，久而久之难以忍受。这是一种危险情绪，应当极力避免。

别人可以对不起你，但你不可以对不起自己。人不该在意过去的丑恶，而要致力于将来的美好，为将来的美好而用心用力。不论你是遭受毒品的折磨，还是身处水深火热的感情危机，在这样的时刻，你千万要冷静，不要恶化自己的情绪，不要自暴自弃，重新建立自信心是当务之急。

2. 克服自卑心理。心理学认为，自卑是一种过多地自我否定而产生的自惭形秽的情绪体验。其主要表现为对自己的能力、学识、品质等自身因素评价过低；心理承受能力脆弱，经不起较强的刺激；谨小慎微，多愁善感，常产生猜疑心理；行为畏缩、瞻前顾后等。自卑心理可能产生在任何年龄段和各种各样的人身上，比如说，德才平平，生命从未闪现出"辉煌"与"亮丽"，往往容易产生"看破红尘"的感叹和"流水落花春去也"的无奈，以至把悲观失望当成了人生的主调；经过奋力拼搏，工作有了成绩，事业上创造了"辉煌"，但总担心"风光"不再，容易产生前途渺茫、"四大皆空"的哀叹；随着年龄的增长，青春一去不回头，往往容易哀怨岁月的无情和红日偏西的无奈。这种自卑心理是压抑自我的沉重精神枷锁，是一种消极、不良的心境。它消磨人的意志,软化人的信念,淡化人的追求,使人锐气钝化,畏缩不前,从自我怀疑、自我否定开始,以自我埋没自我消沉告终,使人陷入悲观哀怨的深渊不能自拔,真是害莫大焉!

自卑的对立面是自信,自信就是自己信得过自己,自己看得起自己。别人看得起自己,不如自己看得起自己。美国作家爱默生说:"自信是成功的第一秘诀。"又说:"自信是英雄主义的本质。"人们常常把自信比作发挥主观能动性的闸门;启动聪明才智的马达,这是很有道理的。确立自信心,就要正确地评价自己,发现自己的长处,肯定自己的能力。人们常说人贵有自知之明,这个"明",既表现为如实看到自己短处,也表现为如实分析自己的长处。如果只看到自己的短处,似乎是谦虚,实际上是自卑心理在作怪。"尺有所短,寸有所长。"每个人都有自己的优势和长处。如果我们能客观地估价自己,在认识缺点和短处的基础上,找出自己的长处和优势,并以己之长比人之短,就能激发自信心。要学会欣赏自己,表扬自己,把自己的优点、长处、成绩、满意的事情,统统找出来,在心中"炫耀"一番,反复刺激和暗示自己"我可以"、"我能行"、"我真行",就能逐步摆脱"事事不如人,处处难为己"阴影的困扰,就会感到生命有活力,生活有盼头,觉得太阳每天都是新的,从而保持奋发向上的劲头。"天生我才必有用。"自己给自己鼓掌,自己给自己加油,自己给自己戴朵花,自己给自己发锦旗,便能撞击出生命的火花,培养出像阿基米德"给我一个支点,我将移动地球"的那种豪迈的自信来!

自信不是孤芳自赏,也不是夜郎自大,更不是得意忘形、毫无根据的自以为是和盲目乐观;而是激励自己奋发进取的一种心理素质,是以高昂的斗志、充沛的干劲、迎接生活挑战的一种乐观情绪,是战胜自己、告别自卑、摆脱烦恼的一种灵丹妙药。自信,并非意味着不费吹灰之力就能获得成功,而是说战略上要藐视困难,战术上要重视困难,要从大处着眼、小处动手,脚踏实地、锲而不舍地奋斗拼搏,扎扎实实地做好每一件事,战胜每一个困难,从一次次胜利和成功的喜悦中肯定自己,不断地突破自卑的羁绊,从而创造生命的亮点,成就事业的辉煌。

五、被拐骗妇女受害者仇恨社会的心理援助

被拐骗受害妇女遭受被欺骗、被贩卖、被囚禁、被殴打和被强奸,她们会

认为命运不公,会认为自己这一生一切都完了,于是产生一种对社会的仇恨心理,有的还产生报复社会心理,如有的被拐骗妇女最后又走上人贩子的犯罪道路就是这样的。

心理援助方法有以下几种。

1. 淡化仇恨,树立生活的勇气。仇恨的本质就是怕的一种表现形式,为了换得身体需要的安全感。马斯洛说:这是人最基本需要,我认为属于动物本能属性,进行的反击。因人做任何事情,必须有一个坚定的理由。当仇恨充满心中,理智就开始丧失,情感控制思维方式。同情心完全丢失。仇恨的种子在时间的培育下,开始成长,蔓延速度惊人,已经无法用理智控制。善有善报,恶有恶报! 仇恨带来了恶性循环。对方也走入一个没有安全感的状态,同样的过程,仇恨也成为了一条条吐着信的毒蛇。彼此纠缠在一起。被拐骗受害妇女应该学会淡化仇恨,树立生活的勇气。

2. 放弃仇恨,得到快乐。有个故事很有寓意,值得去学习和思考。

法正是一位德高望重的老禅师,每年都有成千上万的人去请他解答疑问,或者拜他为师。这天,寺里来了几十个人;全都是心中充满了仇恨而因此活得痛苦的人。他们跑来请法正禅师替他们想一个办法,消除心中的仇恨。

法正禅师听说他们的痛苦后,笑着对他们说:"我屋里有一堆铁饼,你们把自己所仇恨的人的名字一一写在纸条上,然后一个名字贴在一个铁饼上,最后再将那些铁饼全都背起来!"大家不明就理,都按照法正禅师说的去做了。于是那些仇恨少的人就背上几块铁饼,而那些仇恨多的人则背起了十几块,甚至几十块铁饼。一块铁饼有两斤重,背几十块铁饼就有上百斤重。仇恨多的人背着铁饼难受至极,一会儿就叫起来了:"禅师,能让我放下铁饼来歇一歇吗?"法正禅师说:"你们感到很难受,是吧! 你们背的岂止是铁饼,那是你们的仇恨,你们的仇恨你们可曾放下过?"大家不由地抱怨起来,私下小声说:"我们是来请他帮我们消除痛苦的,可他却让我们如此受罪,还说是什么有德的禅师呢,我看也就不过如此!"

法正禅师虽然人老了,但是却耳聪目明,他听到了,一点也不生气,反而微笑着对大家说:"我让你们背铁饼,你们就对我仇恨起来了,可见你们的仇恨之心不小呀! 你们越是恨我,我就越是要你们背!"有人高声叫起来:"我看你是在想法子整我们,我不背了!"那个人说着当真就将身上的铁饼放下了。接着又有人将铁饼放下了。法正禅师见了,只笑不语。终于大部分人都撑不住了，一个个悄悄地将身上的铁饼取下来扔了。法正禅师见了说："你们大家都感到无比难受了，都放下吧！"大家一听立即就将铁饼放了下来，然后坐在地上休息。

法正禅师笑着说："现在，你们感到很轻松，对吧！你们的仇恨就好像那些铁饼一样，你们一直把它背负着，因此就感到自己很难受很痛苦。如果你们像放下铁饼一样放下自己的仇恨，你们也就会如释重负，不再痛苦了！"大家听了不由地相视一笑，各自吐了一口气。法正禅师接着说道："你们背铁饼背了一会儿就感到痛苦，又怎能让仇恨背负一辈子呢？现在，你们心中还有仇恨吗？"大家笑着说："没有了！你这办法真好，让我们不敢也不愿再在心里存半点仇恨了！"

法正禅师笑着说："仇恨是重负，一个人不肯放弃自己心中的仇恨，不能原谅别人，其实就是自己在仇恨自己，自己跟自己过不去，自己让自己受罪！仇恨越多的人，他也就活得越苦。一个人没有仇恨之心，他才能活得快乐！"大家恍然大悟。

六、被拐骗妇女受害者心灵扭曲的心理援助

被拐骗受害妇女遭受被强奸和被迫卖淫，过着没有尊严的生活，心灵会极大被扭曲，有些会从一个受害者变成一个害人者，等等。

心理援助方法有以下几种。

1. 对受害者进行心理疏导和精神安慰。强奸对被害人造成的内心痛苦往往更甚于肉体上的痛苦，这种痛苦又不是常人所能体会的，她们被伤害后往往产生悲观、厌世的情绪，对男性更是充满了敌意和仇视，这对她们今后的工作、学习、生活都将产生非常消极的影响，许多被害人甚至一生都无法从这种心理阴影中走出。而被害人的家属及亲朋好友常常也是情绪激愤、言语偏激，或者不能全面地了解案情，根本无法理解和体会被害人的心理感受，不能很好地给被害人心理疏导和安慰，甚至对她们的心理健康产生更为不利的影响。而且这些被害人在被性侵害后，她们也不可能会去找社会上的心理咨询机构或人员进行心理问题咨询和治疗，更不愿意和其他人去探讨这个令其感到羞耻和难堪的问题。因此，对受害者进行心理疏导和精神安慰很重要。

2. 帮助受害者倾诉,宣泄内心压抑的情绪,如可使用空椅子技术和图排疗法等。

3. 帮助受害者培养安全感。

4. 帮助受害者培养信任感。

5. 帮助受害者树立自信心,如对受害者进行成功训练、自信心训练等。

七、被拐骗妇女受害者家庭关系淡漠的心理援助

被拐骗受害妇女遭受被囚禁、被殴打、被强奸和被迫卖淫,她们会越来越不相信他人,爱情离她们越来越遥远,家庭关系淡漠,有的即使结婚,也不信任丈夫,等等。

心理援助方法有以下几种。

1. 被拐骗妇女受害者要克服猜疑心理。

(1)要建立自信,这种自信是对自己的信任,相信自己有能力有魅力保护好自己的情感和婚姻,特别是能把对方牢牢地吸引在自己身边。那些猜疑心,很大程度上源于对双方关系的发展缺乏把握。而这种猜疑本身就会严重损害双方的关系,有那个时间,还不如好好利用一下,让自己能够更好地经营自己的恋情,经营自己的婚姻,这才是促进双方关系的最好方法。猜疑心不是爱对方的理由,更不是爱对方的做法。它只是一把双刃剑,既伤害对方也伤害自己,更伤害双方的感情。

古人说:"长相知,不相疑。"反之,不相知,必定长相疑。不过,"他信"的缺乏,往往又同"自信"的不足相联系。疑神疑鬼的人,看似疑别人,实际上也是对自己有怀疑,至少是信心不足。有些人在某些方面自认为不如别人,因而总以为别人在议论自己,看不起自己,算计自己。一个人自信越足,越容易信任别人,越不易产生猜疑心理。

有些人以前由于轻信别人,在交往中受过骗,蒙受了巨大的精神损失和感情挫折,结果万念俱灰,不再相信任何人。猜疑是人性的弱点之一,历来是害人害己的祸根,是卑鄙灵魂的伙伴。一个人一旦掉进猜疑的陷阱,必定处处神经过敏,事事捕风捉影,对他人失去信任,对自己也同样心生疑窦,损害正常的人际关系,影响个人的身心健康。

(2)优化个人的心理品质。也就是说要加强个人道德情操和心理品质

的修养,净化心灵,提高精神境界,拓宽胸怀,以此来增大对别人的信任度和排除不良心理的干扰。

(3)摆脱错误思维方法的束缚。猜疑一般总是从某一假想目标开始,最后又回到假想目标。只有摆脱错误思维方法的束缚,扩展思路,走出"先入为主""按图索骥"的死胡同,才能促使猜疑之心在得不到自我证实和不能自圆其说的情况下自行消失。

(4)敞开心扉,增加心灵的透明度。猜疑往往是心灵闭锁者人为设置的心理屏障。只有敞开心扉,将心灵深处的猜测和疑虑公之于众,或者面对面地与被猜疑者推心置腹地交谈,让深藏在心底的疑虑来个"曝光",增加心灵的透明度,才能求得彼此之间的了解沟通、增加相互信任、消除隔阂、排释误会、获得最大限度的消解。

2. 夫妻之间的交流几乎每天都要进行,夫妻微小的交流实在平常得如水和空气,因此容易被人忽视,也就很少有人注意交流的艺术。讲求沟通的效应。一句话可以把人说笑,一句话可以把人说跳。夫妻关系和夫妻感情如何,实际上就是夫妻之间的交流效应如何,也就是能否沟通。

家庭不是讲理论辩的地方,这里需要的是相互尊重和理解。尊重的含义并不是凡事都要彬彬有礼,而是密切而有效的交流,由此达到理解与沟通。有了相互理解,双方个性与追求的差异才能相容与协调。理解不是一定要完全一致;也不是各干各的事,谁也别管谁。理解是了解对方的个性心理和处世观念。某些想法和表现你可能不赞成,但你不能一概否定。相互理解的夫妻也可能在某些事情看法上不同,或是各做各的事情;但在感情上和精神上却是紧密相联,靠拢在一起。夫妻之间需要赞美,哪怕一句多余的问候,一句平淡的没有意义的美言都会使对方心旷神怡,愉快之极。

3. 夫妻双方不要经常问对方:你爱我吗? 男人往往是行动派,实际行动重于口头表达能力。如果你生病他给你买药,你想要哪样东西很快就会送到你面前,那又何必经常问他是否还爱自己呢。经常的询问会变成唠叨,成为一种心理负担。

4. 要经常对爱人表示满意。每个人都希望被别人肯定,那样就能够证明自己的价值。如果你经常对她表示出满意,你和她都会感到身心愉悦。纵然开始她有些地方做得还不够好,在你的鼓励和支持,肯定能激发她的潜能,创造出更加美好的未来。

服刑人员子女常见的心理问题有：①服刑人员子女心理自卑；②服刑人员子女心理敏感；③服刑人员子女人际交往困扰；④服刑人员子女情绪不稳定；⑤服刑人员子女内向、孤僻；⑥服刑人员子女叛逆；⑦服刑子女自暴自弃；⑧服刑人员子女心理仇恨。

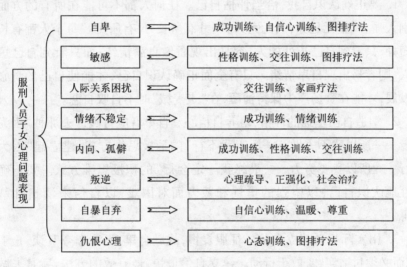

图41　服刑人员子女心理问题心理援助流程图

■ 一、服刑人员子女自卑的心理援助

　　自卑是一种消极的自我评价或自我意识，自卑感是个体对自己能力和品质评价偏低的一种消极情感。自卑感的产生，往往并非认识上的不同，而是感觉上的差异。其根源就是人们不喜欢用现实的标准或尺度来衡量自己，而相信或假定自己应该达到某种标准或尺度。如"我应该如此这般"、

"我应该像某人一样"等。这种追求大多脱离实际,只会滋生更多的烦恼和自卑,使自己更加抑郁和自责。自卑是人生成功的大敌。服刑人员子女,长期生活在一个缺乏关心,缺乏温暖,倍受歧视的环境里,一些这样的孩子慢慢开始变得自卑。自卑对人的心理发展有非常大的影响。心理学家阿德勒认为,每个人都有先天的生理或心理欠缺,这就决定了每个人的潜意识中都有自卑感存在。但处理的好,会使孩子超越自卑去寻求优越感,而处理不好就将演化成各种各样的心理障碍或心理疾病;另外,自卑容易消蚀人的斗志,就像一把潮湿的火柴,再也燃不起兴奋的火花。而长时间被自卑笼罩的人,不仅心理活动失去平衡,且也会诱发生理失调和病变。最明显的是自卑对心血管系统和消化系统有不良影响。

心理援助方法有以下几种。

1. 要正确认识自我,恰当评估自己。任何人都不可能在所有的方面均比别人强。"金无足赤,人无完人。""寸有所长,尺有所短。"每个人都有长处和短处,只看到自己长处的人,容易出现骄傲自满情绪;而只看到自己短处的人,则容易出现自卑情绪。只有全面正确认识自己,才能使自己的身心健康发展,才能在赞扬声中保持清醒,在"走麦城"时不自叹自悲。

2. 塑造自己坚强的性格,培养自信心。自卑者应打破过去那种"因为我不行——所以我不去做——反正我不行"的消极思维方式,建立起"因为我不行——所以我要努力——最终我一定会行"的积极思维方式。要正确而理性地认识自己,以坚强的勇气和毅力面对困难,以自信来清扫自卑的瓦砾。

3. 用实际行动建立自信。征服畏惧、战胜自卑,不能夸夸其谈,止于幻想,而必须付诸实践,敢于行动。建立自信最快、最有效的方法,就是去做自己害怕的事,直到获得成功。

4. 学会微笑。笑能给人自信,它是医治信心不足的良药。但是仍有许多人不相信这一套,因为在他们恐惧时,从不试着笑一下。真正的笑不但能治愈自己的不良情绪,还能马上化解别人的敌对情绪。如果你真诚地向一个人展颜微笑,他就会对你产生好感,这种好感足以使你充满自信。正如一首诗所说:"微笑是疲倦者的休息,沮丧者的白天,悲伤者的阳光,大自然的最佳营养。"

5. 培养某方面兴趣。在自己的优点、专长、兴趣中,找一样(刚刚开始时,一样就够了)来加以特别培养、发展,使之成为自己的专长。虽然还不是专家,但在小圈子中,一提到某件事,大家都公认非你莫属了,专长不必太困难如弹钢琴,气功治病那么高深莫测,可以简单至做蛋糕、剪头发、游泳、看星星、记电影的中英文名称……什么都可以,有了专长,就有机会做主角,做主角,自然神采飞扬。

6. 计算已做妥的事。计算自己做妥的事而不是检讨自己还有多少件事没有做。人还没做的事永远多过已做妥的事,如果老想着这个没做,那个没做,便会愈想愈沮丧,真的会觉得自己能力低,无效率,大为失意。把已做妥的工作列出来,长长的一张单子,说明我们的能力真的高!能这样想,立刻便信心大增,不会萎靡。

7. 运用训练法克服自卑,树立自信。有自卑心理的人常常在性格上表现出不当之处,如内向,不与人交往,敏感多疑等,为此可进行如下训练:

(1)随意找到四个你的熟人,问他们对你的印象如何,确定你是否喜欢他们的回答,判断你为什么喜欢或不喜欢留给别人的那种印象。

(2)确定一下,如果你是一名演员的话,愿意扮演什么角色,以及你为什么喜欢这个角色。

(3)选择任何一个你所崇拜的人,列出他身上那些使你崇拜的特征和品质。

(4)把第二和第三综合为你自己所选择的性格。

(5)改变你的形象、行为、个性中你所不喜欢的东西,强化你所喜欢的东西。

二、服刑人员子女敏感的心理援助

产生敏感多疑的性格的原因主要有以下几种。

1. 对先前遭遇过的挫折体验过深,多疑心理的产生还可能是挫折引起的一种心理防御。有些人以前轻信别人,轻视自己所面对的事物,结果遭受了巨大的挫折,并长期保留着对挫折经历的深刻体验。使得自己矫枉过正,从一个极端走向另一个极端,不敢相信任何人和事。

2. 受过心理上的打击。有些人在某些方面受过挫折或者打击,自我感觉好像不如别人,有自卑心理,因而总以为别人在议论自己,看不起自己,算计自己,如果别人在一起说话时对自己投来了不经意的一瞥,他会认为别人正在说自己的坏话,如果平时有人开了一个善意的玩笑,他也会认为是在故意挖苦、讥笑自己,即使别人相互间的指责,也认为是在指桑骂槐,过分关注别人对自己的评价。

3. 认知方式的偏差。多疑首先是由于人们的认知方式出现偏差而导致的。以点概面、以偏概全、循环论证的认知方式使得个体在认识周围事物时产生知觉、归因等偏差。具有这种认知方式的人一旦产生疑点,对信息的摄取范围就大大的缩小了,并且将所有的分析推理和判断建立在自己设想的信息上,结果进一步验证和强化了原先的设想,自圆其说,造成疑心更重。其实,总的来说,产生敏感多疑的性格的原因还有很多,但是以上这 3 个方面却是最常见的。经历、认识等都会让人们产生敏感多疑的性格,所以人们在以后的生活当中应该多多反省自己,同时也应该在孩子的成长过程中多避免这些事情的发生,切勿让我们的下一代也生活在敏感多疑的性格当中。

心理援助方法有以下几种。

1. 培养自信心。每个人都应看到自己的长处,培养自信心,相信自己会与周围的人处理好人际关系,会给别人留下良好的印象,不要"看着别人活,活给别人看",要学会正确认识自己,愉快接纳自己,不受别人评价的约束,充分展示自己独特的人格魅力。这样当一个人充满自信的生活或工作时,就用不着担心自己的行为,也不会轻易的怀疑别人是否会挑剔、为难自己了。

2. 加强交往增进了解。多疑往往是彼此不了解、掌握的有关信息过少的结果。多疑产生后,常常又加剧了彼此的隔阂。明白此理,就应主动地增加接触,在交往过程中客观的观察了解把握怀疑对象的有关情况,最好能与对方开诚布公的交谈,结果就会发现造成自己产生多疑之心可能是由于错误信息的传入,可能是由于一句不经心的玩笑引起的误会,可能是因为想问题的角度不同而无法认同别人的观点,也可能是一些小人搬弄是非造成的。世界已经进入了合作的时代,要学会"人合百群"的是新世纪社会交往的需求,应摒弃"酒逢知己千杯少,话不投机半句多"的陈旧观念,消除各种疑虑,主动与人交往。

3. 加强积极的自我暗示。当自己的疑心越来越重时,要运用理智的力量进行急刹车,控制住自己的胡思乱想,要引进正反两个方面的信息,要一分为二地看待自己怀疑的对象,想办法加上一些干扰因素,当条件允许时,可做一些调查,澄清事实真相,也可以请信得过的朋友分析事情的来龙去脉,清除自己不符合实际的假想与推测;同时学会换位思考,很多时候我们需要站在对方的角度看问题,设身处地的为别人考虑问题,心情会豁然开朗,同时也避免了许多不必要的矛盾。

4. 不要妄加推测别人对你的评价。在日常生活中,要用平常的心态和信任的眼光去看待周围的人和事,不要总觉得时时处处都有人在和你作对,把平常很一般的事看得过大。

5. 尽量多与人沟通。当自己感到压抑或痛苦时尽量通过某种沟通的途径把心中的痛苦宣泄出来,那样会消除紧张,将焦虑的情绪从心里释放出来,避免引发身心疾病。交流和倾诉具有防卫功能,通过交流不但能减轻或释放压力,让心灵得到适当的抚慰,而且还可能会在相互探讨的过程中发现问题的根源,唤起奋进的勇气与决心。

6. 期望值要适度。一些人之所以过于敏感,往往是由于压力过大,急于求成,但结果却遭受了磨难和挫折所致。因此,敏感的人在做每一件事时,在确定目标、对预期结果进行设想时,不要把期望值定得过高,在对一件事情进行思考时,要把各种不利的因素充分考虑进去,做事情要留有一定的余地。而且,要客观地评价自己的能力,对自己的长处和潜能要有充分地了解和挖掘,尽量把"理想我"与"现实我"之间的差距缩小。

7. 适当参加体育锻炼。适当的体育锻炼不仅可以让自己看问题的视线发生转移,而且有利于开阔心胸,从而以更加积极的态度去看待问题。日常生活中,我们不应太过敏感,因为它不仅会对工作和学习造成不良影响,造成人际关系紧张,还会对身心健康产生危害。

三、服刑人员子女人际交往困扰的心理援助

青少年的自我意识、独立欲望、自尊心逐渐增强,渴望人际交往。可同时,他们的心理发展尚未成熟,对事物的看法容易偏激,对生活、学习中发生的冲突和矛盾不能恰当处理,存在许多有碍交往的心理问题,很容易导致人际交往困难。导致服刑人员子女人际交往困难的原因表现在以下三个方面。

1. 错误的交友观念。很多孩子往往无原则、无理由地重视友谊,很渴望

有一个肝胆相照、荣辱与共的知己与手足。于是他们便在自己认定的知己标准之下，一厢情愿地在同学中找到那么一位，认定此人便是自己与之永久交往的手足。之后，就尽量可能地与之形影不离，而且无所不谈、情谊融融。可是，终归会有自己的看法不能被对方理解或对方对自己有所隐瞒的时候，此时就很容易心灰意冷，心理很是不平衡，觉得这个世界一个朋友也交不住，觉得自己很失败。于是就失去了对人际交往的兴趣，甚至把自己封闭起来。不能用客观的、发展的眼光看待周围的人和事，不懂得求同存异，对友谊存在错误认知：对他人要求绝对化，是他们的错误所在。

2. 不良个性障碍所致。如一些服刑人员子女性格孤僻、封闭、冲动和嫉妒等，这些都会影响到其人际交往。

3. 缺乏交往技能。要想有好的人际关系、获得真挚的友谊，首先要有坦诚的态度，其次必须掌握必要的交往技能，如礼貌待人、严于律己、宽以待人等等。青少年普遍缺乏交往技能，常常使人际关系受到无端的破坏。比如，有些青少年本着"忠言逆耳利于行，良药苦口益于病"的态度，常对朋友说出尖酸刻薄之言，将朋友吓跑；有些青少年爱玩小聪明，举止清高，动不动对同学或朋友报以藐视的微笑，这样朋友自然也不会多；有些青少年认为朋友间可以无话不谈，于是说话不分场所、无所顾忌，经常说些脏话或不恰当的话，很容易使朋友感到尴尬；有些青少年认为"打是亲、骂是爱"，喜欢动手动脚，动辄打人一掌、踢人一脚，这种不尊重人的举止其实使同学很反感。

心理援助方法有以下几种。

1. 加强个性修养。要有良好的人际关系，就要有良好的个性品质，因为个性缺陷往往是导致人际交往心理障碍的背景因素。在学校教育中，应加强学生的个性品质修养。一般说来，具有豁达大度、宽宏大量、谦和热情、正直诚实等优良个性的人，人际关系较为融洽；而心肠狭隘、猜忌多疑、虚伪滑头的人，就不容易搞好人际关系。

2. 学习交往技能。处理人际关系是一种能力，也是一种技术，它可以通过学习和训练来培养和提高。如增加交往频率。在紧张的学习之余，不妨主动地找同学谈谈心，讨论某些问题，交换一些意见，从中加深情感联系。平时真诚关心同学，当别的同学有求于自己时，只要是正当的要求，就要尽己所能，满足对方的要求；当看到别的同学有困难时，要主动去帮助。此外，学会宽容待人，谦恭礼让，惜时守信等等，也是正确处理好人际关系的一种技能。

3. 为孩子提供同龄人沟通交流、社会实践的机会。如,鼓励孩子找同学或朋友谈心,遣散孤独心情,帮助孩子获得同龄人的温暖及其友谊。鼓励孩子和同龄人一起,参加社会义务劳动,帮助周围的老人、残疾人等做一些好事,既排除了孤独感,又得到了情感上的补偿,起到了净化心灵的作用。

4. 告诉孩子,摆脱孤独,要从自我做起。监护人要让孩子明白,要想真正摆脱孤独,拥有知心朋友,可以从两个方向努力:一个方向是自己积极主动去接近别人;一个方向是通过改变自我,使别人愿意接近自己。积极主动地接近别人的最好方法,便是关心、帮助别人。没有谁会喜欢整天愁眉苦脸的人,也没有人会喜欢一脸孤傲清高的人。要想有朋友,就不能光想着自己。总把"我"放在嘴边的人,最招人反感。如果和别人交往时,你不懂得尊重别人,老是说些刺激人的话,让人下不来台,或是总想与人争个高低,处处显得你正确,恐怕你也就很难拥有朋友和友谊。所以,要想真正摆脱孤独,还得从自己做起。

四、服刑人员子女情绪不稳定的心理援助

服刑人员子女通常生活在一个缺乏亲情和温暖的家庭,不被别人理解,甚至受到歧视,他们很容易遭受不公平待遇和挫折,情绪不稳定。情绪不稳定是一种经历消极情绪状态的持久倾向。情绪不稳定性的人比一般人更容易经历可能遇到的焦虑、愤怒、内疚、抑郁这样的情绪。他们应对环境压力能力较差,更有可能将正常情况解释为威胁,将小挫折看成绝望的困难。他们通常是比较害羞,并有可能难以控制冲动和延迟满足。服刑人员子女中的青少年孩子则更容易情绪不稳定。

有人说青少年的情绪就像"六月的天",说变就变。人们往往用"心血来潮"、"血气方刚"来形容他们。就是说处在这个年龄阶段的青少年,正值精力旺盛时期,富于激情。一旦有了适宜的环境激情便容易迸发出来,并且反应强烈。"喜"往往表现为手舞足蹈,欣喜若狂;"怒"则表现为火冒三丈,暴跳如雷,甚至大动干戈。个别青少年因一念之差,造成一失足成千古恨的事例也累见不鲜。青少年表现在取得某种成功,或受到某种鼓励时,情绪高涨,干劲倍增;一旦遇到挫折或失败马上又陷入极端痛苦状态,情绪低落无

精打采。青少年受到鼓舞心潮澎湃时，由于激情和盲目的狂热，干出蠢事的也大有人在。

青少年情绪的特点与他们的身心发展状况有关。由于社会生活的复杂性，青少年心理会出现各种矛盾，他们的需要日益增长，但他们对需要的合理性的认识水平却不高；需要虽有合理成分，但也有不合理成分。从社会现实来看，也有合理与不合理的因素。于是，主观需要与客观现实之间经常处于错综复杂的矛盾之中。这种不断增长的个体需要，有时能得到满足，有时则被否定。这是青少年发生复杂的、摇摆不定的强烈情绪的社会原因。另一方面，由于青春发育开始，性腺功能的作用，性激素的分泌会通过反馈增强下丘脑部位的兴奋性，使下丘脑神经表现出兴奋性亢进，造成大脑皮层与皮层下中枢之间发生暂时性平衡失调，这是青少年情绪感性强的生理原因。此外，青少年情绪的特点还与他们受暗示性强和从众心理影响有关。暗示是社会现实生活中的一种普遍现象，青少年学生与成年人相比，易接受暗示，容易发生与情境相协调的情绪和社会、群体所要求的行为。从众是个人由于真实的或臆想的群体的舆论压力，在认识事物和行动上不自主地趋向于跟多数人相一致的现象。我们平时所说的"随大流"、"随波逐流"就是这个意思，这就是说，青少年同学的情绪与所在的群体有着直接的关系。

心理援助方法有以下几种。

1. 用缓冲法控制心中怒火。缓冲就是当你心中生起怒火时，首先强忍下来，不作任何反映，等过一段时间后，再回过头来考虑和处理这件事情。这个时候，也许会有许多效果，说不定是一场误会，说不定事情并没有当时想的那么糟糕，说不定找到了比较好地解决办法。人们常说的"制怒"是林则徐的座右铭。正是因为林则徐能很好地制怒，缓冲自己的情绪，才成为一代名臣。一位哲人说：缓冲是平息冲动的好办法，当你生气时，便在心里从一数到十，才开口说话；如果怒不可遏，再数到一百。在日常生活中，我们也有这样的体验，当遇到一件不顺心的事时，一冲动就想要这样、要那样，可过了一段时间以后想起来，就会为自己的想法、行为感到好笑。因为冲动时的理智是大打折扣的，往往做出的行为是不适当的，等冷静下来，让大脑再作及出反映，那效果就不一样。

2. 用退让法缓解冲动情绪。俗话说：退一步海阔天空。当你感到无法控制自己的冲情绪时，你可以采取退让的思维方式。矛盾都有两个方面，一个巴掌拍不响,想一想发生这起冲突的客观原因是什么,主观原因是什么;自己在这起冲突中有哪些地方是不对的,应该负什么样的责任,也就是自查自纠。换位思考,设身处地地站在别人的角度上,想想如果我是他,遇到这样的事也许会像他那样的激动,做出不当的举止来。经过这种退让思维方式,就可以在冲突一时无法解决时,缓解冲动情绪。

3. 去想美好的事物转移欲怒的情绪。让冲动情绪迅速转移,可以想一想能使自己高兴的事情,缓和愤怒情绪。就像一首歌唱的那样:"要是谁惹了我,使我不痛快,我就去想美好的事情。"因此我们在情绪冲动时,可以听听轻快的音乐、看看有趣的书画、读读美好的诗文,唱唱自己喜欢的歌曲,或者参加一些体育活动,使大脑皮层的兴奋状态逐渐趋于平缓,起到克制冲动的目的。

4. 以联想的方法使你的激情降温。情绪冲动容易使人做出过激行为,往往铸成大错,而当事人事后总要感到后悔:"我当时怎么就不想想后果呢?"正如一句话概括的:"早知现在,何必当初。"这个时候后悔以没有实际意义了。这就是提醒我们,当你情绪冲动,一时又难以克制时,可以发挥自己联想的作用,想一想别人由于一时冲动酿成的恶果,想一想自己如果动手可能会出现的后果,想一想个人摔了跟头自己的亲人、父母会怎样痛苦,这样,你的过激情绪可能很快降温下来。

5. 用暗示、转移注意法。如果发现自己的情绪非常激动、难以控制时,可以采取暗示或转移注意力的方法来做自我放松,并鼓励自己克制冲动的情绪。坚信冲动并不能解决问题,要锻炼自制力,学会用转移注意力或暗示的方法来处理问题。

6. 培养沟通的能力。在不生气的时候,去和那些经常生气的人谈谈心。听听彼此间最容易使对方发怒的事情,然后,想一个好的沟通方式,注意控制自己的情绪不让自己生气。可以出去散散步来缓和自己的情绪,这样保持一个平衡的心态你就不会继续用毫无意义的怒气来虐待自己了。

五、服刑人员子女内向、孤僻的心理援助

孤僻即我们常说的不合群,指不能与人保持正常关系、经常离群索居的心理状态。在中学生群体中约占 5% ~ 8%。孤僻的人一般为内向型的性

格,主要表现在不愿与他人接触,待人冷漠。对周围的人常有厌烦、鄙视或戒备的心理。具有这种个性缺陷的人猜疑心较强,容易神经过敏,办事喜欢独来独往,但也免不了为孤独、寂寞和空虚所困扰。因此,孤僻对孩子的身心健康十分有害。孤僻的人缺乏同学、朋友之间的欢乐与友谊,交往需要得不到满足,内心很苦闷、压抑、沮丧,感受不到人世间的温暖,看不到生活的美好,容易消沉、颓废、不合群,缺乏群体的支持,整天提心吊胆地过日子,忧心忡忡,易出现恐怖心理。这种消极情绪长期困扰,也会损伤身体。孤僻的成因如下。

1. 幼年的创伤经验。研究表明,父母离婚是威胁当代儿童精神健康的重要因素之一。此外,家庭变故,父母的粗暴对待,伙伴欺负、嘲讽等不良刺激,使儿童过早地接受了烦恼、忧虑、焦虑不安的不良体验,会使他们产生消极的心境甚至诱发心理疾病。缺乏母爱或过于严厉、粗暴的教育方式,子女得不到家庭的温暖,会变得畏畏缩缩、自卑冷漠、不相信任何人,最终形成孤僻的性格。

2. 交往中的挫折。由于缺乏必要的社会交际技能力和方法,使得他们在人际交往中遭到拒绝或打击,如耻笑、埋怨、训斥,使他们的自主性受到伤害,便把自己封闭起来,结果就越孤僻。

心理援助方法有以下几种。

1. 正确评价、认识自己和他人。一方面要正确认识孤僻的危害,敞开闭锁的心扉,追求人生的乐趣,摆脱孤僻的缠绕;另一方面正确地认识别人和自己,努力寻找自己的长处。孤僻者一般都不能正确地认识自己。有的自恃比别人强,总想着自己的优点、长处,只看到别人的缺点、短处,自命不凡,认为不值得和别人交往;有的倾向于自卑,总认为自己不如人,交往中怕被别人讥讽、嘲笑、拒绝,从而把自己紧紧地包裹起来,保护着脆弱的自尊心。这两种人都需要正确地认识别人和自己,多与别人交流思想,沟通感情,享受朋友间的友谊与温暖。

2. 学习交往技巧,优化性格。可看一些有关交往的书,学习交往技巧。同时多参加正当、良好的交往活动,在活动中逐步培养自己开朗的性格。要敢于与别人交往,虚心听取别人的意见,同时要有与任何人成为朋友的愿望。这样,在每一次交往中都会有所收获,丰富知识经验,纠正认识上的偏差,获得了友谊,愉悦了身心,便会重树你在大家心目中的形象,长此以往,就会喜欢交往,喜欢结群,变得随和了。可以从先结交一个性格开朗、志趣高雅的朋友开始,处处跟着他学,并请他多多提携。

3. 监护人不要经常随意批评、否定孩子,甚至指责训斥孩子,否则,孩子就会丧失自尊心和自信心,会感到自己很笨和行为不好,这种自我体验几经反复固定下来,就会使孩子形成自卑孤僻的性格,总认为自己什么都不会、做什么都不行,谁都不如,从而一个人缩在一旁不敢出声、心情压抑。家长不妨采用一些肯定的评价,多鼓励孩子,如爱抚、点头、微笑、夸奖等,都会收到意想不到的效果,使孩子自信、开朗起来。

4. 增加孩子参与意识。孤僻的孩子多着迷于一些缺乏社会交往、社会交流的兴趣。如玩游戏机、看电视等,对周围的东西不闻不问,对社会、周围的人和事采取不参与的态度。监护人有必要中断孩子的这些着迷的爱好,多与孩子进行情感交流,鼓励孩子外出采购、参与做饭或帮邻居取报、取奶、送信等,以让其与人进行交往及培养其助人为乐的品德。

六、服刑人员子女叛逆的心理援助

青少年正处于心理的"过渡期",其独立意识和自我意识日益增强,迫切希望摆脱成人的监护。他们反对成人把自己当"小孩",而以成人自居。为了表现自己的"非凡",就对任何事物都倾向于批判的态度。正是由于他们感到或担心外界忽视了自己的独立存在,才产生了叛逆心理,从而用各种手段、方法来确立"自我"与外界的平等地位。叛逆心理虽然说不上是一种不健康的心理,但是当它反应强烈时却是一种反常的心理。

服刑人员子女,由于家庭变故,受到社会歧视,人际关系紧张等压力的增大,处在青春期的他们心理发生变化,如果没有对其进行适当引导,他们很容易在认知、理解、运用等环节产生技能和心理上的障碍,尤其在一些非正常的外界因素影响下,往往会激发他们潜意识的反抗,刺激他们对外界采取抗拒行为,形成叛逆。

心理援助方法有以下几种。

1. 苏霍姆林斯基认为:自尊心是人性的顶峰,激发学生的自尊心是教育工作的一条金科玉律,而且十分形象地指出:对它"要小心得像对待一朵玫瑰花上颤动欲坠的露珠。"这些论述给了我们极大的启示:只要教师尊重学生,相信学生,热爱学生,激发学生的自尊心,学生就会增强信心,向着好学生的方向努力,最终就一定能成为一个好学生。

2. 学生与监护人、老师在道德人格与法律人格上是完全平等的,所以,监护人、教师也要尊重学生的人格。不体罚或变相体罚学生,不对学生冷嘲热讽、不对他们进行心理施暴,做一个合格的监护人和老师。

3. 实践锻炼、磨练性格。爱因斯坦说:"优秀的性格和钢铁般的意志比智慧和博学更为重要⋯⋯智力上的成就在很大程度上依赖于性格的伟大,这一点往往超出人们通常的认识。"可见性格对我们影响有多大,因此主动争取各种锻炼机会,丰富自己的经历,在实践中去磨练自己,这样才能攀上理想人格的峰顶。

4. 充分认识叛逆心理是孩子在青少年时期一个正常的心理特征。不要认为学生平时的一些叛逆行为是有意跟自己过不去,甚至认为是思想品德问题。其实只要监护人、老师全心全意,能平和地与孩子交流对事物的看法,动之以情,晓之以理,孩子一时的叛逆心理是很快消失的。

5. 平等民主的教育方式是消除叛逆心理的主要手段。这就要求监护人、老师在教育孩子的时候要充分尊重他们,多以平等、友好的态度与子女谈心,决不能专制独裁。

6. 多与孩子交流。一方面要好好聆听。成人与孩子的观点不同。成人眼中的小问题在孩子的眼中可能是大问题,不妨认真听完他们的话再发表自己的意见。另一方面,要了解孩子的感受。多同孩子谈一些他们关心的问题,站在他们的角度上看问题,有意识地谈出自己的观点,帮助孩子解决困惑。这样能真正达到与孩子心相连心,心相通,孩子的逆反心理就自然而然地消失了。心理学认为,人与人之间的信息交流与传承,需要在良好的心理认同的基础上进行。心理认同则容易入耳、入脑、入心,形成"共振"效应。反之,则会出现思维盲点,产生心理障碍,影响其效能。因此,要防止和消除孩子的"逆反"心理,形成心理上的认同,在教育工作中,监护人、教师必须对孩子倾注爱心,讲求民主作风,创设良好的教育环境,处处体贴关心孩子,以赢得孩子的热爱和拥护。尤其对那些常犯错误的孩子,更应从感情上亲近他们,从兴趣上引导他们,从学习上帮助他们,从生活上关心他们,使他们从中真切感受到监护人、教师的可亲、可敬、可信,从而消除师生之间存在的隔阂和对抗心理,使孩子乐意接受教师的教育劝导,逐渐改正自己的错误认识和不良行为。

七、服刑人员子女自暴自弃的心理援助

每一个自暴自弃的孩子的背后，往往有一个问题家庭，无家可归，有家难回，很多服刑人员子女往往处于被抛弃，被歧视，无人理睬自生自灭的状态。在学校，个别同学、老师漠视他们，他们上不上课老师、同学不予理睬，成绩好坏也不予过问，甚至不让参加各类考试。老师歧视、同学欺侮，使一些服刑人员子女产生自暴自弃心理。

心理援助方法有以下几种。

1. 去温暖去爱这样的孩子。爱是教育的第一原则，一定要让孩子知道你爱他，要注意正确的表达，如果你愿意在合适的时候，平心静气地和孩子沟通，我想没有孩子不愿意的。爱是产生理解的土壤。每个人都有各自的天性，每个人愿意接受的东西都不一样，监护人只有找准什么才是孩子最感兴趣的，并因势利导，才能让孩子乐于接受。使庄稼满意的养料是最好的养料，使顾客满意的商品是最好的商品，使孩子最乐意接受的方法才是最好的教育方法。

2. 帮助孩子树立远大理想，培养自信，珍惜时间，在行动和痛苦中真正体验学习的快乐。孩子对学习和生活中所遇到的困难往往估计不足，对自己的能力、知识水平缺乏全面的认识，一旦遇到不顺利的事情就容易自暴自弃，自我否定。在学习和生活实践中，要引导学生应有意识地锻炼自己克服困难的能力，培养自己的意志品质，树立远大理想，在挫折中取得经验，不断成熟起来。当在学习上遇到挫折时，应当把挫折看作是一种磨练自己的机会，面对困难敢说："太好啦！"要有克服和战胜困难的勇气，面对困难敢说："我能行！"一旦发现自己在学习、挫折面前有退却想法时，应提醒自己：再坚持一下就是胜利！要相信"极限"之后便会有新的境界，可谓是："山穷水复疑无路，柳暗花明又一村。"也可以用英雄形象、名言警句吟吟（激励性的）歌曲来勉励自己，从而战胜挫折，做学习和生活中的强者。

3. 正确对待孩子的输赢。当孩子失败时，社工或监护人鼓励孩子，把孩子从脆弱的感情中拉出来，转移孩子的注意力。监护人能够对输赢淡然处之，孩子对输赢的心态也就能摆正了。同样是摔跤，有的孩子能自己迅速爬起来，拍干净身上的尘灰，继续若无其事地玩耍；而有的孩子却只是趴在地

上啼哭,伤心。这表明,在挫折面前,后者缺乏直面挫折的勇气,心灰意懒、逃避退缩。在挫折教育上,身教重于言教,当监护人受到挫折时,冷静、坚强、勇敢的心态可以潜移默化培养孩子直面挫折的勇气。当孩子面对挫折时,监护人要显得平静,淡化孩子的受挫意识。当孩子经过自己努力克服了一些挫折后,监护人要及时赞扬孩子,让孩子在心理上获得一种胜利感,从而增强克服挫折的自信心和意志力。帮助孩子从感情脆弱的心理中走出来,你会欣喜地发现,自己的孩子也可以是那么的阳光、乐观、开朗、活泼。

营造良好的人际关系,善于与老师、监护人、同学交流,从而构造一个和谐的宽广的学习氛围。

4. 引导孩子积极的交流。在信息社会的今天,交流本身就是学习的一种方式,而从心理学的角度来看,交流能够使很多不良情绪在团体中得以消除。与老师交流,一方面能够学习知识,另一方面让老师对学生有所了解,从而在"暗示"心理的作用下调整老师对学生的评价与激励,达到促进学生学习的效果。与监护人交流,可以让监护人真正了解子女在学校的各项情况,从而使监护人不断调整对孩子的要求和评价,有利于超我与本我的和谐统一。与同学交流,能够让学生在群体中体验各种各样的快乐,从而使本我与自我和超我相适应。

5. 让学生感受关爱,亲其师信其道。古语说"亲其师,信其道",师生关系会直接影响学生的学习态度和学习积极性。当师生关系融洽,学生觉得老师喜欢他、欣赏他时,学起来就会觉得特别有劲。当学生与教师关系紧张时。他们会觉得老师看不起他,甚至会产生逆反心理和对立情绪,破罐子破摔,干脆不学了。因此,教师应深入到学生中去,与他们谈心,倾听他们的心里话,在摸清情况的前提下,进行分析归类。制定相应的帮扶措施,找到师生心连心的通道,赢得学生的信赖和配合。作为教育者,要用发展的眼光看待学生,经常鼓励他们进步,帮助他们端正学习态度,改进学习方法,调动学生的主动性,尽快从自暴自弃的情绪中挣脱出来。

八、服刑人员子女仇恨心理的心理援助

服刑人员子女由于长期缺乏家庭的温暖和教育,意志力比较软弱,承受挫折的容忍力比较低,当外界的东西惹到他时,或者遭到老师的批评和同学

们的欺负时,他就会觉得受不了,从而产生严重的情绪反应,这种情绪反应的一个突出表现,就是行为中带有攻击性和敌意性,有时甚至遇到一件极小的事情,都会使他们如同大难降临般感到无法承受,久而久之,易形成仇恨心理。

心理援助方法有以下几种。

1. 做好情绪疏导,仇恨会产生负面情绪,需要及时进行心理疏导。

2. 当感到压抑的时候,应该适当调整学习与休息的时间,定好锻炼身体的时间,经常散散心,放松绷紧的神经。心理压力大时,最简单的释放方法是向亲人和朋友倾诉,将心里的怨气、怒气宣泄出来,再坐在椅子上静静地听轻音乐 15 分钟,过后就会觉得心里舒服多了。

3. 培养积极的心态。心态是指人个别心理过程的结合和统一,是人综合的当前心理现象。一方面它指人的一种心理状态;另一方面,它又指人的态度。积极心态的人,他是乐观的,为人热情的,善于行动的人,同时,他们的思维也是积极的;积极心态的人,他们的心理是健康的,人际关系是和谐的,性格是随和的;积极心态的人,他们在事业上要比普通的人、消极的人,容易获得成功。面对半杯可口饮料,有人遗憾说:"可惜只有半杯了。"也有人庆幸地说:"尚好,还有半杯可饮。"不同的人对同一件事有不同的心情,不同的心情就有不同的结果。积极的心态是成功的起点。它能激发你的潜能,愉快地接受意想不到的任务,悦纳意想不到的变化,宽容意想不到的冒犯,做好想做又不敢做的事,获得他人所企望的发展机遇,你自然也就会超越他人。而消极的思想压着你,你像一个要长途跋涉的人背着无用的沉重大包袱一样,使你看不到希望,也失掉许多唾手可得的机遇。积极心态是这样的一些人:他们有必胜的信念,善于称赞别人,乐于助人,具有奉献精神,他们微笑常在,充满自信,他们能使别人感到你的重要。

4. 学会宽容。宽容别人,其实就是宽容我们自己。多一点对别人的宽容,我们生命中就多了一点空间。有朋友的人生路上,才会有关爱和扶持,才不会有寂寞和孤独;有朋友的生活,才会少一点风雨,多一点温暖和阳光。其实,宽容永远都是一片晴天。

宽容就是忘却。人人都有痛苦,都有伤疤,动辄去揭,便添新创,旧痕新伤难愈合。忘记昨日的是非,忘记别人先前对自己的指责和谩骂,时间是良好的止痛剂。学会忘却,生活才有阳光,才有欢乐。

　　宽容就是不计较,事情过了就算了。每个人都有错误,如果执着于其过去的错误,就会形成思想包袱,不信任、耿耿于怀、放不开,限制了自己的思维,也限制了对方的发展。即使是背叛,也并非不可容忍。能够承受背叛的人才是最坚强的人,也将以他坚强的心志在氛围中占据主动,以其威严更能够给人以信心、动力,因而更能够防止或减少背叛。

　　宽容是一种坚强,而不是软弱。宽容要以退为进、积极地防御。宽容所体现出来的退让是有目的、有计划的,主动权掌握在自己的手中。无奈和迫不得已不能算宽容。宽容的最高境界是对众生的怜悯。

家庭暴力受害未成年人心理援助

家庭暴力受害未成年人常见心理问题：①家庭暴力受害未成年人恐惧、焦虑；②家庭暴力受害未成年人冲动、暴躁；③家庭暴力受害未成年人敌对、仇恨；④家庭暴力受害未成年人自责、负罪感；⑤家庭暴力受害未成年人无用、低下感；⑥家庭暴力受害未成年人过度敏感；⑦家庭暴力受害未成年人厌学、逃学；⑧家庭暴力受害未成年人心理扭曲。

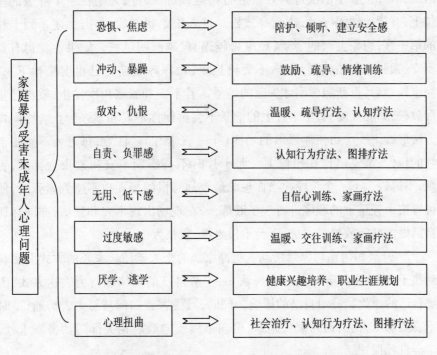

图42 家庭暴力受害未成年人心理问题心理援助流程图

一、家庭暴力受害未成年人恐惧、焦虑的心理援助

经常遭受家庭暴力的儿童,缺乏安全感,与同伴的交往中往往表现为退缩和回避,恐惧和焦虑总是伴随着他们的成长。整天提心吊胆,神经高度紧张,甚至有草木皆兵的心理,非一般人所能想象。而当一个人生活在无休止的恐惧和压力下,其抵抗力就会逐渐减弱,变得茫然不知所措、身心疲惫不堪。

心理援助方法有以下几种。

1. 开展对家庭暴力受害未成年人的心理疏导,进行心理调节。把能引起紧张、恐惧的各种场面,按由轻到重依次列成表(越具体越好),分别抄到不同的卡片上,把最不令你恐惧的场面放在最前面,把最令你恐惧的放在最后面,卡片按顺序依次排列好。进行松弛训练。方法为坐在一个舒服的座位上,有规律地深呼吸,让全身放松。进入松弛状态后,拿出上述系列卡片的第一张,想象上面的情景,想象得越逼真、越鲜明越好。如果你觉得有点不安、紧张和害怕,就停下来不要再想象,做深呼吸使自己再度松弛下来。完全松弛后,重新想像刚才失败的情景。若不安和紧张再次发生,就再停止后放松,如此反复,直至卡片上的情景不会再使你不安和紧张为止。按同样方法继续下一个更使你恐惧的场面(下一张卡片)。注意,每进入下一张卡片的想像,都要以你在想像上一张卡片时不再感到不安和紧张为标准,否则,不得进入下一个阶段。当你想象最令你恐惧的场面也不感到紧张时,便可再按由轻至重的顺序进行现场锻炼,若在现场出现不安和紧张,亦同样让自己做深呼吸放松来对抗,直至不再恐惧、紧张为止。

2. 开展如何预防家暴活动。提高家长的个人素质。家长的方式会影响到孩子,因此家长要对自己有所认知,了解自己的情绪和行为表达方式,了解自己的原生家庭对自己的影响。同时,教受害者如何与暴力者沟通,平时不要激怒暴力者,遇到家长施暴,可向亲属或向政府相关部门如警察求救,学会自我保护。

3. 家长对孩子不要喜怒无常。有的家长常将自己的好坏情绪发泄在孩子身上,这样会使孩子害怕父母,怕父母无缘无故发脾气,怕自己受罚等,终日心神不定、畏畏缩缩,表现为恐惧、多疑、敏感。因此父母要善于控制自己

的情绪,不要拿孩子当出气筒。

4. 帮助孩子树立自信心。如果孩子获得成功的体验,自信心就会增强很多,家长应去发掘孩子的独特天赋,使孩子认识到自己的长处和优势,并为之自豪,以形成积极的自我意识,让孩子明白每个人都有优点和不足,不足之处,只要加以训练,就可以克服,以此帮助孩子树立自信心,培养其自立、自信的态度。

二、家庭暴力受害未成年人冲动、暴躁的心理援助

受虐儿童,对他们的同龄人表现出更多的身体和语言攻击。他们更可能对朋友善意的建议和其他儿童的痛苦表示出愤怒和攻击。有时候,他们对待自己的父母态度也是充满冲动和暴躁。

心理援助方法有以下几种。

1. 进行有效的心理沟通,受害者与家长彼此拉开一段心理距离,静下心来各自看看面临的问题,然后再平心静气地谈谈各自的感受。其次是心理换位,有了心理换位,凡事就能看到对方言行的合理性,彼此就多了一份宽容和接纳。再次是心理宣泄,准备好沙袋和手套,实在冲动的时候就打沙袋、脚踏大地或握拳擂墙或撕杂志。

2. 转换负能量。追寻家庭暴力的源头,其成因是家庭成员负面情绪过多、攻击性情绪增长,出于释放能量的一种需要而产生的暴力行为。这样的情绪如果转化得当,成为正面的能量,就会是利他的、有建设性的,如果释放转化不当,就会成为暴力,有毁灭性的能量。施暴者有这样的负能量,同时,受害者也会习得和产生这样的负能量,让受害者将负能量转换为正能量。

3. 控制冲动,做情感的主人。每个人在一生中都会产生情感冲动,如遇到成功时感到欣喜若狂,遇到打击时过于颓废和哀伤,对待不满的暴躁和愤怒,对待失败时的焦躁不安,这些都是一些情感冲动心理。当然也有些冲动是有益的如对敌的勇敢等。但大多数情况下对人是不利的,它是一个人修养薄弱、情感脆弱的表现。冲动是人类进行心理改造的最基本对象。

理智地控制自己的情绪。用理智和意志来控制情绪,表面上是对自己的自由约束,其实,这种约束却能使你获得更多的自由。在遇到强烈的情绪刺激时,要强迫自己冷静下来,并快速分析事情的前因后果,然后,采取消除

第十四章 家庭暴力受害未成年人心理援助

冲动情绪的"缓兵之计",用理智战胜情绪上的困扰,正确评价自己,这不仅看到了自己的优势,也看到了自己的不足;进而使自己远离冲动、鲁莽的局面。因此,在某种意义上,你们如果能够理智地控制自己的情绪也意味着主宰了自己的命运。

4. 暗示、转移注意法。如果遇到了使自己生气的事,一般都触动了自己的自尊和利益,此时是很难冷静下来的,所以,如果发现自己的情绪非常激动、难以控制时,可以采取暗示或转移注意力的方法来做自我放松,并鼓励自己克制冲动的情绪。坚信冲动并不能解决问题,要锻炼自制力,学会用转移注意力或暗示的方法来处理问题。

5. 培养沟通的能力。在不生气的时候,去和那些经常受气的人谈谈心。听听彼此间最容易使对方发怒的事情,然后,想一个好的沟通方式,注意控制自己的情绪不让自己生气。可以出去散散步来缓和自己的情绪,这样保持一个平衡的心态你就不会继续用毫无意义的怒气来发泄自己的情绪了。

6. 让自己冷静下来。在遇到冲突和不顺心的事时,最好不要去逃避问题,要学会掌握一些处理矛盾的方法。可以考虑一下事情的前因后果,弄明白发生冲突的原因,双方分歧的关键在哪;然后,进行冷静的分析并找出一个切实可行的方法。例如:当被别人无聊地讽刺或嘲笑时,如果顿显暴怒,反唇相讥,就会引起双方的强烈争执,最终可能会出现于事无补的后果。此时,如果冷静下来,采取一些有效的对策,如用沉默来抵挡抗议或者指责对方无聊,这样就会有效地抵御或避免冲动的情绪发生。

7. 推迟愤怒法。当某一事件触发了你强烈的情绪反应,在表达出情绪之前,先为自己的情绪降降温,比如在心里对自己说:"我三分钟后再发怒。"然后在心中默默地数数。不要小看这三分钟,它在很大程度上可以帮助你恢复理智,避免冲动行为的发生。让自己冷静下来后,可以考虑一下事情的前因后果,弄明白发生冲突的原因,双方分歧的关键在哪;然后,进行冷静的分析并找出一个切实可行的方法。例如:当被别人无聊地讽刺或嘲笑时,如果顿显暴怒,反唇相讥,就会引起双方的强烈争执,最终可能会出现于事无补的后果。此时,如果冷静下来,采取一些有效的对策,如用沉默来抵挡抗议或者指责对方无聊,这样就会有效地抵御或避免冲动的情绪发生。

8. 环境转换法。在情绪即将失控的时候,请赶快转换一个环境,你的注意力和精力也会相应地转移,可以使即将失控的情绪得到平息。值得提醒的是,你的行动必须及时,不要在消极情绪中沉溺太久,以免最终酿成情绪的失控。

三、家庭暴力受害未成年人敌对、仇恨的心理援助

受躯体虐待或被忽视的儿童表现出较多的品行障碍问题,破坏行为、敌对、仇恨、反社会行为等。其同伴关系也存在严重困难,一方面,这类儿童与同伴交往时表现出较高的敌对和攻击倾向。他们往往对小伙伴友善的接近报以愤怒和攻击,对同伴的痛苦常感到不快或愤怒而不是同情。

心理援助方法有以下几种。

1. 当孩子向你谈他感兴趣的问题时,要集中注意力听,不要似听非听,或者一边做其他事(例如看电视)一边听。如果正在做十分紧急的事,不妨跟孩子打个招呼,取得孩子谅解。

2. 即使一开始就不同意孩子的意见,也要耐心听完,充分了解他们的看法。要以交换意见的方式发表自己的看法,不要唠叨说教而不考虑孩子的意见。

3. 用尊重的语气而不是教训的语气发言。如果你尊重自己的孩子,孩子就会尊重你。否则,你用教训的口吻来应对孩子,只能让孩子产生敌对的情绪。

4. 父母要正视孩子自我意识的增长和认识能力的提高,指导、帮助他们正确认识自己所处年龄阶段的生理心理特点,明确指出他们自身尚存的幼稚性、依赖性和认识上的片面性。

5. 家里的事也可以征求孩子的意见,如果他的意见合理或与大人的意见一致,就以他的意见作出决定,这样可以增加他的"参政(家政)感"和责任感,从而促进家庭关系的协调。

6. 要消除偏见。在人际交往中,不要带着有色眼镜曲解他人的态度,不要不分青红皂白地认为他人的言谈举止都有敌意。凡事要多从正面去理解,不要以自身的好恶取舍他人,要懂得人的兴趣、需要、性格是各不相同的。要努力学会肯定别人,懂得宽容之道。这一点要从认知上帮助孩子进行矫正。

7. 要热情待人。对任何人都应该与之热情相处,任何形式的轻视、蔑

视、歧视和敌视都是造成儿童青少年敌对状态的温床。只有热情待人、悦纳他人，尊重他人、理解他人，只有这样，他人才能尊重自己、理解自己。这一点是要求从行为上矫正青少年敌对的心理。

8. 在人际交往中逐步学会互相包容、互相谅解、互相支持、互相协助，并逐渐习惯和适应这种交际方式，使青少年敌对情绪渐趋淡化、消弭。要多主动与人交往，或许你会发现别人的可取之处。

9. 提高自控能力。自控能力是指对自身的心理和行为主动掌握的能力，这就需要忍耐、克制。通过自我锻炼和自我监督，不断提高忍耐水平和克制能力，就能够充分发挥意志的抑制职能，使儿童青少年敌对消除在萌芽状态。

10. 增强挫折容忍力。挫折容忍力是指遭受打击后免于行为失控的能力，即经得起挫折的能力。在实践中要不断提高自己的挫折容忍力，凡事不纠缠于一时的得失，对一般的损害和侵犯采取宽容的态度，改变容易造成挫折的环境和条件，加强自我疏泄烦恼和愤怒情绪的能力。

四、家庭暴力受害未成年人自责、负罪感的心理援助

经常遭受家庭暴力的儿童，会自我责难，感觉是自己错了，对不起父母，甚至产生负罪感，虽然倍加小心，但还是屡屡遭受家庭暴力，这会严重扭曲他们的人格。

心理援助方法有以下几种。

1. 消除心中的自责心态，学会为错误找到更多的原因。别再习惯性地认为事情出了差错，就一定是自己的问题。可把自己的心思告诉亲属或老师，听听他们的想法，这样可以避免产生自责心理。

2. 消除心中的自责心态，学会把做错了的事情与自己的价值分开。告诉自己："这件事情我做得不够好，但我的动机是好的，而且我也在努力做到最好，只是最后没有达到我的目标而已。"

3. 消除心中的自责心态，容许自己犯错误，容许自己把一件事情做得不那么完美。每个人都有自己不擅长的地方，给自己一个时间去学习。把生命看作一个过程，和自己比较而不和别人比较，今天比昨天进步一点，明天比今天进步一点，那就是成功的。哪怕暂时还不够好，哪怕自己和别人比

还差得很远,都没有关系,因为学习是需要时间的。

4. 学会原谅自己。人无完人,但这话往往都在说别人。其实,每个人需要做的第一件事就是,承认自己的不完美,学会原谅自己。诚然,有很强的上进心,时刻自省感到内疚是件好事,但要知道,你没有能力把每件事都做得比别人好,这不是一种过错。所以,别想太多,内疚也于事无补,何不甩甩头,把心里的沉闷甩掉,别给自己负担,以最饱满的情绪尽最大的努力学习、关心别人。

5. 学会倾诉。你需要给自己解压,把心事说出来,自己受到委屈,越逃避心理压力越大,而且这种压力老缠着你,一看到你对不起的人就心虚,这样时间长心肺都承受不了,肝里总结着气,会憋出病来的。学会向老师、同学和亲属倾诉,会对自己有很大帮助。

五、家庭暴力受害未成年人无用、低下感的心理援助

经常遭受家庭暴力的儿童,往往会缺乏自尊、形成自卑、自我否定,产生无用、低下感,感觉什么事情做不成也做不好。

心理援助方法有以下几种。

1. 正确地认识和评价自己。世界上大多数人的智力没有多少差别,因此不要总是认为自己的脑子比别人笨而看轻自己。要多引导孩子参加一些丰富多彩的实践活动,让他完成一些力所能及并稍有难度的任务,让他在取得成功时获得成功感,并得到心理上的满足,从而树立信心。

2. 给予更多的关注和鼓励。教师或社工要多花一些时间关心这些学生,多了解一些学生的情况,并且要多鼓励这些学生,给他们正确的评价,因为教师的表扬是有权威性的,让他们觉得自己也有优点,发掘这些学生的闪光点,让他们尽可能多的参加活动,鼓励他们,让他们有"我也行,我也能!"的想法,建立起自信心。教师还可以给他们讲述一些历史上科学家、文学家年少时别人对他们的评价较低的故事,如爱迪生、海涅等。

3. 发挥长处法。"尺有所短,寸有所长。"每一个人都有自己的长处和优势。同时,也有自己的短处和劣势。如果用其所短,而舍其所长,就连天才也会丧失信心,自暴自弃;相反,一个人若能扬长避短,强化自己的长处,就是有残疾的人也能充满信心,享受成功的快乐。因此,消除孩子的自卑心

理,要善于发现他们的长处和优势,并为他们提供发挥长处的机会和条件,这也是帮助孩子克服自卑心理的关键。

4. 让孩子有不断补偿不足的机会。每一个人都有自己的长处与短处,教师或社工要告诉孩子,不能光嫌弃自己,埋怨自己的短处,而是要千方百计地去弥补这些不足之处。正所谓天道酬勤,勤能补拙,如果学习成绩不理想,在找到了原因之后就要"亡羊补牢",多花一些时间和精力去弥补知识的缺陷。

5. 语言暗示法。积极的语言能使人产生积极的情绪,改变消极的心态,因而家长或社工可以有意识地用"你聪明"、"你一定行"之类的语言为孩子打气,或是在此基础上,让孩子根据自己的实际情况,每天上学之前都念上几遍,在语言暗示之后再满怀信心地去上学。

六、家庭暴力受害未成年人过度敏感的心理援助

受虐待儿童常常显得过分敏感和警觉,对环境中任何有关伤害性刺激的蛛丝马迹保持高度警惕,并作出迅速攻击反应,他们大多在人际交往方面存在困扰。

心理援助方法有以下几种。

1. 相信自己,相信他人。即在自己的心理天平上增加"自信"和"他信"这两块砝码。首先是"自信"。"自疑不信人,自信不疑人。"猜疑心理大多源于缺少自信。换言之,假如我们深信自己的才干能力和品行都没有什么可以被人乘机暗算的弱点和漏洞,自然而然就不会去疑心别人怎样看自己了。自信,要善于发现自己的优点,不要只看自己的短处和不足,更不要把不是短处也看成短处。其次是"他信"。试想,如果对方是你自己完全信得过的人,即使对方一时对你不够热情,也不会怀疑对方对你有看法。你常常猜疑别人在议论你、讥笑你,但你根本没有听到别人的谈论,怎么能断定是对着你呢? 这种瞎疑心、小心眼,就是因为你对人缺乏信任感,而且总是从不好的方面去猜疑人,我们应用信任感来替代猜疑心,对人信任,就能避免自扰。这个时候我们不妨转换角度,站在对方的角度想一想,如果换作是你,你会这样吗? 这样将心比心,才能相信别人,不能对别人经常报以偏见和成见。注意调查研究。俗话说:"耳听是虚,眼见为实。"不能听到别人说什么就产

生怀疑,不要听信小人的谗言,不能轻信他人的挑拨。要以眼见的事实为据。况且,有时眼见的未必是实。

2. 坚持"责己严,待人宽"的原则。猜疑心重的人,大多对自己的要求不严、不高,对别人的要求倒有些苛刻,总是要求别人做到什么程度,没有想一想自己会不会做到。因此克服疑心必须从严格要求自己做起,对别人过高的要求,别人达不到,就认为人家存在问题,必然会妨碍去信任别人。因此,坚持宽以待人,严以律己的原则,这也是克服猜疑心的一条重要途径。

3. 采取积极的暗示,为自己准备一面镜子。平时,不要总想着自己,想着别人都盯着自己。而要对自己说,并没有人特别注意我,就像我不议论别人一样,别人也不会轻易议论我。而且,只要自己行得正,站得直,又何必怕别人议论呢?有时不妨采用自我安慰的"精神胜利法",别人说了我又能如何呢?只要我自己认为,或者感觉绝大多数人认为我是对的,我的行为是对的就可以了,这样在心理的疑心自然就会越来越小了。

4. 抛开陈腐偏见。一位哲人说过:"偏见可以定义为缺乏正当充足的理由,而把别人想得很坏。"一个人对他人的偏见越多,就越容易产生猜疑心理。应抛开陈腐偏见,不要过于相信自己的印象,不要以自己的头脑里固有的标准去衡量他人、推断他人。要善于用自己的眼睛去看,用自己的耳朵去听,用自己的头脑去思考。必要时应调换位置,站在别人的立场上多想想。这样,我们就能舍弃"小人"而做君子。

5. 及时开诚布公。猜疑往往是彼此缺乏交流,人为设置心理障碍的结果,也可能是由于误会或有人搬弄是非造成的,因此一旦出现猜疑,如果自己去想,不如开诚布公地和对方谈一谈,这样才能烟消云散,才能彻底解决问题。

七、家庭暴力受害未成年人厌学、逃学的心理援助

经常遭受家庭暴力的孩子,在学校和人际交往中问题很多,他们比其他孩子在阅读、语言和数学等表现中更糟。他们缺乏学习能力,不能集中注意力去学习,学习成绩差,很多这样的儿童就开始厌学和逃学。家庭暴力受害未成年人厌学和逃学主要原因有以下内容。

1. 家长要求过于苛刻。在"望子成龙,望女成凤"的心愿下,有的家长不顾孩子的想法,完全按照自己的意愿规划孩子的人生与未来,逼迫孩子学

习,如果孩子成绩不好就严加惩罚,这样易造成孩子的逆反心理,进而产生厌学情绪。

2. 家庭关系不和或家庭破裂。家庭关系不和或家庭破裂会给孩子的心灵造成难以抹去的创伤,家庭的阴影会占据孩子思想的很大一部分,进而无心学习,产生厌学情绪。

3. 情绪和情感消极。有些孩子由于学习成绩不理想,经常受到来自家长、老师的批评、训斥,还会受到来自同学们的鄙视,这样心理上就会产生消极的情绪体验,这种消极的情绪体验不断积累,就会严重妨碍学习,导致学习没有动力,把学习视为负担,害怕学习,唯恐考试失败对自己构成自尊心的威胁,于是对学习产生过渡的焦虑,造成讨厌学习。

4. 人际关系差。有的孩子,在家庭中被家长过分的溺爱,长期地以"小公主、小王子"自居,已经习惯于以"我"为中心,融入到班集体后,不能正确地对待同学和老师,表现的自私自利、自以为是、心胸狭窄、目中无人,对老师不尊敬、对同学不友好、不团结,造成师生关系不融洽,同学关系不和睦,把自己孤立于班集体之外,慢慢的造成性格的偏激、孤僻,做事、学习情绪化,慢慢的产生讨厌周围的一切的心理,也包括厌恶自己的学习。

心理援助方法有以下几种。

1. 家长是孩子的第一任老师,家长必须注重言传身教,为孩子作出表率。更重要的是,要改变过去那种溺爱式、保姆式、呵护式的教育观念与方法,让孩子独立自主地学习知识、感受生活、发展能力。自古雄才多磨难,从来纨绔少伟男。家长要有意识地为培养孩子的心理承受能力,发展孩子的个性创设必要的教育环境,使他们经风雨、见世面,和谐有序地发展、健康地成长。只要孩子具备了必要的生活技能、学习技能和一定的生理、心理承受能力,厌学心理就自然得到消除。面对学生厌学现象,摇头叹息无济于事,一味地强调客观原因也与事无补。要用发展的眼光看待学生,经常鼓励他们的进步,帮助他们端正学习态度,改进学习方法,调动学生主动性,尽快地从厌学情绪中挣脱出来。家长对待学习差的孩子,要切忌急躁,要看到孩子的优点,鼓励孩子一步一个脚印地前进。

2. 对有厌学情绪的学生,家长应增加感情投入,以情育人。家长一般对不爱学习的孩子有"恨铁不成钢"的心情,但对孩子而言,高标准、严要求不一定能达到预期效果,反而有可能造成家长与孩子间情绪的对立。因此家长不妨降低一些要求,增加一些感情投入,给孩子以信任、好感,在评价和对待孩子时多一些肯定色彩,使孩子体验到父母的关心、爱心,不要增加学生的心理负担,应多与孩子交流、沟通,站在孩子的角度换位思考,给他们以更多的信心。家庭成员要热情关心子女的学习、生活、思想情况,与其平等地交流、沟通,时常讨论他们所关心的话题,并在交流中给予积极、健康的心理暗示,使之在无意识的交流中受到教育,树立自信,感受安慰。

3. 更新教育观念,改变教育教学方法。作为家长,在教育孩子过程中,不能脱离孩子的年龄和身心特点,要注意把孩子视为成人,当作一个独立的个体来看待,不能把自己的想法和意志强加给孩子,更不能极端地宠爱、百般地溺爱。同时,还要注意把孩子当孩子看待,把他们看作是一个发展中的人,还不完善、不成熟,但他们具有潜能,具有潜在的发展的可能性,他们需要关心、关注和爱护。但并不是摆在至高无上的位置。作为老师,更要注意自己教育观念的更新和学习,结合学生的特点,不断改变自己的教育教学方法,以"适合学生成长的就是最好的方法"为原则,把研究性学习真真正正的引入课堂,让学生主动参与教学过程,引导学生积极思维,大胆发问,在参与、探究中体验成功、感悟知识,变"你要学"为"我想学",变"被动听课"为"主动参与",在教师和学生互动过程中,给学生的自主学习与个性自由伸展提供更广阔的空间。平等地对待每一位学生、公正地评价每一位学生,做学生的良师益友,做学生成长和生活的引路人,让愉悦和快乐时刻伴随着学生,自然的就会阻止学生"倦怠、厌恶、厌烦"情绪的产生。

4. 加强心理引导,提高心理素质。新时期的教育发展,教育对象的变化,对家长和老师提出了更高的要求,要求家长和老师都要具备一定的心理教育的知识,尤其是老师应该是一位心理工作者,在日常生活和学习过程中及时发现学生的心理问题,比如:紧张、焦虑、恐惧情绪和情感消极、偏激、孤僻等心理问题。对中学生心理健康教育给予足够的重视,把中学生心理健康教育设为当前中学教育的一项专门课程,教师和教育工作者,应把学生的心理健康作为全面发展教育的重要内容来看待,充分认识培养健全的人格、良好的情绪和适应能力对学生学习活动、掌握知识和技能的重要作用,把日益增多的中学生的心理障碍问题同思想品德加以区别,采用心理学的方法和技术解决学生日益增加的心理困扰,来不断提高学生的心理承受能力,使学生的人际关系有所改善、情绪情感发生好转。

5. 注重学法指导,提高学习效率。由于家庭和学校等环境种种原因,许多学生养成了一些不利的学习习惯,改变这些习惯需要家长和老师的耐心,不要急于求成,不断地用科学的学习方法引导学生,比如开设学法指导课、同学之间经验介绍、名人名家学习方法讲座等,让学生尽快探索出一条适合自己的学习方法,提高学习的效率,增强学习的乐趣,克服厌学心理。

6. 循循善诱,端正学生的学习态度。有厌学情绪的学生往往在学习上像"近视眼",只看近处,看不到远处,怕学习枯燥艰苦,觉得多学了知识没有多大用处。这是一种心理不健康的表现,也是受到社会上"读书无用论"的不良影响。家长在教育孩子时应指出,随着经济的发展、社会的进步,知识的作用将越来越大,从而教育学生树立正确的学习目的、良好的学习态度,要将学习的目的教育与理想教育联系起来,给孩子讲述一些名人发奋读书的故事,使孩子端正学习态度,自觉、主动、积极地学习。

7. 采取各种有效方式,让学生生动、主动的学习。家长可帮助孩子挖掘自己在学习上的兴趣点,这是激发兴趣的源泉。孩子如果对某门功课缺乏兴趣,就不易学好。情感激励法、自我发现法、讨论辨析法、实践操作法等都能使孩子产生极大的学习兴趣。孔子说:"知之者不如好之者,好之者不如乐之者。"对每一个正常的孩子来说,要求学习本来就是一种需要,但学习枯燥,必然压抑他们的求知欲望,挫伤他们的积极性,作为家长都应为孩子创造一个生动有趣的学习环境,激发他们的学习兴趣。

8. 制定合适目标,不断激励学习。厌学的学生在心理上往往有这样的特点:他们的注意力很难集中在学习上,对学习缺乏明确的目的,缺乏自觉性,在一切需要意志努力的学习活动面前往往处于被动地位,有赖于家长的督促。在活动中遇到困难和障碍时,很快表现出急躁、动摇、退缩。对于这类厌学的孩子,家长可以制定一些恰当的原则性目标、具体性目标、阶段性目标等,从较低要求开始,让自己的孩子"跳一跳"就可摘到"果子","品尝"到成功的"滋味",然后,再逐步加大力度,让孩子"拾级而上",这样,使孩子感到有成就感,渐渐消除厌学情绪。

9. 家长应改变传统的教育观念,树立全新的教育观念,不能将成绩作为评价学生的唯一标准。其实,青少年在某个领域掌握的知识或具备的能力,总是呈正态分布的,也就是说,大部分处于中等,差的少数,好的也是少数,从孩子的智力结构来看也是不平衡的,任何一名孩子都有自己擅长的一面,都有可能向擅长的一面发展。因此，家长要从孩子的实际出发，注重他们的兴趣、爱好、个性特长，不能全凭学习成绩来衡量学生的水平，只要你的孩子能最大限度地发挥自己的能力就行了。

良好的家庭教育对培养学生积极的学习态度十分重要，发现学生有厌学情绪应想方设法积极进行心理诱导，决不能任其自流，也不能实行强制管理，这样更会加重学生的厌学心理，使问题更加难以解决。作为家长，应努力营造和睦的家庭氛围，了解自己孩子的性格，尽量避免或减少孩子心灵上的创伤，家长不是永远都对，自己有错不要羞于承认，家长主动承认错误有利于父母与子女建立和谐的关系。作为家长，要严格要求自己，时时处处给孩子起表率作用，要尽量营造一种积极进取的家庭氛围，使孩子在平等、民主、关爱、和睦的环境下，保持身心健康，专心致志地投入学习中去。

10. 家长要善于培养学生独立处理问题的能力，同时也需要使孩子形成自我成就意识，多让学生发展自己的特长，从中体会自我价值感。因为他们从自己的特长中感受到成功体验，在被认可中提升了对未来追求的动力，从而这种动力在恰当的引导中自然会转向对学习的关注，促使他们也体验到学习的乐趣。建议家长多采用正向强化法，以孩子真实的优点为基础，多给予赞扬和欣赏。在他们遇到问题时多鼓动他们自己想办法解决，而家长只给力所能及的建议，让他们尽可能多地自己做主决定一些事情，使他们可以有更多的机会体验成功感，同时也提升了他们解决问题的能力。

11. 善待学习成绩较差的孩子。对于学习较差的孩子更容易引发厌学情绪，因为他们基础较差，所以对学习的信心不足，常把学习中的困难放大，在学习过程中体验不到放松的心情。这样的孩子更需要在学习上的帮助，家长要帮助他们设定分阶段的小目标，一点点来追，不要急于马上补回所有的课程，心急只会让压力感更重，而增加了焦虑感，更无法安心学习。同时也需要培养他们独立学习的习惯，培养的初期需要家长的陪伴与帮助，建立了习惯感之后，孩子会感受到一些乐趣，学习的兴趣也会相对提高，这时家长可以放手并多赞扬孩子的独立性，让孩子感受自己的能力，从而也会提高学好的信心。

八、家庭暴力受害未成年人心理扭曲的心理援助

受虐孩子的内心就像一颗核桃，上面布满了沟壑，一生为之沉重。他们

的心灵遭受扭曲,以后他们今后一生也是充满暴力,用暴力解决问题。

儿童最容易受到心灵伤害的最主要原因是他们的生理和心理的发育尚未成熟,而且他们所经历的社会阅历也不多,更不完全,由此造成的心理伤害无法弥补。人们对世界和社会的认知的物质基础首先是大脑神经的发育成熟,并随着神经的成熟而完善和全面起来。到十七八岁,儿童的神经系统,如大脑重量虽然已经与成年人相等,而且大脑皮层的神经细胞已发育完全,脑神经纤维及其突触联络增长很快,大脑的抑制与兴奋两种基本神经机能也已达到平衡,但大脑的所有认知机能仍然在继续发育。也就是说,18岁以下他们的神经心理发育还并未完全成熟,这就既容易造成认知的不成熟,也可能造成神经心理的永久性伤害,而且一旦受到伤害就会持续一生。因为战争是一种最大的不良应激事件,同时它冲击的是儿童尚未成熟的神经心理,这就完全超过了一个未成年人所能承受的神经心理应激能力,在此情况下儿童当然比成人更容易产生心理疾病和心理障碍。

由于儿童尚未获得心理成熟的另一种必要过程与经历——社会生活的锻炼与适应,同样在认知上会受到误解和心理伤害。例如,认为暴力是解决一切问题的手段,而且这种意识会伴随其终生。过去的研究表明,儿童心灵受伤后可以影响其成年后的所有生活,包括生活态度与个性,其中对女性最为重要是影响其婚姻和家庭以及对后代的教育。在暴力中长大的孩子将形成强烈的复仇观念与偏执的思维模式,心理扭曲,并在成年后付诸实施。

心理援助方法有以下几种。

1. 实施"家庭细胞"工程。家庭是社会的细胞。《中华人民共和国未成年人保护法》第二章家庭保护及《中华人民共和国预防未成年人犯罪法》第十五至二十二条中,专门用了相当条款,对父母在管教子女方面的义务,作了详尽的规定。遏制未成年人犯罪,首先就要依法从家庭抓起,要广泛开展上述两法为主要内容的宣传教育活动;抓住家庭这个环节,就是抓住了未成年人犯罪的源头。有关部门可与未成年人家庭签订防治犯罪的责任状,明确家庭、父母对子女的教育责任,通过落实承包责任制巩固家庭这个堡垒。对于整天忙于生意、事业(包括务工),忽视子女教育的家长,要促使其从思想上重视,从行动上落实,保证每周有一定的时间用于管教孩子,了解孩子的学习生活及成长情况;对那些父母不和、吵闹离婚而忽视教育子女的家长,通过举办家长学校等形式,进行必要的培训,教育其以子女利益为重,做好劝和或暂缓离婚工作;对那些确实无力对子女进行教育的家长,可以通过法制学校、机关工委、共青团、妇联、当地村委等组织或帮或教进行教育。通过一系列行之有效的措施,使每个家庭都能真正担负起依法教育子女、预防未成年人犯罪的职责,必要时,可通过法律手段追究不履行管教子女的家长的法律责任。

2. 不要伤害孩子的自尊心。孩子都免不了犯错误或做不好事情,这时成人要尊重孩子,理解孩子,不要在众人面前批评孩子。"人前教子"的传统做法已不是现代教育方法,也不要拿其他孩子的优点与自己孩子的缺点比,不恰当的批评极易伤害孩子的自尊心,缺乏自尊心的孩子是极难建立积极自我形象的。

3. 关系好坏决定教育成败,监护人要尊重孩子理解孩子,给孩子一个成长的空间,这样才能走进孩子的心灵,教育才能起作用。良好的关系将成为孩子成长中的支持系统,当孩子遇到困难时,这个支持系统可以帮助他们克服困难、走出困境。监护人要提高认识,改变教育方法,大人有错,也应该主动向孩子道歉,尊重孩子的人格。

4. 培养孩子人际交往能力,促进集体关系的和谐、融洽。对于成长中的孩子来说,人际交往和沟通具有强大的吸引力。监护人要引导孩子广泛接触社会、结交朋友,使孩子在日常交往群体中建立相互理解、信任和关心的人际关系,在交往中取得进步,克服紧张、恐惧、自卑、孤独、偏见、敌意、猜疑和嫉妒等不良心理倾向。

第十五章
家庭暴力受害妇女心理援助

家庭暴力受害妇女常见心理问题：①家庭暴力受害妇女恐惧心理；②家庭暴力受害妇女绝望心理；③家庭暴力受害妇女怯弱心理；④家庭暴力受害妇女依赖心理；⑤家庭暴力受害妇女抑郁心理；⑥家庭暴力受害妇女偏激心理；⑦家庭暴力受害妇女仇恨心理。

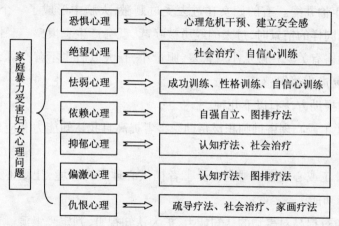

图43 家庭暴力受害妇女心理问题心理援助流程图一

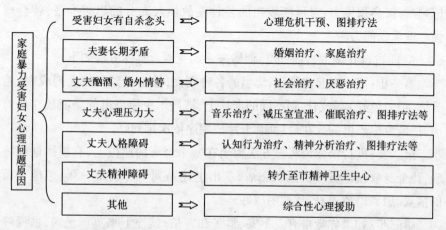

图44 家庭暴力受害妇女心理问题心理援助流程图二

一、家庭暴力受害妇女恐惧心理的心理援助

长期遭受家庭暴力,会使人感到非常痛苦,甚至是恐惧,由于力量悬殊,受害者也很无奈。恐惧心理对人身心健康损害极大。恐惧产生时,常伴随一系列的生理变化,如心跳加速或心律不齐、呼吸短促或停顿、血压升高、脸色苍白、嘴唇颤抖、嘴发干、身冒冷汗、四肢无力等等,这些生理功能紊乱的现象,往往会导致或促使躯体疾病的发生。恐惧会使人的知觉、记忆和思维过程发生障碍,失去对当前情景分析、判断的能力,并使行为失调。

恐惧心理的产生与过去的心理感受和亲身体验有关。俗话说:"一朝被蛇咬,十年怕井绳。"有的妇女在过去受过刺激,大脑中形成了一个兴奋点,当再遇到同样的情景时,过去的经历被唤起,就会产生恐惧感。恐惧心理还与人的性格有关。一般从小就害羞、胆量小,长大以后也不善交际,孤独、内向的人,易产生恐惧感。

心理援助方法有以下几种。

1. 社工或心理咨询师积极帮助受害者提高自我认知能力和应对家庭暴力的能力。

2. 社工或心理咨询师应向受害者提供心理支持环境,让受害人建立起自我支持功能。

3. 通过提高对事物的认知能力,扩大认知视野,判定恐惧源。认识客观世界的某些规律,认识人自身的需要和客观规律之间的关系,确立正确的目标判断,提高预见力,对可能发生的各种变故做好充分的思想准备,就会增强心理承受能力。

4. 通过自我调适,自己进行训练来帮助克服。具体方法如下。

第一步:把能引起你紧张、恐惧的各种场面,按由轻到重依次列成表(越具体、细节越好),分别抄到不同的卡片上,把最不令你恐惧的场面放在最前面,把最令你恐惧的放在最后面,卡片按顺序依次排列好。

第二步:进行松弛训练。方法为坐在一个舒服的座位上,有规律地深呼吸,让全身放松。进入松弛状态后,拿出上述系列卡片的第一张,想像上面的情景,想象得越逼真、越鲜明越好。

第三步:如果你觉得有点不安、紧张和害怕,就停下来莫再想像,做深呼

吸使自己再度松弛下来。完全松弛后,重新想象刚才失败的情景。若不安和紧张再次发生,就再停止后放松,如此反复,直至卡片上的情景不会再使你不安和紧张为止。

第四步:按同样方法继续下一个更使你恐惧的场面(下一张卡片)。注意,每进入下一张卡片的想象,都要以你在想象上一张卡片时不再感到不安和紧张为标准,否则,不得进入下一个阶段。

第五步:当你想像最令你恐惧的场面也不感到脸红时,便可再按由轻至重的顺序进行现场锻炼,若在现场出现不安和紧张,亦同样让自己做深呼吸放松来对抗,直至不再恐惧、紧张为止。

二、家庭暴力受害妇女绝望心理的心理援助

经常遭受家庭暴力,又没有力量去反抗,会使他们感到没有希望,沮丧、自卑和悲观,久而久之会产生绝望感。

心理援助方法有以下几种。

1. 学会疏泄自己的消极情绪。在遇到不愉快的事情时,最好不要闷在心里,寻一知己倾诉;或者通过运动宣泄出去。

2. 要学会在失意时转移注意力,有意识地做些自己平时感兴趣的或自己爱做的事情,依此填补精神上的空虚,逐渐淡化消极情绪。

3. 当面临压力的时候,听着优美的轻音乐,放松心情,恢复精力,让自己得到精神小憩,恢复安详、宁静与平和。

4. 热心帮助别人。无论对待自己的朋友还是伤害过自己的人,做到有求必应。

5. 事事听取不同意见,增加自己宽容别人的心态,以适应自己的生活要求和环境。

6. 应主动参与社会活动,消除孤独感和自卑感,获得安全感和自信心。

7. 遇事可有限度地让步,宽容是一种美德,也是一剂良药,它能使对方自责,认识自己的错误,也可以使自己的心灵获得解脱,减少心理失控。

8. 发生冲突时,克制自己,避其锋芒,事后妥善处理。作为母亲、作为妻子的职业女性,同时承担着事业与家庭的双重责任,这是不容忽略的事实。但是如果能够以积极的态度协调自己,协调工作,工作与家庭就可以以互补

的方式双赢。

9. 要能够面对现实,适应环境,使个人与社会协调一致,不要好高骛远。自卑、怯弱和依赖是女性普遍的心理特征,是女性走向成功的重要心理障碍。对此,女性应学会"悦纳自己",肯定自己的进步,不妄自菲薄,树立别人能做到的我也能做到的勇气和信心。自信心是人生重要的精神支柱,是人们行为的内在动力,只有自信,才能使女性自强不息,克服自卑怯弱的心理障碍。充电学习弥补女性不足。

10. 选择合适的生活目标,不要因为力不能及而长期焦虑和不快。要善待自己,爱护自己,不要妄自菲薄。生活总是复杂和多变的,社会也充满了困难和挑战。因此,应该以现实为基础来进行自我设计,自我调整,确立可行的理想和抱负要善于积极主动的调整自己的生活方式。特别是在生活或工作中遇到困难和挫折的时候,要及早的从中解脱出来。

三、家庭暴力受害妇女怯弱心理的心理援助

长期遭受暴力而无法反抗,会改变人的人格,如变得怯弱,有些妇女因为有这样的性格,而会忍受暴力。近年来,家庭暴力问题,渐为国内外学者所关注。家庭暴力是世界范围内的重要的危害大众心理健康的社会问题,也是最为广泛的并且得到公认的对人权践踏的社会问题。也有心理学者指出,女性的懦弱使施暴者有恃无恐。有些妇女缺乏自我保护意识,思想观念陈旧,深受嫁鸡随鸡、家丑不可外扬等传统观念的束缚,从未想到反抗,也不愿对外人说,只是默默地祈祷丈夫能回心转意,结果往往事与愿违。有些妇女因夫妻感情尚未完全破裂或者恐惧施暴者事后报复,在执法机关对施暴者依法论处时不愿或不敢指证,甚至为丈夫说情。因此,女性懦弱的心理素质也是家庭暴力存在和升级不可忽视的原因。

心理援助方法有以下几种。

1. 培养"四自"精神,不断提高心理素质。自尊、自信、自立、自强是帮助女性在困难和逆境中提高心理承受力的基石,而自卑和怯弱是女性走向成功,遭受家暴的重要心理障碍。因此,女性应学会"悦纳自己",肯定自己的进步,自信心是人生重要的精神支柱,是人们行为的内在动力,只有自信,才能使女性自强不息,克服自卑怯弱的心理障碍。

2. 采取积极的心理防御机制。在矛盾、挫折、失意和双重角色的压力面前，女性应采取积极的心理防御机制，学会优化"心理环境"，维护心理平衡，促进"心理解脱"。在遭受打击和挫折时要敢于正视、不逃避，变挫折为动力；遇到不愉快的人和事，要学会情志转移，合理宣泄，有条件的则可求助于专业心理咨询师。

3. 当你在心理上感到被人操纵时，就向那人说出你的感受，并说明你希望怎样去做。写下你自己的独立宣言，详细说明你要怎样处理一切关系，这并不是要消除妥协，而是要消除所有操纵。

4. 自己定下生活与工作的目标，如何去对付生活中支配你的人。试着说："我不要。"试试看，你这样说，对方有何反应。去做一些自己喜欢的工作，去主动照顾小孩，或不一定待遇很好的工作，下决心摆脱你所扮演的依赖角色。重新拾回你的自尊与自信，花费时间都值得。

5. 在你感到不受威胁的时候，安排与支配你的人进行讨论。说明，有时候你感到受他操纵并处于从属地位，你希望用一个不出声的讯号，让对方在当时知道你的感受，而你当时并不想去讨论那事。与你觉得在心理上依赖的人深谈一次，宣布你要独立的目标，解释你出于义务做事时的感受。这是摆脱依赖心理的最佳方法，因为别人可能不知道你身为依赖者的感受。

6. 在处理人际关系上，要善于了解他人，遇到矛盾和纠葛时，应尽量减轻对别人的刺激，灵活地调整关系。遇事应有限度地让步，以使自己的心灵获得解脱，减少心理失控。

四、家庭暴力受害妇女依赖心理的心理援助

因为生活能力有限，他们在遭受家庭暴力的同时，也在接受暴力者的给予，久而久之会形成依赖心理。依赖别人，意味着放弃对自我的主宰，这样往往不能形成自己独立的人格。他们容易失去自我，遇到问题时，自己不积极动脑筋，往往人云亦云，赶时髦，易产生从众心理。依赖心理主要表现为缺乏信心，放弃了对自己大脑的支配权。主要表现如下。

1. 没有主见，缺乏自信，总觉得自己能力不足，甘愿置身于从属地位。总认为个人难以独立，时常祈求他人的帮助，处事优柔寡断，遇事希望父母或师长为自己做个决定。

2. 依赖性强的人喜欢和独立性强的人交朋友,希望在他们那里找到依靠,找到寄托。学习上,喜欢让老师给予细心指导,时时提出要求,否则,他们就会茫然不知所措。在家里,一切都听父母摆布,甚至连穿什么衣服都没有自己的主张和看法。一旦失去了可以依赖的人,他们会常常不知所措。

心理依赖的类型具体包括以下几种。

1. 缺乏独立型。这类女性产生依赖心理的根本原因是不够独立。这种依赖心理是女性缺乏自立意识和自主能力的表现。很可能是对现有的工作还无法轻松胜任,因此觉得工作"反正有领导安排",甚至不敢单独去会见客户谈判,也不大愿意主动与客户联系。

2. 缺乏自信型。也可以说是畏惧困难。传统的社会文化,始终把女性塑造为柔弱的、需要保护的对象,这给她们意志力的形成带来较大的影响,因而遇到困难时总希望有人来帮助自己。甚至有的女性作为老板,或部门领导者,在遇到困难时不能够保持自信,不能够勇敢地面对,影响事业的发展。这类女性的依赖性在工作进展特别不顺利的时候表现尤为明显,那时她们会怀疑自己的能力,想要别人的帮助。

3. 拒绝责任型。责任与权利从来都是孪生兄弟,在独立做出决定的时候,往往意味着你要独立承担责任和后果。有的女性在工作中一有问题便依赖身边的男同事或领导,不愿作出自己的决定,根本原因在于不愿承担由此带来的责任。

4. 寻求认可型。有些女性在征求男同事意见时并不是特别在乎对方的回答。但她需要机会让同事知道她的工作内容,需要大家认为:"瞧,她很努力!"这样她感到工作被别人认可了,从而获得心理上的满足。所以她们的倾诉、抱怨或者是征询意见,有时候只是一种交流,一种展示自己的方式,而不是很在乎对方的回答。通过这种交流,她们感觉自己的工作被他人理解、认可,一定程度上满足了自我表现的欲望。

5. 渴望支持型。并不是所有女性对男同事都有依赖的感觉。有的女性在一个问题已有决定的情况下,还是会向身边的人征求意见。她之所以询问,是在心里期待别人做出和她一样的判断,是希望别人能得出和自己一样的结论。因为女性比男性更在乎群体的评价,更喜欢群体的活动,比如结伴逛街购物、健身练习等。在群体中共同的目标和行为会给女性带来安全感。"大家都这么认为的",从而感觉获得了支持,对自己的决定更有信心。

女性产生心理依赖的主要原因主要有以下两种。

1. 传统文化的影响。按照传统的文化规范，男性应有雄心勃勃的进取精神、支配力、权力欲和咄咄逼人的侵犯性与竞争欲，应有"齐家、治国、平天下"的重任。而女性若要拼命地出人头地，有强烈的成就欲则是反常的，难以理解的。人们显然把柔弱和依赖看成女性天然的标签。

2. 多重社会角色的矛盾。一般说来，女性所承担的各种社会角色之间的冲突比男性多。工作要求她们具有敬业、进取和开拓精神，但在家里她们都被要求成为温柔、贤惠、本分的妻子和母亲。女性的这种社会工作角色与家庭生活角色发生矛盾时，往往两种角色都会受到影响，在家偶尔会露出莫名其妙的傲气，在公司也很可能产生过多的依赖心理。她们需要处理好家庭和事业的关系，保持心理的平衡。

心理援助方法有以下几种。

1. 要充分认识到依赖心理的危害。要纠正平时养成的习惯，提高自己的动手能力，多向独立性强的人学习，不要什么事情都指望别人，遇到问题要作出属于自己的选择和判断，加强自主性和创造性。学会独立地思考问题、独立的人格要求、独立的思维能力。

2. 开始有计划地克服依赖心理。必须破除依赖别人的不良习惯。具体做法是：清查一下自己的行为中哪些是习惯性的依赖别人去做的，哪些是自己决定去做的。你可以每天做记录，记满一个星期，然后将这些事件分为自主意识强、中等、较差三等，每周一小结。另外，对自主意识强的事件，应坚持自己做主。

3. 多向他人学习，多与独立性较强的人交往，观察他们是如何独立处理自己的一些问题的。周围良好的榜样可以激发人的独立意识，改掉依赖这一不良习惯。

4. 要在生活中树立行动的勇气，恢复自信心。自己能做的事一定要自己做，自己没做过的事要锻炼做。正确地评价自己。

5. 丰富自己的生活内容，培养独立的生活能力。在单位主动要求担任一些工作，以增强主人翁的意识。使自己有机会去面对问题，能够独立地拿主意，想办法，增强自己独立的信心。在家里，自己该干的事要自己去干。

五、家庭暴力受害妇女抑郁心理的心理援助

长期遭受家庭暴力的受害妇女,她们没有幸福感,很多妇女生活中虽然倍加小心,但依然逃脱不了家庭暴力,这使她们感到绝望,心情抑郁,有些甚至感到生不如死。

心理援助方法有以下几种。

1. 家庭暴力受害妇女抑郁心理援助一般程序如下。

建立信任关系,心理咨询师要注意倾听与共情。

心理咨询师要了解求助者需求,搜集信息。

分析处境,确定目标。

介入。情绪疏导,调整认知,促成行为改变,陪同看病、去法庭或报警,协助找工作等。

挖掘社会和个人资源。

转介。与相关部门联系,提供其他帮助。

结束。脱离依赖,自我成长。

跟进。帮助其适应新生活。

2. 对家暴受害妇女进行支持性心理治疗。支持疗法是指心理咨询师对求助者心理状态合理的采用劝导、鼓励、同情、安慰、支持以及理解和保证等方法,可有效消除求助者的不良情绪,使其处于接受治疗的最佳心理状态,从而保证治疗的顺利进行,使疾病早日康复。

3. 改变自己不合理的思想。美国心理学家艾里斯和贝克指出:人们对某种情境的解释、思考、方法(即认知结构)决定他们的情绪和行为反应。而心理抑郁的产生是认知结构歪曲造成的。但一般人意识不到,因为认知结构背后有一种自动思想,它存在潜意识里不被人察觉,却受当前事件的触发,产生消极情绪和行为。想要转变歪曲的认知,我们必须找出这种想法,用积极、新的、建设性的思想代替。首先,我们可以把头脑中的消极想法写在纸上,看它是否有道理? 是否符合逻辑? 然后用积极的思想代替它,把它从纸上消灭。消极思想包括:缺乏根据的推理、以点带面的看法、对问题过度引申、对问题事件夸大和缩小、与自己进行消极性的联系,比如:"如果这样……肯定就会那样。""他不喜欢我,别人也不会喜欢我。""我到哪里都一

样!""我处处不如别人。""这事情根本就解决不了!""我的前途没有希望了。""事情全是我的错,都是我不对造成的。""我太渺小了,没有人同情理解我。"等等,这些都很容易导致心理抑郁的出现。

所以,找出这些不合理的思想后,就需要用理性批判它们荒谬和歪曲的推理,用积极思想取代它。比如:人无完人各有所长;失败乃成功之母;世界上没有解决不了的问题;我要发挥我自己的特长和优势;命运掌握在我自己手里;我只要努力肯定会行;苦难是人生最好的老师;我还没挖掘出我的潜力;允许自己犯错误。在这样提醒自己的同时,还要对不合理的思想反复和自己辩论,反复批评就会动摇这种思想,最后就会慢慢地克服掉自己的心理抑郁。

4. 心理援助"二次伤害"忌语。

"他为什么打你?"

"家和万事兴,为了孩子,忍忍吧……"

"一个巴掌拍不响。"

"男人比女人社会压力大。"

"干嘛还不离婚?"

"外人知道会激化矛盾。"

六、家庭暴力受害妇女偏激心理的心理援助

受害妇女长期生活在重压之下,心情忧郁、沮丧、有的对生活失去信心。在丈夫的毒打和亲人邻居的误解嘲笑下,孤独无助,极有可能采取极端的行动,要么自杀,要么杀人。偏激表现为以下三个方面。

1. 认识上的片面性。偏激的人以绝对的、片面的眼光看问题。总是带着有色眼镜,以偏概全,固执己见,钻牛角尖,对别人善意的规劝和平等商讨一概不听不理。偏激的人怨天尤人,牢骚太盛,成天抱怨生不逢时,怀才不遇,只问别人给他提供了什么,不问他为别人贡献了什么。偏激的人缺少朋友,人们交朋友喜欢"同声相应,意气相投",都喜欢结交谦和的人,老是以为自己比对方高明,开口就梗着脖子和别人抬杠,明明无理也要搅三分,试想,这样的人谁愿和他打交道。

2. 情绪上的冲动性。偏激在情绪上的表现是按照个人的好恶和一时的

心血来潮去论人论事,缺乏理性的态度和客观的标准,易受他人的暗示和引诱。如果对某人产生了好感,就认为他一切都好,明明知道是错误、是缺点、也不愿意承认。

3. 行为上的莽撞性。偏激在行动上的表现是莽撞从事,不顾后果。产生偏激心理的原因有以下两点。

(1)知识经验不足,辩证思维的发展尚不成熟,不善于一分为二地看问题,往往抓住一点就无限地夸大或缩小,自以为看到了事物的全部,极易出现以偏概全的失真判断,导致错误的结论。

(2)生理和气质因素,受暴力行为刺激,大脑皮层及皮层下中枢的兴奋度常迅速地增强或减弱,从而形成情绪的波动不安,出现偏激认识和冲动行为。

心理援助方法有以下几种。

1. 心理咨询师耐心地倾听受伤害者诉说,给她以无条件的支持、理解和慰藉。与受害者一起努力,帮助她找回自信和独立能力。帮助受害者看清家庭暴力背后的个人心理素质、成长环境等潜在原因,以便寻找对策。协助家庭成员调整内部关系,使家庭关系良性发展。帮助人们识别有严重心理问题者,比如虐待狂、冲动控制障碍者、反社会人格者等,以便尽快求医问药。

2. 夫妻相处中,学会表达有利于促进沟通。结婚之后很多人习惯于指出对方缺点,其实夫妻相处,就要常常赞美对方。碰到一些事关夫妻双方的事,尤其是涉及双方老人,一定要征询对方意见和建议,不可独断专行。

3. 不要只想别人对自己如何,同时再想想自己对人如何,找找自身的原因。

4. 做任何事情放下"情绪包袱"。做事情时要清除掉烦恼和悲观情绪,在不利的环境中也设法发掘出积极因素来。每天要按照以上的要求写一篇日记。经过一段时间之后,她认识到自己多年以来做了无用功——不理智的仇恨和偏激使自己失去很多东西。只有努力、自强才能成功。

七、家庭暴力受害妇女仇恨心理的心理援助

家庭暴力是婚姻世界里最无情的冰雹,最冷酷的灾难。这很容易导致

夫妻间的仇恨,有些受害妇女因为实在忍受不了丈夫的暴力,而拔刀相向,最后走向犯罪之路。

心理援助方法有以下几种。

1. 提高受害妇女的思想认识,纠正自己一些错误的观念。

(1)对家暴的认识:

男权。娶来的妻子买来的马,任我骑来任我打。

社会性别定型。男主外女主内,天字出头夫为大。

家庭暴力不是个人私事,清官难断家务事,家丑不可外扬。

(2)对自己再认识:

发生家庭暴力,不是我的错。

重视自己的内心需求,学会关爱自己。

自立、自强,我能靠自己站立起来。

家庭暴力个人无法解决,需要积极寻求社会的帮助。

(3)对婚姻再认识:

婚姻的失败不是做人的失败。

婚姻不是女人生活的全部。

对于已经死亡的婚姻,应勇敢地走出来。

(4)对子女问题再认识:

暴力家庭对子女的伤害更深。

爱孩子是一种能力,也是一门艺术。

单亲家庭的子女也能够健康成长。

2. 学会情绪宣泄。鼓励受害者释放负面情绪。人是情感动物,不如意事十之八九,总会在某种时刻、某些情景下,产生各种不良情绪。能够以一种客观上不伤害他人和自己的方式释放和处理负面情绪,是成熟和健康的体现。

受害者情绪释放平缓后,就需要理性地面对现实,处理自己过去的事件带来的影响,重新成长,转变观念,调整行为,避免恶性情绪的积累。

3. 转移注意力。当人处于压抑、烦恼和不快时,需要有人倾诉,有节制地发泄。当遇到非常不愉快的事情时,要学会把精力转移到看书、养花、旅游等其他有意义的事情上,试着自我放松,其实很多过激的行为都是因为把注意力全部集中在不愉快的事情上,最终导致了一些悲剧的发生。

4. 学会自强自立。自立就是靠自己的劳动生活，不依赖别人；自强就是不安于现状，勤奋、进取，依靠自己的努力不断向上。自立自强是一种良好的品质，一种可贵的精神。自立自强对人的重要意义是：一个人只有不依赖别人，才能够自立，才能够走向自强；一个人只有自强不息，才能够做到坚忍不拔，不畏困难与挫折；才能够做到志存高远，为远大的理想和目标执着追求。

残疾人常见心理问题：①残疾人自卑心理；②残疾人孤僻心理；③残疾人孤独感；④残疾人敏感、多疑心理；⑤残疾人自尊心强；⑥残疾人抱怨心理；⑦残疾人情绪冲动；⑧残疾人焦虑、抑郁。

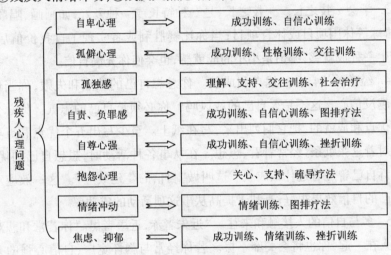

残疾人心理问题	心理问题	心理援助
	自卑心理	成功训练、自信心训练
	孤僻心理	成功训练、性格训练、交往训练
	孤独感	理解、支持、交往训练、社会治疗
	自责、负罪感	成功训练、自信心训练、图排疗法
	自尊心强	成功训练、自信心训练、挫折训练
	抱怨心理	关心、支持、疏导疗法
	情绪冲动	情绪训练、图排疗法
	焦虑、抑郁	成功训练、情绪训练、挫折训练

图45　残疾人心理问题心理援助流程图

一、残疾人自卑心理的心理援助

由于遗传或因意外事故导致某种身心缺损和功能丧失，丧失了健全人的生活能力，会认为被瞧不起和低人一等，因而性格变得孤僻、胆怯，从而意志消沉，丧失生活的信心。社会对残疾人的关注不够，很多人还存在着歧视、漠视残疾人的问题，使残疾人感到孤立无助，在生活和工作中均难以实现自我的愿望而产生自卑心理。

心理援助方法有以下几种。

1. 用补偿心理超越自卑。从心理学上看,补偿心理其实就是一种"移位",即为克服自己生理上的缺陷或心理上的自卑,而发展自己其他方面的长处,优势,赶上或超过他人的一种心理适应机制,正是这一心理机制的作用,自卑感就成了许多成功人士成功的动力,成了他们超越自我的"涡轮增压",而"生理缺陷"愈大的人,他们的自卑感也愈强,寻求补偿的愿望就愈大,成就大业的本钱就愈多。

2. 学会微笑。真正的笑不但能治愈自己的不良情绪,还能马上化解别人的敌对情绪。如果你真诚地向一个人展颜微笑,他就会对你产生好感,这种好感足以使你充满自信。

3. 学会一技之长。一技之长,是一种特长或一种爱好,如画画、唱歌、游泳、排球等休闲项目或体育项目;当你比赛胜利或者实现了自我价值后,你会产生一种成就感,哪怕是小小的成就感,也会使你充满自信。

4. 经常关注自己的优点和成就。你总想自己的缺点和失败,你当然会越来越没信心。这不是灭自己的威风吗? 你必须长自己的志气。你总会有许多优点和成就的,把它们列出来,写在纸上。至少写出五个优点和五项成就。对着这张纸条,经常看看、想想。在从事各种活动时,想想自己的优点,并告诉自己曾经有过什么成就。这叫做"自信的蔓延效应"。这一效应对提升自己的自信效果很好,有利于提高从事这项活动的成功率。

5. 多与自信的人接触和来往。"近朱者赤,近墨者黑。"你若常和悲观失望的人在一起,你也将会萎靡不振。若你经常与胸怀宽广、自信心强的人接触,你一定也会成为这样的人。多与有志向、有信心的人交朋友。

6. 自我心理暗示,不断对自己进行正面心理强化,避免对自己进行负面强化。当你碰到困难时,一定不要放弃。要坚持对自己说:"我能行!""我很棒!""我能做得更好!"等。你重复对自己念叨有信心的词语,是一种很重要的自我正面心理暗示,有利于不断提升自己的自信心。这已为心理学的研究所证实。

7. 保持一定的自豪感。一个人,谦虚是必要的,但不可过度。过分贬低自己,对自信心的培养是极为不利的。人不可有傲气,但不可无傲骨。要相信自己,充满对自己的自豪感。

8. 多阅读名人传记。因为很多知名人士,成名前的自身资质、外部环境并不比你好。有的甚至在你的年龄时,比你现在的情况差远了。多看一些这方面的材料,会让你知道你其实是具备成功条件的,成功也是完全来得及的,这样有助于提升你的自信心。

9. 给自己确定恰当的目标。目标太低,太容易实现了,不能提高自信心。但目标也不能太高。目标太高,不易达到,反而对自信心有所破坏。恰当的目标是:用力跳起来刚好能碰到。

二、残疾人孤僻心理的心理援助

残疾人作为一个特殊的人群,不仅因身上的残疾而特殊,而且他们的生活环境也具有一定的特殊性。一般来说,交往的圈子比较小。周围社会环境比普通人简单一些,这样就形成了某些特殊的性格特征,如性格孤僻。

心理援助方法有以下几种。

1. 完善个性品质。孤寂封闭的性格,是在生活环境中反复强化逐渐形成的。具有自我封闭性格的人,兴趣狭窄、清高孤傲,难以融入集体。要努力克服孤傲的心理,增加心理透明度,以开放的心态主动与人交往,吸纳别人的长处,享受、体会人际交往的情意和欢乐。

2. 正确评价自己和他人。孤僻者一般不能正确地评价自己,要么总认为自己不如人,怕被别人讥讽、嘲笑、拒绝,从而把自己紧紧地包裹起来,保护着脆弱的自尊心;要么自命不凡,认为不屑于和别人交往。孤僻者需要正确认识别人和自己,多与别人交流思想、沟通感情,享受朋友间的友谊与温暖。还要正确认识孤僻的危害,敞开闭锁的心扉,追求人生的乐趣、摆脱孤僻烦忧。

3. 培养健康情趣。健康的生活情趣可以有效消除孤僻心理。利用闲暇潜心钻研一门学问,或学习民用技术,或写写日记、听听音乐、练练书法,或种草养花养宠物等等,都有利于消除孤僻。

4. 学习交往技巧。看一些交往书籍,学习交往技巧,同时多参加正当、良好的交往活动,在活动中逐步培养自己开朗的性格。要敢于与别人交往,虚心听取别人的意见,同时要有与任何人成为朋友的愿望。这样,在每一次交往中都会有所收获,纠正了认识上的偏差。丰富了知识经验、获得了友谊、愉悦了身心,会重树你在大家心目中的形象。可以先从结交一个性格开朗、志趣高雅的朋友开始。处处跟着他学。并请他多多提携。

5. 克服人际交往障碍。可按梯级任务作业的要求给自己定一个交朋友的计划。起始的级别比较低,任务比较简单,以后逐步加深难度。例如:

第一星期,每天与同事(或邻居、亲戚、室友等)聊天十分钟。

第二星期,每天与他人聊天二十分钟,同时与其中某一位多聊十分钟。

第三星期,保持上周的交友时间量,找一位朋友作不计时的随意谈心。

第四星期,保持上周的交友时间量,找几位朋友在周末小聚一次,随意聊天,或家宴,或郊游。

第五星期,保持上周的交友时间量,积极参加各种思想交流、社会活动等。

第六星期,保持上周的交友时间量,尝试去与陌生人或不太熟悉的人交往。

一般说来,上述梯级任务看似轻松,但认真做起来并不是一件轻松的事。最好找一个监督员,让他来评定执行情况,并督促坚持下去。其实,第六星期的任务已超出常人的生活习惯,但作为治疗手段,以在强度上超出常规生活是适宜的。在开始进行梯级任务时,你可能会觉得很困难,也可能觉得毫无趣味,这些都要尽量设法克服,以取得良好的治疗效果。

6. 树立坚定的事业心和奋斗目标:一个有所爱、有所追求的人,不会孤寂;一个为事业忙碌的人,也不会孤僻。因此,要树立坚定的事业心和奋斗目标,为之努力拼搏,孤僻自然会被热情所埋没。

三、残疾人孤独感的心理援助

生理或心理上的缺陷,导致他们活动受限,无法进行正常的交流,缺少朋友,久而久之就会产生孤独感,这种孤独感会随着年龄的增长而逐渐增强。

心理援助方法有以下几种。

1. 克服自卑。由于自卑而觉得自己不如别人,所以不敢与别人接触,从而造成孤独状态。这如同作茧自缚,自卑这层茧不冲破,就难以走出孤独。其实,人与人不可相比,每个人都有长处和短处,人人都是既一样又不一样。所以,一个人只要自信一点,就会钻出自织的茧,从而克服孤独。

2. 多与外界交流。独自生活并不意味着与世隔绝,虽然客观上与外界交流造成困难,但依然可以通过某些方式达到交流的目的。如当你感到孤独时,可翻翻旧日的通讯录,看看你的影集,也可给某位久未联系的朋友写信。当然与朋友的交往和联系,不应该只是在你感到孤独时,要知道,别人也和你一样,需要并能体会到友谊的温暖。

3. 忘我地与人交往。与人们相处时感到的孤独,有时会超过一个人独处时的十倍。这是因为你和周围的人格格不入。例如,你到一个语言不通的地方,由于你无法与周围的人进行必要的交流,也无法进入那种热烈的情感中,所以,你在他人热烈的气氛中会感到倍加孤独。因此,在与他人相处时,无论是在什么样的情境下,都要做到"忘我",并设法为他人做点什么,你应该懂得温暖别人的同时,也会温暖你自己。

4. 享受大自然。生活中有许多活动是充满了乐趣的。只要你能够充分领略它们的美妙之处,就会消除孤独,如有些人遇到挫折,心情不好,但又不愿与别人倾诉时,常常会跑到江边或空旷的田野,让大自然的清风尽情地吹拂,心情就会逐渐开朗起来。驱除孤独感很重要的一条,就是要尽力改变自己原来的环境。孔子曾说过:"独学而无友,则孤陋而寡闻。"一个人的时候,给自己安排一些感兴趣的事情,读读书,听听音乐,从事自己的业余爱好等等。每个人都会有孤单的时候,在属于自己的时间里满足自己的兴趣爱好,乃是人生的一种乐趣。

四、残疾人敏感、多疑心理的心理援助

残疾状态会导致残疾人注意力过度集中,过多地注意别人对自己的态度,对别人的评价极为敏感和多疑。别人对自己带有贬义的、不恰当甚至是无意的称呼,常常会引起他们的反感。

心理援助方法有以下几种。

1. 培养自信心。人有所长,亦有所短。每个人都应看到自己的长处,培养自信心,相信自己会与周围的人处理好人际关系,会给别人留下良好的印象,不要"看着别人活,活给别人看",要学会正确认识自己,愉快接纳自己,不受别人评价的约束,充分展示自己独特的人格魅力。这样当一个人充满自信地生活或工作时,就用不着担心自己的行为,也不会轻易地怀疑别人是

否会挑剔、为难自己了。

2. 加强交往增进了解。多疑往往是彼此不了解、掌握的有关信息过少的结果。多疑产生后,常常又加剧了彼此的隔阂。明白此理,就应主动地增加接触,在交往过程中客观地了解把握怀疑对象的有关情况,最好能与对方开诚布公地交谈,结果就会发现造成自己产生多疑之心可能是由于错误信息的传入,可能是由于一句不经心的玩笑引起的误会,可能是因为想问题的角度不同而无法认同别人的观点,也可能是一些小人搬弄是非造成的。世界已经进入了合作的时代,要学会"人合百群"是新世纪社会交往的需求,应摒弃"酒逢知己千杯少,话不投机半句多"的陈旧观念,消除各种疑虑,主动与人交往。

3. 加强积极的自我暗示。当自己的疑心越来越重时,要运用理智的力量进行急刹车,控制住自己的胡思乱想,要引进正反两个方面的信息,要一分为二地看待自己怀疑的对象,想办法加上一些干扰素,当条件允许时,可做一些调查,澄清事实真相,也可以请信得过的朋友分析事情的来龙去脉,清除自己不符合实际的假想与推测;同时学会换位思考,很多时候我们需要站在对方的角度看问题,设身处地地为别人考虑问题,心情会豁然开朗,同时也避免了许多不必要的矛盾。

五、残疾人自尊心强的心理援助

残疾人由于身上具有残疾,往往容易使他们过多地注意自己,因而对别人的态度和评论都特别地敏感,自尊心极强,尤其是容易计较别人对他们不恰当的称呼,如称他们为残废人会引起普遍的反感;盲人反对别人称其为瞎子;聋哑人反对称其为哑巴;瘫痪患者忌讳称其为瘫子,等等。如果别人做出有损于残疾人自尊心的事情,他们往往难以忍受,甚至会产生愤怒情绪,以致采取自卫的手段加以报复。特别是对社会上个别人采取了对残疾人的污辱和捉弄的恶劣行为,很快就会引起残疾人的反击。

自尊心是人的一种品质,能激发人们发愤图强,不断进取,使人们自重、自爱、与侮辱自己人格的现象做斗争。但自尊心太强就有害了。首先,会产生孤傲、清高的心理。不能正确估计自己的长处,认识自己的不足之处,易以自己的长处去比别人的短处,看不起别人;其次,太强的自尊心还会发展成为嫉妒的心理。往往不能正确对待别人的某一长处或别人取得的某一成绩，甚至还会为了维护自己虚荣的"自尊心"而设法贬低、打击别人；再者，自尊心太强，不利于团结。

心理援助方法有以下几种。

1. 帮助残疾人正确对待自己的优缺点，虚心学习别人的长处。不要为维护自己虚荣的"自尊心"而拒不承认自己与别人的差距。

2. 残疾人要心胸宽广，豁达大度。不要因为某一件有损于自己的事而耿耿于怀，甚至抓住别人的一个小毛病不放，置人于死地在后快。应明白自己不可能处处比别人强，也不可能处处比别人差。

3. 要学会谅解。不要抓住别人的缺点不放，存心把他人"搞臭"。这样做，一方面使事态扩大，矛盾激化，另一方面也暴露了自己胸襟狭隘，品质欠佳。

4. 克服自卑感，树立自信心。矫正过度自卑的方法是：在口头语上，要刻意使用"我认为"这三个字，在与别人交谈时，多发表自己的见解，而且，在发表自己见解时，使用"我认为……"的语言格式。在与别人交谈时，多当听众，少当讲师，无言地默默点头赞许别人的发言。主动参加拓展活动，可以有效矫正过度自卑。同时，加强团队活动，也是矫正过度自卑方法。矫正过度自爱则需要强制养成"谦虚谨慎"的处事态度。

5. 学会幽默。幽默效应是一种防御机制。在日常交际中，不可避免地会出现困难或尴尬的场景，这时候，幽默就成为了最好的调节剂，可以运用一些诙谐的手法，自我解脱，摆脱尴尬的境地，营造出和谐美好的气氛，从而与他人建立友好的关系。幽默能使人心情开朗，愉悦乐观，不仅能给别人送去欢笑，还能使人际关系变得更和谐。幽默是精神的缓冲剂，可以淡化矛盾，消除误会，使遭遇困境的一方摆脱困境，有效地化干戈为玉帛。哈佛告诉我们：幽默在人们生活中的重要性，不亚于阳光、水和空气。

六、残疾人抱怨心理的心理援助

抱怨父母、抱怨领导、抱怨命运；认为天地之间，难以容身；人海茫茫，唯我多余。现实生活中，一些残疾人喜欢抱怨，如果偶尔抱怨一下，也不足为奇。但是，若不分时机、场合，经常抱怨这抱怨那，就属于病态心理了，时间长了就会影响健康。发现自己有了抱怨情绪,首先要学会冷静。遇到失败不要灰心,应积极查找原因,从不良情绪中解脱出来,重新获得健康的心理。

心理援助方法有以下几种。

1. 不要过分地苛求自己,凡事不必追求十全十美。有些人做事相当严肃认真,要求十全十美。其实,世界上的事情不可能达到十全十美。而那些对自己要求近乎吹毛求疵的人,往往也是最爱抱怨的人。同时,他们也是抱怨的受害者。若是因为一个小小的瑕疵而深深地自责,结果受伤害的人还是自己。战国时的屈原曾说:"尺有所短,寸有所长。"无论是什么样的人或事,都有他的长处和短处,没有必要为此而斤斤计较。倘能做到这点,自然也就心情舒畅,不再会产生抱怨心理了。

2. 端正自己的处世态度,正确看待日常中的成败。人生在世,不可能一帆风顺,"心想事成"不过是人们心中的一种良好愿望而已。按常理,凡事基本上都是成败各占一半,世上也没有常胜将军。如果过高地估计了自己的能力,或者把奋斗的标杆定得太高,那么,失败的可能性会更大。所以,古人告诫我们:胜不骄,败不馁。我们只有把"胜败"看得淡一点,也就不会有太多的抱怨。

3. 发现自己有了抱怨情绪,要学会冷静。因为凡是不成功的事情,它都具有自身的理由,如果我们急于马上去解决,可能会导致"忙中出错"。所以,要在情绪上保持冷静,切记"冲动是魔鬼",以免犯下"茫然冒进"的错误。冷静之后,仔细思考、分析,找出问题的关键所在,再兵来将挡、水来土掩、各个击破。

4. 凡事要依靠自己的努力,而不要依赖别人。纵观我们身边发生的抱怨,十有八九是抱怨别人的。常言道:自己种的果实最鲜,自己蒸的馒头最甜。偶尔在能力不及时请人相助,那无可厚非。若想依靠别人为你打造一个全新世界,然后自己慢慢地坐享其成,这种想法未免太天真。每个人的人生和事业,都要靠自己去努力、去经营,在不断奋斗的过程中,养成自强、自立、坚忍不拔的精神,这才能使自己的事业根深叶茂、万古长青。

5. 遇到失败不要灰心,应积极查找原因。万一我们把事情搞砸了,不必灰心、更不要退缩,而应当查找自身的原因。自己的某些失误才是失败的关键所在。比如:选项欠周全,投资失误,用人不当,办事过程没有做好一环扣一环等等,这都有可能遭遇滑铁卢。然而,失败了不要紧,我们可以吃一堑长一智,从头再来。倘若一遇到困难险阻,就怨天忧人,推卸责任,不但于事无补,反而会火上浇油,失去努力的方向,离原来的目标渐行渐远。

七、残疾人情绪冲动的心理援助

残疾人倍受社会歧视,往往受到不公平待遇,他们对外界的情绪反应强烈,容易与别人发生冲突,情绪容易冲动。

心理援助方法有以下几种。

1. 调动理智控制自己的情绪,使自己冷静下来。在遇到较强的情绪刺激时应强迫自己冷静下来,迅速分析一下事情的前因后果,再采取表达情绪或消除冲动的"缓兵之计",尽量使自己不陷入冲动鲁莽、简单轻率的被动局面。比如,当你被别人无聊地讽刺、嘲笑时,如果你顿显暴怒,反唇相讥,则很可能引起双方争执不下,怒火越烧越旺,自然于事无补。但如果此时你能提醒自己冷静一下,采取理智的对策,如用沉默为武器以示抗议,或只用寥寥数语正面表达自己受到伤害,指责对方无聊,对方反而会感到尴尬。

2. 用暗示转移注意法。使自己生气的事,一般都是触动了自己的尊严或切身利益,很难一下子冷静下来,所以当你察觉到自己的情绪非常激动,眼看控制不住时,可以及时采取暗示、转移注意力等方法自我放松,鼓励自己克制冲动。言语暗示如:"不要做冲动的牺牲品。""过一会儿再来应付这件事,没什么大不了的。"或转而去做一些简单的事情,或去一个安静平和的环境,这些都很有效。人的情绪往往只需要几秒钟、几分钟就可以平息下来。但如果不良情绪不能及时转移,就会更加强烈。比如,忧愁者越是朝忧愁方面想,就越感到自己有许多值得忧虑的理由;发怒者越是想着发怒的事情,就越感到自己发怒完全应该。根据现代生理学的研究,人在遇到不满、恼怒、伤心的事情时,会将不愉快的信息传入大脑,逐渐形成神经系统的暂时性联系,形成一个优势中心,而且越想越巩固,日益加重;如果马上转移,想高兴的事,向大脑传送愉快的信息,争取建立愉快的兴奋中心,就会有效地抵御、避免不良情绪。

3. 在遇到冲突、矛盾和不顺心的事时,不能一味地逃避,还必须学会处理矛盾的方法,一般采用以下几个步骤:①明确冲突的主要原因是什么? 双方分歧的关键在哪里? ②解决问题的方式可能有哪些? ③哪些解决方式是冲突一方难以接受的？④哪些解决方式是冲突双方都能接受的？⑤找出最佳的解决方式,并采取行动,逐渐积累经验。

4. 冲动的情绪其实是最无力的情绪,也是最具破坏性的情绪。许多人都会在情绪冲动时做出使自己后悔不已的事情来,因此,应该采取一些积极有效的措施来控制自己冲动的情绪。

平时可进行一些有针对性的训练,培养自己的耐性。可以结合自己的业余兴趣、爱好,选择几项需要静心、细心和耐心的事情做做,如练字、绘画、制作精细的手工艺品等,不仅陶冶性情,还可丰富业余生活。

5. 用沉默来对抗心中的冲动。当你被别人无聊地讽刺、嘲笑时,如果你暴怒,反唇相讥,则很可能引起双方争执不下,怒火越烧越旺,自然于事无补。但如果此时你能提醒自己冷静一下,采取理智的对策,如用沉默作为武器以示抗议,或只用寥寥数语正面表达自己受到的伤害,指责对方的无聊,对方反而会感到尴尬。

6. 进行自我暗示和激励。自制力在很大程度上就表现在自我暗示和激励等意念控制上。意念控制的方法有:在你从事紧张的活动之前,反复默念一些树立信心,给人以力量的话,或用座右铭时时提醒激励自己;在面临困境或身临危险时,利用口头命令,如"要沉着、冷静",以组织自身的心理活动,获得精神力量。

7. 进行放松训练。失去自我控制或自制力减弱的情况,往往发生在紧张心理状态中。当你感到紧张、难以自控时,可以进行些放松活动或按摩等来提高自控力。

8. 培养兴趣,怡养性情。你平时可进行一些有针对性的训练,培养自己的耐性。可以结合自己的业务兴趣爱好,选择几项需要静心、细心和耐心的事情做作,如练字、绘画、制作精细的手工艺品等,不仅陶冶心情,还可以丰富你的业余生活。

八、残疾人焦虑、抑郁的心理援助

残疾人干什么都比较难,找工作难,找恋人难,生活也难,长期的孤独、寂寞和无人问津,使他们倍受压抑,焦虑、失眠、抑郁等心理问题很常见。

焦虑是个体的自我概念、独立性或控制能力受到威胁时所产生的恐惧、忧郁等不安的心理体验。由于残疾人常常对自身的健康和客观情况作出过分严重的估计，认为病情严重，难以治愈，或由于长时间治疗仍未达到理想的治疗效果，急于求成，产生了集中情绪，表现为坐立不安，怨天尤人，反复找人诉说，惶惶不可终日，有的甚至彻夜难眠。

抑郁是残疾人主要的情绪障碍，它对残疾人的、依从性、自我照料能力及生活质量等产生明显的负面影响。典型的抑郁症状是情绪低落、思维迟缓和意志活动减退，即"三低症状"。由于残疾导致的不仅仅是躯体结构的破坏，还有令人恐惧的残疾生活的开始，因此，几乎所有的残疾人都会出现悲伤和忧郁。

心理援助方法有以下几种。

1. 发挥心理防卫的作用。心理防卫是一种自我保护，避免精神痛苦的心理活动过程，它包括以下几个方面。

（1）潜抑作用。这是将我们社会活动中一些念头、情感和行动不知不觉地压抑到潜意识中去，而这些潜意识却可能不知不觉地表现到日常生活中。

（2）否定作用。将已发生的不愉快或痛苦的事实完全否定，以求心理上的一时平静。

（3）合理化作用。有人称之为"酸葡萄主义"，即将自己所不能达到的目的说成自己根本不需要，以减轻心理痛苦。

（4）投射作用。将内心所想的欲望、态度转移到外部或其他人身上。如有些人所指"以小人之心度君子之腹"。我们常常可以通过这种投射性心理测验，获得患者的心理状态与欲望，并由此进一步分析原因所在。

2. 做好个人心理调节工作。心理康复的过程是让残疾人建立个体心理调节机制的过程，让残疾人通过接受系统的心理干预，逐渐适应生活、学习、家庭或者工作等方面发生的变化，主要面对出现的各种困难，并在此基础上形成一种积极的心理调节机制，以应付可能出现的各种心理问题，保持心理的健康。

3. 做好家庭及同事协助工作。残疾人生活在一定的社会圈子之中，家属、同事、同学等一些联系比较密切的人员的态度对于残疾人的心理状态的调节是十分重要的，因此，心理康复不仅仅要关注残疾人本人的心理状态，同时也要注意这些人员的心理辅导工作，让他们理解残疾人造成残疾的原因,在日常生活中给残疾人以关爱,从而缓解残疾人的学习、生活、就业压力,进一步为残疾人的心理康复扫清障碍。

4. 挑战忧虑性思维。认知理论认为,各种片面或错误的想法将导致忧虑的恶性循环,使焦虑不断升级。挑战忧虑思维是通过减少忧虑性思维的负面作用,来阻止焦虑不断升级。这一策略有三个步骤:识别忧虑性思维,挑战忧虑性思维,寻找合理的思维方式代替忧虑性思维。

5. 逐级暴露法:对于自己感到害怕或焦虑的目标采取逃避、拖延等其他行为,将导致担忧、害怕和焦虑继续存在。面对感到害怕的对象而不再逃避,帮助你逐步恢复你所逃避的活动,这是战胜焦虑的最佳方法。面对使自己害怕的目标或情景,应按自身的实际情况,先识别引发害怕的情景,把每个情景分解成可达到的若干小目标,然后循序渐进,以求达到最终适应这个情景的目标。

第十七章
自杀者心理援助

自杀者常见心理问题：①自杀者抑郁心理；②自杀者认知偏差心理；③自杀者情绪冲动性；④自杀者孤独无助心理；⑤自杀者无能和失望心理；⑥自杀者绝望和无聊心理。

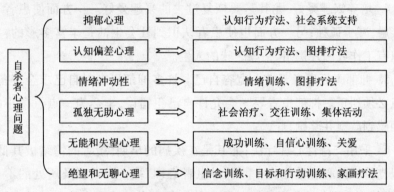

图46　自杀者心理问题心理援助流程图

一、自杀者抑郁心理的心理援助

研究表明，抑郁症患者自杀的危险性是常人的 10 倍，15% 的抑郁症患者以自杀结束自己的生命。自杀者中，90% 的人有精神疾病，而绝大多数为情绪抑郁方面的问题。

心理援助方法有以下几种。

1. 从完善个人性格入手，让那个小气的自我先闪到一边，现在逐渐塑造一个相对健全的人格，通过不断陶冶个人情操与端正人生态度，保持一种宽容与乐观向上的人生态度。无论自己的过去怎么样都要接纳自己，独自面对。抑郁病人表现出来的无力感，绝望感甚至自杀的倾向，都缘于抑郁病人消极地看待自我、自己的经验以及自己的未来,他们由此产生的一系列的负性情绪和思维,给自己的心理带来了难以遏制的冲突,他们活在自己的功能失调性判断里而不能自拔,而生活中的突发与应激事件又加速与固着他们的认知模式,恶性循环中似乎已走不出生活的迷路。

2. 要有自信心,相信自己。实际上,绝大多数的抑郁患者在抑郁症状缓解后,能恢复如初,可以胜任常人的工作。

3. 要培养自己的人际交往能力,学习如何与人交谈、接洽和保持友谊。有一部分抑郁患者的发病是因为社会角色转变,如下岗或亲友死亡所致,因此特别要注意角色的适应,以及通过建立新的人际交往关系来取代已经失去的关系。

4. 培养兴趣爱好,尤其是要恢复过去的兴趣爱好。一方面使患者与外界接触、减少孤独;另一方面也使患者认识到社会生活是丰富多彩的,并不是只有工作或一片黑暗、枯燥乏味的人生。

5. 抑郁康复患者要学会宽容自己。许多抑郁患者对自己求全责备,这一点必须纠正。抑郁患者要学会允许自己犯错误,学会为一点点微小的进步而感到欣慰并奖励自己。

6. 采用支持性心理疗法,尤其是在疾病的早期,缓者的情绪极其低落,则以支持性的心理治疗为主。针对患者心理、社会因素以及所处的不良环境,进行言语和行为上的支持。所有的抑郁患者都需要支持和鼓励,并对其疾病状况给与充分解释,如果抑郁不太严重,应在早期与患者就生活状态进行讨论与咨询。如果抑郁症状严重,则不应早期与患者进行讨论,因为这只会增加患者的心理压力,加重患者的失望感,医生应着重对患者从责任感上进行激励,使者恢复对生活的信心。

7. 疏导心理治疗。抑郁患者情绪低落,兴趣索然,往往沉浸在痛苦的病理体验中。因此医生应采取各种积极的手段,来调动患者的积极性,让患者多做一点自己感兴趣的事情,增加患者的活动量,提高兴奋性,改善情绪状态。帮助患者分析自己过去、现在人格方面的缺陷对疾病的不利方面,并克服这些因素,防止情绪低落对身体的损害。让患者疏泄不良的情绪,在心理上出现一系列的积极活动,并强化患者心理上的闪光点,鼓励患者热爱生活,做生活的强者。

8. 认知治疗。抑郁心理治疗方法中的理性情绪治疗、认知心理治疗及认知行为治疗效果最好。抑郁患者消极地对待自我、自己的所作所为以及未来。治疗的目标是转变患者的消极认知,用更接近现实的解释替代消极认知,使患者更好地面对现实,处理好现实问题。

二、自杀者认知偏差心理的心理援助

企图自杀者的知觉常因情绪影响而变得歪曲,表现为绝对化或概括化或两者交替。绝对化是指对任何事物怀有其必定如此的信念。比如我做任何事都注定失败、周围的人肯定不喜欢我。概括化指以偏概全,以一概十的不合理思维方式,常常使人过分关注某项困难而忽略除死之外的其他解决方法。比如考试作弊,爸爸一定不会饶恕我,永远不再爱我。我有缺陷,别人都瞧不起我,从而自暴自弃,自责自怨,自伤自毁。

心理援助方法有以下几种。

1. 认识自动思维。在激发事件与消极情感反应之间存在着一些思想活动,可以是消极的自我陈述或是心理想象。例如,患者看到狗便产生恐惧,在看到狗与恐惧反应之间他有一个想法是这狗会咬我,还可能有狗咬人的恐怖的想象。患者通常未意识到这部分习惯的思维活动,称为"自动思维"。治疗可用 Ellis 的 ABC 理论说明激发事件与反应之间有信念或思维活动的影响作用,帮助患者认识自动思维的存在和影响。

2. 列举认知歪曲。患者的心理或行为障碍与认知歪曲或错误密切相关,受其影响。向患者列举出认知歪曲,可以帮助他提高认知水平和矫正错误思想。下面是几种常见的认知歪曲。

(1)主观臆想。缺乏根据,主观武断推测。如患者某件工作未做好,便推想所有的同事会因此看不起自己。

(2)一叶障目。置总体前后关系和背景不顾,只看细节或一时的情况而作出结论。如某学生一次考试中有一题答不出,事后一心只想着未答的那道题,并感到这场考试失败了。

(3)乱贴标签。即消极片面地把自己或别人公式化。例如一患者将孩子学习不好归因于自己,并认为自己是个"坏母亲"。

(4)非此即彼的绝对思想。认为不白即黑,不好即坏,不能容忍错误,要求十全十美。例如有患者一次考试未达到预定目标,便认为自己是个失败者,一切都完了。

3. 改变极端的信念或原则。用现实的或理性的信念或原则替代极端或错误的信念原则。例如,某一极端的信念是:我应该并且一定要得到我想要的东西,这是我的权力,相应地更现实的自我陈述是:尽管我非常想得到某件东西,但我只是有权利去争取,并不意味着我一定要得到或别人一定要给我才行。另一极端信念是:如果我为某事努力工作,就应该获得成功。相应的现实信念可以是:一个人无法保证事事都能成功,努力并不等于成功,而只是成功的一个条件。

4. 检验假设。认识并矫正认识歪曲、错误思想的一个方法是检验支持和不支持某种错误假设的证据。例如,某一患者在受到挫折后,认为自己"一事无成"、"别人都看不起我"非常抑郁,实际上,他成功地做过很多事,大学毕业,并曾经是企业经理。检验假设这一过程不仅帮助患者认识事实,还能发现自己对事物的认识歪曲和消极片面的态度。

5. 三栏笔记法。让求助者在笔记上面画二条竖线分出三栏,左边一栏记录自动思维,中间一栏记录对自动思维的分析(认识歪曲),右边一栏记录理智的思维或对情况重新分析回答。三栏笔记法常作为求助者的家庭作业。下面是三栏笔记的例子。

三栏笔记

自动思维	分析(认识歪曲)	理智的思维
我从未做过一件像样的事。	概括过分	事实上我许多事都做得不错。
儿子学习不好,这是我的过错,我是一个坏母亲。	乱贴标签	我孩子学习不好并非一定是当母亲的过错,他自己的努力,老师的帮助都有影响。
我身体不好,我没有用了。	一叶障目	身体不好只是暂时的,经过治疗和锻炼是会好转的。

6. 等级任务安排。应用化整为零的策略,让患者循序渐进,逐步完成若干力所能及的小任务,最后实现完成大任务的目的。例如,有一老太太,一直想整理贮藏室,但一想到任务艰难便畏难而退了。在治疗者指导建议下,她将清理工作分十次进行,每次只清理 1~2 个箱子,这样,她不再感到畏难和力不从心。

7. 日常活动计划。治疗者与患者协商合作,安排一些患者能完成的活动,每天每小时都有计划和任务。活动的难度和要求随患者的能力和心情改善而提高。这项技术既可帮助患者,心里踏实,又可改变患者的心境。

8. 掌握和愉快评估技术。此法常与日常活动计划结合应用,让患者填写日常活动记录,在记录旁加上两栏评定:一栏为掌握或困难程度评分(为0 ~5分,0表示容易,5表示难度最大);另一栏为愉快程度评分(0~5级评分,0表示无愉快可言,5表示非常愉快)。通过评定,多数患者可以发现自己的兴趣和成功方面以及愉快而有趣的活动,同时还可起到检验认知歪曲的作用,如某患者认为自己什么都不行,做不了任何事,或者做了也不会有意义。通过评估,他认识到自己还是能做一些事,做了以后也有愉快和轻松感,并觉得有些意义。

9. Ellis 的理性情感治疗。理性情感治疗基于这样的假设:非理性或错误的思想、信念是情感障碍或异常行为产生的重要因素。对此,Ellis 并进一步提出了"ABC"理论。在 ABC 理论中:A 指与情感有关系的激发事件(activating events);B 指信念(Beliefs),包括理性或非理性的信念;C 指与激发事件和信念有关有的情感反应结果(Consequences)。通常认为,激发事件 A 直接引起反应 C。事实上并非如此,在 A 与 C 之间有 B 的中介因素。A 对于个体的意义或是否引起反应受 B 的影响,即受人们的认知态度,信念决定。例如,对一幅抽象派的绘画;有人看了非常欣赏,产生愉快的反应;有人看了感到这只是一些无意义的线条和颜色,既不产生愉快感,也不厌恶。画是激发事件 A,但引起的反应 C 各异,这是由于人们对画的认知评估 B 不同所致。由此可见,认知评估或信念对情绪反应或行为的重要影响,非理性或错误是导致异常情感或行为的重要因素。

Ellis 的 ABC 理论后来又进一步发展,增加了 D 和 E 两个部分:D(disputing)指对非理论信念的干预和抵制;E(effective)指导有效的理性信念或适当的情感行为替代非理性信念,异常的情感和行为。D 和 E 是影响 ABC 的重要因素,对异常行为的转归起着重要的影响作用。是对 ABC 理论的重要补充。

治疗的基本原则方法如下。

(1)向患者解释说明理性情感治疗的基础,说明认知与情感之间的关系,非理性情感不适或异常行为的联系。

(2)通过患者的自我监察和治疗的反馈,识别非理性思想。

(3)直接对非理性观念提出疑问,指出不合理所在,并示范对已有激发事件或不良刺激应如何理性的分析解释。

（4）自我陈述理性的观念，用其代替先前的非理性观念，并练习，在心理重复理性的观念。

（5）设计和采用某些行为技术，如角色扮演，操作条件，脱敏和一些其他技能训练方法，帮助患者发展理性的反应。

三、自杀者情绪冲动的心理援助

年轻人的自杀意念常常在很短的时间内形成，因情绪激动而导致冲动行为，一想到死马上就采取行动。他们对自己面临的危机状态缺乏冷静的分析和理智的思考，往往认定没办法了，只有死路一条，思考变得极其狭隘。

一般来讲，冲动是感情上的激动，或是突然来临的欲望和冲击，或是拥有雄厚兴致的推动力。冲动是一种刺激，激动人的思想，使人采取行动。这刺激可能是客观的，换句话说是从周围环境事物来的，也可能是个人心理和生理产生的主观意识，有时在事前都来不及做任何思考和判断。因此所产生的这种行动往往会有矛盾甚至不切实际，还会有与本性并不一定相配的行为，弄到事后后悔不已。

冲动的情绪其实是最无力的情绪，也是最具破坏性的情绪。许多人都会在情绪冲动时做出令自己后悔不已的事情来，尤其是青少年，情绪发展波动性大，心理承受能力差，情感比较脆弱，遇事容易冲动。

心理援助方法有以下几种。

1. 学会调动理智控制自己的情绪，使自己冷静下来。在遇到较强的情绪刺激时应学会强迫自己冷静下来，镇定地分析一下事情的前因后果，然后再采取表达情绪或消除冲动的"缓兵之计"，尽量使自己不陷入简单轻率、冲动鲁莽的被动境界。比如，当你被他人无聊地嘲笑、讽刺时，倘若你顿时怒火大发，反唇相讥，则很可能引起彼此争执不休，怒火越烧越旺，自然于事无补。但是如果此时你能够提醒自己冷静一下，采取理智的办法，用沉默作为抗议的武器，用寥寥数语正面表达自己受到的伤害，指责对方的无聊，反而会使对方感到尴尬。

2. 使用暗示、转移注意力法。让自己感到愤怒的事，大多都是伤害了自己的尊严或切身利益，使人一时很难平静下来，所以当你感到自己的情绪十分激动、快要无法控制时，就要及时采取暗示、转移注意力等办法让自已放松，鼓励自己克制冲动的情绪。一个人的情绪常常只需要几秒钟、几分钟就可以平息下来。但是如果不良情绪不能得到及时转移，就会变得更加强烈。

3. 平时可以进行一些训练，培养自己的耐性。可以结合自己的业余爱好与兴趣，选择几样需要耐心、静心和细心的事情来做，不仅可以陶冶性情，还可以丰富业余生活。

4. 让自杀者走进文艺王国。文艺对人是一种美的熏陶，人在烦恼时多接触文艺是大有好处的，看一幅美丽的图画可以使人赏心悦目，引起美的遐想；听一段美妙的音乐，可以使人心情舒畅，进入美的王国；看一场感人至深的电影或激动人心的电视，可以使人心胸开阔，忘掉烦恼。父母可以有意识地引导孩子进入文艺的王国。

5. 让有自杀企图者学会换位思考。有位名人说："不会抑制自己的人就是一台被损坏了的机器。"和别人发生矛盾时，产生了不满、敌对、嫉妒等强烈情绪时，如果能心理换位，和对方调换一下角色，想一想假如自己是对方该怎么办，就容易理解对方的做法，从而改变一些自己的原有看法，减轻消极情绪。人要有自知之明，要认识到自己的长处和短处，要站到对方的角度上想问题，学会心理换位。对别人不能要求太高，要学会谅解、谦让。这样在遇到问题时就能正确对待。就不会发生那些不该生的气，非原则问题就能在心中大事化小，小事化了，免于动气。感情表露是人的修养的外在表现。对事物要客观地认识，心胸开阔，不为一点小事而动怒。有修养的人遇到问题，不会火冒三丈，大发雷霆，而是沉着、冷静、心平气和，即使自己有理也能让三分，因为他们心有全局，有他人。而那些修养差的人，患得患失的人，领袖欲强的人，好为人师的人，狂妄自大的人，固执偏见的人，自以为是的人，往往会为妨碍满足个人利益的事而动气，所以提高修养，提高认识水平，是克服爱生气毛病的根本所在。

四、自杀者孤独无助心理的心理援助

自杀者大多性格内向、孤僻、自我中心，难以与他人建立正常的人际关系。当缺乏家庭的温暖和爱护，缺乏朋友师长的支持与鼓励时，常常感到无助,最后变得越来越孤独,进入自我封闭的小圈子,失去自我价值感。

心理援助方法有以下几种。

1. 开放自我,真诚、坦率地把自己交给他人。要主动亲近别人,关心别人,因为交往是一个互动互酬的过程,所以别人也会对你以诚相待。这样你就能扩大社交面,融洽人际关系,孤独感自然就会消退了。

2. 尽量缩小与同代伙伴之间的差异。既不自傲清高,做脱离集体、高高在上的"超人",也不自卑多虑,脱离同伴,做索然独居的"怪人"。从文化教养到兴趣爱好的各个方面,都应与同代人相互沟通、相互学习。

3. 尽量增进两代人之间的相互了解。成年人要对青少年一代多一些理解、体贴和帮助;青少年也应多了解、多学习成年人的优点和长处,并相互尊重和体谅,以填平所谓的"代沟"。

4. 培养广泛的兴趣、爱好。为自己安排好丰富有益的业余生活,把思想感情从孤独的小圈子中脱离出来,投入到广泛的高尚的活动中去。

5. 建立正确的友谊观、恋爱观、婚姻观。这是抗孤独、抗寂寞的重要法宝,在这点上,须强调的是"学习学习再学习"。

6. 辩证看待孤独。应力求避免陷入孤独,但却没必要害怕孤独。对孤独要有辩证的看法。孤独并非孤立,也不一定是坏事,要学会享受孤独。我们知道,有些伟大的思想者,可能找不到可以对话的人,只能向自己的内心世界掘进,这也许正是天才的萌芽呢!

7. 寻觅知己。对于由于有所追求而造成的孤独,当事人要反思自己追求的理想是否有价值。若有,就要义无反顾地追求下去,若有可能,最好找一个志同道合的知己,享受体验孤独的美和宁静。

8. 恢复理性。对于自卑造成的孤独,当事人要理性地反省自己,认识到自己头脑中存在的非理性观念,有意识地加以改变。从小事做起,培养自信心,逐步地走向成功。同时也要明白别人并非都讨厌自己,要勇于敞开自己的心扉,用坦荡、真挚的情义去和他人交往,当你体验到交往的快乐时,一个新的自我就代替了孤独。

9. 孤独者应注意培养自己生活的乐趣,经常抽出一点时间主动接触别人,逐渐改变自己封闭的生活方式。平时有意识地参加一些群体活动,加强自己的参与感,这会令你发现许多有趣的事和人,使你不知不觉地与他人融为一体。

10. 走出自我封闭的小圈子,乐于与他人交往,加强与社会的沟通,主动关心别人,联络感情,在自己与外界的交流沟通中,增强自信心,鼓舞生活勇气,发现人生的美好,从而摆脱孤独。

五、自杀者无能和失望心理的心理援助

很多自杀者常感到自己能力差,很容易灰心丧气,好象他们永远会做错事。因此,做事常常半途而废。他们对自己的描述往往是"不怎么好","没人跟我玩","没人帮我"等。他们常常很压抑,所以烦躁发脾气,甚至有仇视别人的想法和行为。由于他们行为的过激,很容易走极端。据新闻媒体报道:成都某高校大四学生李某由于害怕自己大学毕不了业,找不到工作,竟然走上了极端的"拔剑自刎"之路,幸被同学及时发现后送往医院抢救。据李的同学介绍,进入大学后,李的表现一般,但在临近毕业时,李的表现却变得有些异常,他常常担心自己毕不了业,找不到工作,十分痛苦。但没想到,他竟然拿刀刺杀自己。

心理援助方法有以下几种。

1. 为自杀者创造一个人际交往的圈子,让其在失落时可以求助他们。这个圈子里不光有父母,还有家里的其他亲人以及自杀者的朋友们等。研究表明,能够从失落情绪中快速恢复过来的自杀者通常有能力让其他人帮助自己。

2. 寻求支持。一个人为了一个希望,支撑着其努力奋斗,倾注了全部的体力、脑力和精力,身体处于极端疲惫的状态,当希望变成了失望,会有一种两脚踏空的感觉,这时的双腿迫切需要有一个坚实的大地可以踩踏,你的朋友就是那块坚实的大地。和朋友一起吃顿饭,小聚一下,一方面补充自己的体力,一方面向朋友倾诉自己的努力、自己的奋斗和自己现在的状态。能够向他人倾诉是男人需要学习的一个重要能力,很多男人喜欢自己扛起一切,这在今天已经落伍了,学会情感释放可以帮助自己放下很多的包袱。假如没有合适的朋友,可以寻求心理咨询师的帮助。

3. 从失败中找寻经验。失败并不可怕。无论一个希望的最后结果是什么,你肯定为之尽了最大的努力,而这个努力的过程就是你最为宝贵的财富。

不是所有的人都有你的幸运，能够为了一个希望努力过、奋斗过。恋爱过的人才有资格失恋，恋爱过程中的经验、教训，对于没有恋爱经历的人，是一种可以拿来炫耀的资本。

4. 查看自己的归因方式。一个人从希望到失望，到最后绝望的过程，很大程度上是一个内归因的过程，即将归结行为的原因更多地指向自己，于是得出结论：自己的能力、才干都处于弱势，毫无可取之处。这样的结果，使得对事件的失望转为对自己的失望，后果将很严重。任何事情的成功，不仅仅取决于自身的努力，外界的环境、机遇、运气也是有很大的作用的，能够客观地分清内因和外因，是一个人成熟的标志。

5. 调整认知方式。我们对希望事件的追求所引发的情绪高昂、奋发向上的精神状态，是我们对它的解释和评价：它可以带来心理满足，可以证实自己的能力，可以让他人对自己刮目相看等等，所有这些自己赋予的内涵调动了自己的热情。反之，失望和绝望也是没有达成这些内涵所产生的情绪状态，低落、萎靡、空虚等等。所以，调整自己对事件本身的认知，确认你是有能力完成这个事件的，然后才去做，而不是利用事件来获得一种认可才去做。

6. 要庆幸有了这样的机会。在遭遇挫折、困难时，很多人会慨叹自己"生不逢时"，质疑自己的能力，殊不知，在今天这样竞争的年代，激烈得人人都不能停下脚步，挫折和困难正是给了你一个休息一下的机会，一个让你审阅自己的机会，一帆风顺不可能有大作为，风风雨雨的机会才能塑造你的意志和品质。同时也让你看看前方的路，来进行下一项工作。

7. 降低希望，重设目标。一个大的希望的破灭，给人带来的是大的失望乃至最后的绝望，要想避免绝望，就要给自己设定合理的目标。有了失败、失望，客观地提供了一段时间让人思考、分析，分析自己希望目标的合理性、可行性，思考实现希望过程中的经验和教训。

六、自杀者绝望和无聊心理的心理援助

在现实生活中，有些人因挫折、失败等原因，而感到悲观、意志消沉、成天借酒消愁、怨天尤人和绝望，甚至想一死了之。面对这些困扰，他们又想不出什么好的对策，总感到生活很无聊。如新闻媒体曾经报道过这样一个

事件:辽宁省本溪人王某,2001 年考入大连某高校,7 月 10 日 4 时许,梦中醒来的王某产生了自杀念头,他给家里打电话后一个人跑到星海公园,从游艇码头处一头扎进海里,因其水性好很快就浮了上来。他在海里找到一根渔线用力勒自己的脖子,勒了一会儿觉得不得劲,扔掉了渔线,随后游到旁边的一辆停泊的游艇上找利器,想用利器一下子结果自己性命。找了半天也没有找到,他便掀开游艇舱盖,发现里面有一塑料桶液体,他把塑料桶拎了出来,拧开塑料桶盖,倒出点液体,确认是汽油后,便决定用引燃汽油爆炸将自己炸死的方式结束生命。他把汽油桶拎到游艇前部的操作室,拽断两根点火线,咬开外皮,用两根点火线对撞,产生火星。汽油突然着火,巨大的火球产生的冲击波将王某冲进海里,王某只是脚部被烧起一个水泡,而游艇却被烧成了废品,造成直接经济损失近 10 万元。由于当时游艇上没人,故没有造成人员伤亡。

心理援助方法有以下几种。

1. 让自杀企图者尝试成功的体验,树立自信心。你体验过绝望的感觉吗? 那是一种极端无助的感觉,无论怎么努力也无法逃脱的感觉。绝望者是痛苦的,因为他无法改变目前的处境地;绝望者是悲观的,因为他已经不再去尝试努力了,他只能等待着命运的安排。绝望是怎样产生的呢? 请看下面一个经典实验。实验过程:1975 年,心理学家塞里格曼用狗做实验,生动地演示了绝望心境形成的过程。

塞里格曼把狗分为两组,一组为实验组,一组为对照组。

程序一:先把实验组的狗放进一个笼子里,这个笼子是狗无法逃脱的,里面还有电击装置。给狗施加电击,电击的强度能够引起狗的痛苦,但不会伤害狗的身体。实验者发现,这只狗在一开始被电击时,拼命挣扎,想逃脱这个笼子,但经过再三的努力,仍然发觉无法逃脱后,挣扎的程度逐渐降低了。

程序二:随后,把这只狗放进另一个笼子,这个笼子由两部分构成,中间用隔板隔开,隔板的高度是狗可以轻易跳过去的。隔板的一边(狗所在一边)有电击,另一边没有电击。当把经过前面实验的狗放进这个笼子时,实验者发现它们除了在头半分钟惊恐一阵子之外,此后一直卧倒在地接受电击的痛苦,那么容易逃脱的环境,它们连试也不去试一下。

而把对照组中的狗,即那些没有经过前面第一个程序实验的狗直接放进后一个笼子里,却发现他们全部能逃脱电击之苦,轻而易举地从有电击的一边跳到安全的另一边。

对结果的解释:

这个实验所产生的现象,在心理学上称之为"习得性无助"。后来有很多学者采用其他动物进行重复实验,均得到了与上面相同的结果。

当然,我们不能用人来做这种残酷的实验,因为它对人造成的心理创伤也许是无法恢复的,这不符合心理学研究的伦理准则。但是,如果我们观察现实生活中的那些长期经历失败的儿童,久病缠身的患者,无依无靠的老人,会发现他们也会出现习得性无助的特征。事实上,当一个人发现无论他如何努力,无论他干什么,都以失败而告终时,他会觉得他控制不了整个局面,于是,他的精神支柱就会瓦解,斗志也丧失了,最终会放弃一切努力,并陷入绝望的心境之中。

这个实验的结果在心理学界引起了相当大的影响。因为习得性无助而产生的绝望、抑郁、意志消沉,正是许多心理和行为问题产生的根源。那么,我们应该怎样防止习得性无助感的产生呢?

进一步的研究:塞里格曼又重新设计了两个实验对这个问题进行了研究。

(1)让狗在接受"无法摆脱的电击"的实验之前,先学会如何逃脱电击。方法是先把它们放到可以躲避电击的那个笼子里,当它们接受电击时,只需轻轻一跳,就可以免受电击的痛苦。等到狗能轻易地学会从笼子的一边跳到另一边时,再让它做几次练习。再按照前面介绍的实验程序对它们进行处理,结果发现它们不太容易陷入习得性无助的境地。

(2)改用那些在自然环境中生长的小狗做实验,进行同样的处理,发现它们也不容易陷入习得性无助境地。

在现实生活中,因绝望而悲观、意志消沉、成天借酒消愁、怨天尤人、甚至想一死了之的人,比比皆是。这个研究给我们的启示是:要让人们远离绝望,必须:

(1)让他们有成功的体验。

(2)有适度的自由,有丰富的生活阅历,能让他从生活的各种磨难中学到应付环境的技能和信心。

2. 悲观绝望者对人对事都持有一种消极态度,对什么都失去信心,不再抱有希望,这部分服刑人员往往看不到自己的尊严、价值、前途和希望,有的因此而发生自伤、自残甚至自杀或杀人行为。

面对这种悲观绝望者,应该让他们树立正确健康的公平观,坦然接受现实。悲观绝望往往是自身抵御挫折能力减弱,遇到什么事情不是主动迎接挑战而是被困难打到;不是从挫折中变得坚强,而是进一步损害了其对生活的信心。不是在与困难和挫折做斗争的过程中体会到自身的价值和力量,而是更感觉到自己的弱小和无助。产生悲观绝望心理的服刑人员是看不到自己的人生意义和目标,觉得活着就是"浪费生命",毫无价值,或人生目标不能实现,生活就没有了意义。

3. 要注重从小事培养其战胜困难、耐受挫折的能力,让他们逐渐学会在痛苦中学习,培养其生存的勇气。对这样的人的人生观教育,使他们在与痛苦的搏斗中体验自身生命的伟大和坚强,最终扬起生命的风帆,战胜悲观绝望心理,走过人生中最为阴暗潮湿的地段。

第十八章
自然灾害受灾人员心理援助

自然灾害受灾人员常见心理问题：①自然灾害受灾人员沮丧心理；②自然灾害受灾人员急躁易怒；③自然灾害受灾人员恐惧心理；④自然灾害受灾人员心理行为退缩；⑤自然灾害受灾人员焦虑不安；⑥自然灾害受灾人员极度敏感；⑦自然灾害受灾人员沉默寡言；⑧自然灾害受灾人员 PTSD 障碍。

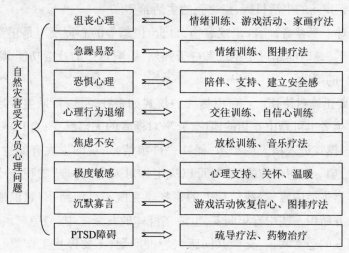

自然灾害受灾人员心理问题		
沮丧心理	⟹	情绪训练、游戏活动、家画疗法
急躁易怒	⟹	情绪训练、图排疗法
恐惧心理	⟹	陪伴、支持、建立安全感
心理行为退缩	⟹	交往训练、自信心训练
焦虑不安	⟹	放松训练、音乐疗法
极度敏感	⟹	心理支持、关怀、温暖
沉默寡言	⟹	游戏活动恢复信心、图排疗法
PTSD障碍	⟹	疏导疗法、药物治疗

图47　自然灾害受灾人员心理问题心理援助流程图

一、自然灾害受灾人员沮丧心理的心理援助

受灾人员沮丧心理主要表现在情绪、思维方面,如精神上的持续忧郁,有烦躁感和空虚感,对生活失去信心,对前途悲观失望,有一种深深的负罪感,认为生活毫无意义;不能接受外界的影响,对日常生活(包括性行为)无任何兴趣,严重的失眠,行为异常;精力不能集中,记忆力衰退或优柔寡断,

常莫名其妙的哭泣。心理上失去秩序、伴随伤感、没有活力、思想困难、难集中注意力、胃口特别的差或特别嗜食、失眠或特别嗜睡,颓丧绝望之感,自杀的想法或甚至企图的自杀。

心理援助方法有以下几种。

1. 在得到噩耗早期采用惊愕麻木或否认的方式保护自己免于遭受太过强烈情绪时,尽量采取非语言支持,无声陪伴,全然关注是最大的支持。

2. 当幸存者开始尝试表达自己哀伤、自责、愤怒等情绪时,无条件倾听,请他谈论表达他的感受,如果哭泣不要阻止,鼓励这种情绪的宣泄,可以采取倾诉或者写日记等利于情感的表达方式。

3. 鼓励多与朋友同学相处交流,重新建立安全感。

4. 尽快回复日常的生活状态,保证睡眠和休息,保证基本饮食。

5. 寻找新的生活目标,点燃新的生活希望。

6. 对于幸存者而言,出现哀伤、自责、愤怒等的心理反应是正常的。若如上反应持续时间超过半年或者过于强烈,影响自己的社会功能,则应寻求专业人员的帮助。

7. 要正确对待死亡。藉由传统的仪式如丧礼,可以帮助生者接受失落的事实,生者也可藉由互相的谈论、分享对逝者的失落感受;自我宽慰,由消极的思考模式进入积极的思考,同样一件事情,乐观的说大有前途、悲观的说没有希望。思想模式的不同,可以决定你对人生"苦难"的积极或消极的响应;丰富生活内容,寻找精神上的寄托。克服不良情绪,有意识地充实生活内容,并结识一些中青年朋友,生活在群体的友爱之中;避免离居,保持与亲戚、朋友的经常联系,交谈共同感兴趣的问题;不要停止工作要寻找新的活动和喜爱的工作;在做自己力所能及的事情的同时,不要勉强做力不从心的事,以开放的心态接受社会的帮助,不要觉得不好意思。

二、自然灾害受灾人员急躁易怒的心理援助

灾区人员急躁、易怒,莫名其妙地发火,在家或学校会出现攻击行为,等等。

心理援助方法有以下几种。

1. 帮助灾区人员克服无法接受现实的愤怒。灾难过后,人们开始由极

端的惊慌、恐惧,逐渐过渡到恢复期,在恢复期,人们的心理变化发展,一般要经历五个阶段,即"否认—愤怒—讨价还价—抑郁—接纳"。失去亲人却不愿接受这一事实,否认这一事实,这是一种典型的自我保护机制。不能接受这一事实,可能表现在不能直面灾难,不相信灾难已经发生,不相信顷刻间家园已经化为废墟,亲人已经离去。典型的表现就是不愿意离开灾难现场,不能和遇难的家人做分别。

不能接受这一事实的另一种表现就是愤怒。面临灾难,尤其是自然灾害,人们的愤怒情绪很容易被触动。因为身心经历巨大创伤的时候,我们的焦虑和能量无处释放,而愤怒是最直接、最简单的自我防御情绪。所以,这个时期很多人都表现出不同程度的愤怒情绪,来代替内心的痛苦和难以表达的创伤。在这个时候一方面我们要理解他们无法接受"瞬间破灭"的正常心理反应,另一方面要引导他们参与到告别仪式中来,和家园告别,和亲人告别,在内心有一个明确的"结束仪式",以便顺利渡过否认阶段。

当他们情绪非常激动的时候,我们应该尽量包容他们正常的情绪发泄,比如痛哭、怨天尤人、摔东西等等,只要不会对自己和周围的人造成伤害,可以适当的去发泄内心的愤怒,而且对于一些性格比较内向,无法发泄愤怒情绪的人,我们还要引导他们以适当的方式把内心的愤怒和压抑发泄出来。不要试图用批评或责骂来帮助他们坚强,使他了解伤痛的抚平是需要时间、鼓励和关心的。

2. 对那些灾难前文化水平较高,社会竞争力和影响力较大的群众要重点关注,他们突然要经历一种自尊以及自信的严重侵蚀,很容易出现无助感和愤怒情绪。

3. 当我们自身存在不良情绪的时候,该哭时就大哭一场,心烦时找知心朋友聊聊,不满时发发牢骚,愤怒时适当地出出气都是好的;同时,当我们意识到自己的愤懑不平的情绪即将爆发时,我们也要提醒自己应当保持理性,不要把这些心情转移至不适合的地方(比如自己的家庭),也不要攻击那些想要给予我们援助的人,误解、敌视和愤懑不能为我们挽回逝去的亲友,反而会让我们推开他人伸出的温暖的手,也会让我们陷入更加痛苦的情绪之中;我们还可以多与家人或其他的幸存者进行交流,可以加入相关的互助团体,向他人表达自己的感受;此外,我们还应该将自己的注意力从消极的方面转移到积极、有意义的方面来,多体会灾难发生之后身边发生的人与人相互关照、抚慰、支撑的情景,主动伸出双手去帮助他人,将精力放在学习、工作和重建家园上。

4. 冲动的情绪其实是最无力的情绪,也是最具破坏性的情绪。如果你的这种情绪存在而且长期难以排解的时候,也可以找专业的心理辅导人员帮助你提供宣泄愤怒情绪的积极渠道。

5. 传递善意和决心,用切实有效的行动争取群众的理解和支持,但遇到有过激言论和行为要及时安抚,避免事态扩大。

6. 帮助群众对重建家园,恢复正常生活的困难有较为实际的估计。使大家了解救灾的过程需要大家同呼吸共命运,重建家园的过程更加需要众志成城,因为重建家园的任务更为艰难。

三、自然灾害受灾人员恐惧心理的心理援助

灾区人员面对突然来临的大自然灾害,会措手无策,感到恐惧和害怕,会害怕上学、害怕黑夜、害怕离开父母、害怕死亡,甚至产生绝望情绪,也很担心灾难会再发生,害怕自己或亲人会受到伤害,害怕只剩下自己一个人,害怕自己崩溃或无法控制自己,等等。

心理援助方法有以下几种。

1. 害怕是每一个人都会有的通性。面对黑暗,经历过地震创伤的幸存者脑海中会浮现出当时发生的恐怖事件,害怕情绪就油然而生了。恐惧心理和焦虑情绪是正常的心理现象,恐惧在某种情况下也是对个体的保护反应。若没有超越,就不会致病。在灾难发生后,一些人怕黑,不敢关灯睡觉是正常的心理反应。如果有需要的话,建议大家睡觉的时候留一盏小灯,以增强安全感。硬是强迫自己勇敢面对我们不会处理的恐惧,并不能解决问题,反而会使我们觉得更加害怕。

2. 将害怕当作是一种防卫机制。如果人的心理少了害怕,就会降低对周遭环境里潜在危险的警觉性,比较容易使自己暴露在危险当中。所以当我们在协助自己克服害怕心理的同时,也不应该忘了提醒自己,害怕某些事物有时是正确的、健康的表现,例如:看到尖锐的东西会有害怕的感觉,而让我们在使用或接触尖锐物品时,会加倍小心来保护自己的安全。

3. 害怕通常是想象的,是不会发生的,也没有事实根据,要认清到底心

里不舒畅的起因是什么,自己留意一下,是哪些人、事、物使你产生畏惧心理,再把这些人、事、物跟过去的经验联想。明白真正让你害怕的是什么,并且与人分享。

4. 勇敢地面对黑暗,鼓励自己经由克服恐惧来获取成就感。可以让自己和家人或朋友一起置于黑暗之中,让自己知道有人陪伴我们,我们不会被丢在黑暗中。然后,逐步通过系统脱敏的方法来缓解怕黑的心理。

5. 不要把怕黑看成是自我的一个弱点。每一个人都会有自己害怕的事物,顺其自然地接受它,做自己该做的事情。对于自然的恐惧,绝对不是男人或者女人的专利,每个人都有,这些东西往往是几千年来的遗传或旁人的暗示。如惊天的霹雳,每个人都会害怕。我们对于未知世界或者已知强大力量,都会有本能的害怕的。

四、自然灾害受灾人员心理、行为退缩的心理援助

灾区人员面对自然灾害,心理和行为会产生退缩,如成年人会像小孩一样哭泣,静默不语,怕单独一人,对原来喜欢的活动失去兴趣等。

心理援助方法有以下几种。

1. 要正确认识自己,提高自我评价。形成自卑感的最主要原因是不能正确认识和对待自己,因此要消除自卑心理,须从改变认识入手。要善于发现自己的长处,肯定自己的成绩,不要把别人看得十全十美,把自己看得一无是处,认识到他人也会有不足之处。只有提高自我评价,才能提高自信心,克服自卑感。

2. 要正确认识自卑感的利与弊,提高克服自卑感的自信心。有的人把自卑心理看作是一种有弊无利的不治之症,因而感到悲观绝望,这是一种不正确的认识,它不仅不利于自卑心理的消除,反而会加重。心理学家认为,自卑的人不仅要正确认识自己各方面的特长,而且要正确看待自己的自卑心理。

自卑的人往往都很谦虚,善于体谅人,不会与人争名夺利,安份随和,善于思考,做事谨慎,一般人都较相信他们,并乐于与他们相处。指出自卑者的这些优点,不是要他们保持自卑,而是要使他们明白,自卑感也有其有利的一面,不要因自卑感而绝望,认识这些优点可以增强生活的信心,为消除

自卑感奠定心理基础。

3. 要进行积极的自我暗示,自我鼓励,相信事在人为。当面临某种情况感到自信心不足时,不妨自己给自己壮胆:"我一定会成功,一定会的!"或者不妨自问:"人人都能干,我为什么不能干? 我不也是人吗?"如果怀着"豁出去了"的心理去从事自己的活动,事先不过多地体验失败后的情绪,就会产生自信心。

4. 疏解心理。有退缩心理的灾民,心理就像一个"闷葫芦",每次失败带来的苦闷都压抑在内心里。因此,创设情境,使他们可以自由表达受压抑的情感,发泄抱怨,才能使他们恢复理智状态。心理散步可以解忧愁。心理散步就是通过休闲的方式在不经意中疏解心理。①闲聊。师与生、生与生之间闲散而行,边走边聊,倾谈心中郁闷,把想不通的事,看不惯的人,碰到的困难,受到的委屈等,如实相告,彼此交流,互谈看法,同时还可互相安慰,释疑解难。如此这般,一天之郁闷,半个小时就吐掉了,心中顿感爽快。②闲游。随便找一个开阔的地带,抬起头来,看一看天空。天是那样蓝,空气中飘荡着清新的气息。浩渺的宇宙会使你的心胸变得跟它一样的浩渺,能装得下你所遇到的一切心事与世事。③闲读。哲理散文、优秀小说的有些内容会在人们的心中引起强烈的美感。艺术即直觉,直觉是一种抒情的表现,它在一刹那间形成一种鲜活的意象,并通过意象使个体内在的情感得到表现。当欣赏作品时,整个心灵沉醉其中,感受到一种审美的快感和愉悦,郁闷的心情会一扫而空,心理上的压力暂时解脱,心情舒畅无比,从而达到了一种心理上的平衡。精神会变得愉快、振作和积极。

五、自然灾害受灾人员焦虑不安的心理援助

灾区人员明显地存在焦虑与害怕,对灾难后特定事件的害怕,害怕灾难再度发生,不想要的视觉影像与创伤记忆挥之不去。在学校不易专心学习,成绩下降。做恶梦、不易入睡,抱怨身体疼痛,或查无原因的病痛,等等。

心理援助方法有以下几种。

1. 告诉他现在是安全的,他所处的地方和能够得到的帮助。告诉他现在有很多人可以帮助他。

2. 了解他的需求,倾听他的诉说,鼓励他情绪的表达和疏解。

3. 如果经过评估安全后可以恢复工作或者参加一些有组织的救援工作,如果心理状况不是很好或者受伤,尽快安排心理援助或入院治疗。

4. 最亲密者的支持很重要,灾区人员应向伴侣、家人、朋友坦诚自己的情绪困扰,而不至于把经验和感受埋藏在心里,不愿述说,导致人际疏离和隔阂。

5. 调整受灾者的心理防御机制,尽可能鼓励受灾者减少以逃避的方式消极应对,改以积极的方式来面对伤痛。

6. 对死亡所持的态度将影响到面对生离死别事件的反应。人总是要经历生老病死的人生历程,没有人是不朽、永恒的,即使没有这场灾难,我们也要随时准备面对生命中的酸甜苦辣。

7. 尽量恢复正常的作息,抓紧时间休息,按时饮食起居。

六、自然灾害受灾人员极度敏感的心理援助

灾区人员面对自然灾害的打击和伤害,开始对身边的小动静都很敏感,偶尔狗叫声,偶尔的瓦砾碎片声,偶尔汽车震压马路抖动的感觉,都会马上让灾民敏感起来,这些在以前都不会让自己有半点察觉的,现在越来越明显,惶惶不可终日。

心理援助方法有以下几种。

1. 尽量不要独处,多与亲人、朋友在一起。跟家人、朋友握握手、拥抱一下也是有好处的,会让你觉得更有安全感。如果有任何需要,比如想聊聊天,睡着之前需要有人陪伴,请说出来。在家人、朋友面前不要隐瞒你的真实感受,包括恐怖、悲伤、担心或愤怒。如果想哭,也不要觉得不好意思,在他们面前痛快地哭一场会让你觉得舒服很多。要知道他们也经历了这次灾变,他们非常能理解并支持你。或者可以用写日记或画画的方式把心底的感受表达出来。

2. 与你的亲人、朋友或邻居分享一些科学而真实的信息,比如地震发生的原因,预测的消息预报。在得到任何消息时,请确认消息的真实性。拒绝任何没有准备来源的谣言。在任何需要的时候,向亲人、朋友或有关单位部门请求帮助、支援。

3. 注意力控制法。要告诫受灾人员不去想以前已经发生的事,不去想

和悲伤有关的情景。当负面的念头来时,立即转移自己的注意力,去想今后美好的未来,去想有这么多人在关心着我,去想政府一直在为我们服务,去想一些高兴的事来替代悲伤的事。这种方法通过练习,每个人都能做到,因为思维是由受灾人员自己控制的。同时,时间是愈合心理创伤的良药,通过这种注意力控制法及心理暗示法,随着时间的推移,受灾人员能知道自己如何来调节自己的心理状态,从而克服心理障碍,渡过难关。

4. 积极开展集体活动。组织受灾人员集体去从事一项活动,而这项活动必需有多人合作才能完成。比如一起去帮助其他孩子搞活动,或一起去做义工等。通过这一过程,受灾人员增进了相互的了解和交流,使他们在整个活动中体会到别人的关爱和友谊,从中享受到生活的意义。

5. 如果有可能,安排规律的作息计划,让生物钟慢慢地回复到正常的节律。或者选择一项自己喜欢的运动,比如慢跑,或者是一项你所喜欢的娱乐方式,比如读书、看电影,让之前一直紧张的身心放松下来。尤其是在睡觉之前,洗个澡或泡泡脚,听一些轻音乐,将有助于你更快入眠。正常而合理的饮食非常重要,因为它们是我们身体各部分正常地行使各项功能的保证。睡觉之前喝一杯热牛奶,也可以助你入眠。

七、自然灾害受灾人员沉默寡言的心理援助

像洪灾、地震、飞机失事等严重的灾难事件,人们历经了一般生活中不会遭遇的危机状况,会产生一些日常生活中罕见的正常反应,有些人会变得冷漠、麻木,对环境与他人少有反应,变得沉默寡言,等等。

心理援助方法有以下几种。

1. 与灾民建立良好的支持性关系。遇到重大灾难性事件时,当应激刺激过于强烈,难以承受的时候,会产生创伤后应激反应。在这种反应的急性期会出现分离反应,主要表现为麻木、脱离、或没有情感反应的主观感觉,对周围的感觉和觉察能力有所减低,出现发呆、迷茫等表现,甚至亲人亡故也不感到悲伤。甚至会出现方位感丧失,性格变化,不能回忆灾难发生时的重要方面等等。这种失去了亲人也不感到悲伤的情绪,其实是一种回避反应,表现为不能直面灾难,是对现实的一种否定,表示拒绝接受这一事实。需要强调的是,以上这些反应都是正常的。情感的淡漠麻木,没有正常的情绪反

应,这些都是一种自我保护机制。大部分反应随着时间的推移,都会渐渐减弱,一般在一个月以后,我们就可以重新回到正常的生活。像哀伤、思念这样的情绪可能会持续得更久,伴随我们几个月甚至几年,但不会对生活造成太多影响。要学会带着哀伤继续生活。

建立支持性关系,社工需要了解事件情况,性质,程度,刺激强度等。冷静观察丧亲者目前状况,周围环境,反感程度,然后采取非侵入性的,温暖真诚的态度进行接触。初步接触以满足其生理需要入手,一杯热水,一张纸巾。干预者声音、语气与丧亲者吻合,少说话,多倾听,通过行为语言表达理解和共情。遵循保密原则,避免二次创伤,减少无关人员,提高安全感。如果拒绝求助,需要尊重决定,提供联系方式,等等。

2. 面对亲人突然离世,灾民往往没有任何心理准备,正常生活模式完全打乱,丧亲者对这些认识不足,如果丧亲者在事件后,不沟通,不表达的行为模式,丧亲以后,表面看似平静,但是会把痛苦深深隐藏起来,陷入冲突与逃避的模式,导致身心疲惫,精神崩溃。对那些反复说"我没事"的丧亲者,要重点进行心理辅导,告诉他们丧亲是每一个人都会经历的特别体验,人在悲伤时的痛哭都是自然情感反应,不是脆弱无能的表现,但是内心很痛苦压抑,反倒容易影响自己以后的健康,这些是已故亲人不意愿看到的,只有自己放下防御,认真体验并且正确表达哀伤过程中的感受,才能有助于个体成长。

3. 鼓励丧亲者用语言表达内心感受及对死者的回忆。如果丧亲者能够清晰具体表达不同层次的情绪感受,有助于顺利渡过哀伤期。丧亲者感到内疚、自责、悔恨、羞愧等情绪,反映自己的哀伤,渴望与其重建关系。社工需要理解逝者在丧亲者心中那独一无二的,无可替代的重要性,鼓励丧亲者停留在感受层次,进行探索与分担。不要先告诉对方"你要坚强"的表达,这样会给丧亲者压力,阻碍他的感受表达,脆弱表达。需要给丧亲者创造适度宣泄机会。

4. 向死者仪式性的告别。鼓励丧亲者去寻找纪念亲人的标志,仪式性的告别,共同探讨遗物的问题,只要不影响正常的生活就可以保留。

八、自然灾害受灾人员 PTSD 障碍的心理援助

　　PTSD 障碍,即创伤后应激障碍,指对创伤等严重应激因素的一种异常精神反应,又称延迟性心因性反应,是指由异乎寻常的威胁性或灾难心理创伤,导致延迟出现和长期持续的精神障碍。

　　PTSD 通常在创伤事件发生三个月后出现(在这之前的被称为急性应激障碍),但也可能在事发后数个月至数年间延迟发作,遇到重大灾难性事件时,当应激刺激过于强烈,难以承受的时候,会产生创伤后应激反应。在这种反应的急性期会出现分离反应,主要表现为麻木、脱离、或没有情感反应的主观感觉,对周围的感觉和觉察能力有所减低,出现发呆、迷茫等表现,甚至亲人亡故也不感到悲伤。甚至会出现方位感丧失,性格变化,不能回忆灾难发生时的重要方面等。

　　从症状上看,受害者在经历了重大的灾难性事件后往往表现出担虑、恐惧、焦虑、无助以及社交退缩等症状。虽然每个人心理承受能力不同,但这些灾难性事件对于每个人心理上都是不小的打击。因而一些心理相对脆弱的人便形成心理障碍。他们通常采取回避的态度,呈现出一种退缩状。这种退缩往往表现为试图去回避关于灾难的一切,如灾难的情景、影像、联想、感觉以及所引发的焦虑情绪等。然而,关于灾难的情景、思绪等又会一遍又一遍地涌上心头,挥之不去,有点类似于强迫思维。甚至很多人开始做噩梦,恐惧的灾难情景不断再现。严重时,可能会产生幻觉、幻听等精神病症状(并非精神病性心理障碍)。与此同时,还将伴有社会功能的部分丧失以及其他诸多症状。拥有此心理障碍的人时常会有兴趣缺失、易激怒、易受惊吓、过度警觉、难以入睡等一系列负面感觉。

　　心理援助方法有以下几种。

　　1. 自然灾害受灾人员 PTSD 处理程序。

　　(1)立即性处理。透过救难现场军警人员、义工及第一线紧急医疗人员,即时介入处理最佳。让个案在有限之时间与空间下,能宣泄其害怕、生气、哀恸等情绪。给予情绪支持与鼓励情绪宣泄,避免"节哀顺变"等说词,以免阻断情绪。可能须让个案反复多谈几次。

　　可透过医师处方,用低剂量镇静安眠药,来处理严重之焦虑,或反复之

失眠。注意药物卫教,避免药物滥用。

(2)后续处理。鼓励个案多谈,处理其不当之自我责备,与存活者之罪恶感(家人死亡,我却存活)。个案多会产生对生存意义之质疑,及对死生之迷惘,或有自杀意念,须以坚定及陪伴倾听之态度,助其走过哀伤,可运用个别或团体心理治疗模式来处理。

持续在精神科医师协助下,使用抗郁剂(抗焦虑剂)治疗,此时须注意个案以酒精或滥用镇静安眠药,来自我处理情绪。

如果是因为犯罪事件受害的当事人,急需要一个安全的环境,并且安排规律的生活步调(如运动等)均有助于早日复原。

2. 暴露疗法(exposure therapy)。受灾者在灾后往往表现出一种退缩状,他们主观上不敢直面关于灾难的一切。然而,灾害对于心理的冲击却挥之不去,严重影响到正常的生活。我们首先需要做的是让受灾者释放遭遇灾难的负面情绪,让他们直面地震的灾害性情景而不是采取回避的态度。这样做的目的是要削弱受灾者记忆中的恐惧等不良情绪反应。对于灾害情景的反复回想能够使受灾者对地震所引发的恐惧、焦虑等症状自行消退,在心理学上称之为消退性抑制。从具体操作上,可以让受灾者对于地震中的灾害性情景进行反复回想,比如地震时的感觉与感受、房屋的坍塌、人员被砸等一系列亲身经历的灾害事件。这样去做似乎显得很残忍,但却是临床治疗PTSD障碍最主要且行之有效的方法。通过反复想象亲身经历的灾害事件片断并且体验这种高度焦虑的情绪,将会有效地减少记忆中的恐惧从而使灾害所引发的心理压力不再是"压倒性"的,从而最终减缓对于地震的压力反应,减少因灾难引起的心理后遗症的可能性。尽管这种方法起初会让当事人感到异常痛苦,但却能使强烈的不良情绪得到控制,使受灾者能够真正地坦然面对这次灾难。当然,在恐惧情景的回想中可以配以自我放松及深呼吸的训练。

3. EMDR(Eye Movement Desensitization and Reprocessing)疗法。该方法是国外新兴的一种治疗PTSD的方法,其疗效显著。它综合了想象暴露、认知治疗、精神分析与躯体治疗的元素,应用了认知心理学双重注意(dual attention)的原理,是一种集多种疗法于一身的治疗手段。其核心要旨是帮助受灾者在想象灾难场面时进行注意力的分散从而使负面记忆与情绪得到不断淡化。这种方法最好在别人的帮助下来进行。临床操作上,首先帮助受害者找出造成痛苦的具体原因,比如亲人的离去、房屋被毁等。然后,采取类似于暴露疗法让亲身遭受到的灾害事件通过想象再现,并且去感受此刻的负面情绪,例如焦虑、痛苦等。与暴露疗法不同的是不用去具体回想灾害时的惨烈情景,而是找出具体的自己所经历的灾害事件并且集中在因灾难导致的情绪体验上,并且此刻想象自己所持有的关于地震的负面想法,例如曾想到自己可能会在未来的余震中失去生命、孩子老人无人照料、家园何时能重建等自己曾考虑过的一系列压力事件。与当事人想象同步进行的是帮助者(治疗师)可以在接受帮助的受灾者面前左右缓慢晃动食指并要求受灾者随你手指的移动而转动眼珠。有点类似于催眠暗示,一次可以进行 20~30 秒,反复多次进行。要点是负面的想象与转动眼珠同步。手指移动是一种外部刺激,当然也可以使用其他的外部刺激让当事人去感受,比如声音的刺激。不断反复加以此项训练,可以让接受帮助的受灾者在想象负面事件与不良情绪体验时逐步达到心理意识虚空的状况。接下来,在负面事件重现的想象中,当不良情绪反应得到很大弱化时,可以要求受害者进行可能的正面结果的想象并以此来代替负面想象,例如自己获得援助、家园不久被重建、坚信自己定会安然无恙等。可以将这些未来可能发生的好的结果依照利好从小到大的进行依次排序并加以真切的想象,从而体验正面的、快乐的情绪,如此反复训练使积极的信念及情绪得到强化。如果想象自己在地震中遭遇的损失时仍伴有强烈的焦虑、担忧、恐惧等负性情绪及躯体紧张时,重新进行上一个阶段的眼睛移动训练,直至消除这些负面情绪。实验证明,EMDR 技术在治疗 PTSD 障碍起到了重要的作用。

失独者常见心理问题：①失独者内疚、自责；②失独者悲观、绝望；③失独者抑郁心理；④失独者焦虑、失眠；⑤失独者心理失衡；⑥失独者创伤后应激障碍。

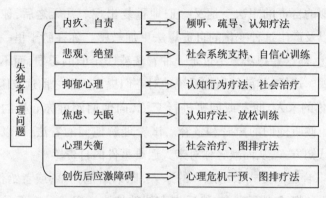

图48 失独者心理问题心理援助流程图

一、失独者内疚、自责的心理援助

与逝者的关系越亲密、越重要，人的痛苦就越大。人们遭受亲人去世的打击，情感方面会出现悲哀、焦虑、孤独、无助、惊吓、愧疚与自责等感觉；生理上则会出现疲乏不振、叹息、失眠、坐立不安、哭泣、食欲障碍、胸闷甚至窒息等症状；而在精神认知方面，则会有不相信、困惑、沉浸于对亡者的思念等情绪。自责，事实上是无法自我原谅的一种心理表现，一些失独者会内疚和自责，如对逝去亲人关心不够，没有告知逝去者应该多注意和避免灾害，等等。

心理援助方法有以下几种。

1. 大多数失独者内疚、爱自责，属于内归因，就是不论发生什么样的事，不考虑客观原因，总是认为和自己有关。这些老人常常让"不行"、"无能"等自我贬损性的字眼挂在嘴边，并常萦绕在心中，这会使人丧失自信心，甚至导致心理不健康。消极的自责常常表现为过度的自我责备，从而产生沮丧、悔恨、郁闷、绝望等心理，严重影响身心健康。克服自责想法，要学会注意常在什么时候责备自己，观察它对自己的情绪及生活方式的影响。当责备自己时，不妨用笔和纸记录下所思所想。

如果你不把它记下来，就意味着它没有发生过。书面实录可以促使你注意到在自我感觉很差时你脑子里面在想些什么，更加清楚地了解这些想法是怎样影响了你的生活，怎样形成了自责的恶性循环。不久你会发现，同样的或相似的自责的想法一遍又一遍地重复出现。几天之后，你将会对情绪的变化以及产生这种变化的自责想法更加敏感。你在脑子里一定要有这样一个观念，即这些想法只不过是一种看法或一个旧的习惯，而不是你为人的真实反映。这样，你就可以在系统地对它们提出质疑之前远离困惑。

2. 与你的家人、朋友或同事进行交流，向他们倾诉你心里的感受和想法。同时也倾听他们的声音和解释。试着理解他们的看法，可以帮助你建立起新的认知方式，从而减轻你对亲人遇难事件的自责感。

3. 采取合适的方式来纪念你的亲人，比如给他扫墓，或者给他写封信，把你的感受和想法都写出来，然后烧在他的坟头。以一种合适的方式来纪念，而不是赎罪。

4. 在灾难中你经过了很多的悲伤和痛苦，在重建家园的过程中你可能还会遇到一些困难。但是事情一定会好起来的，你也会好起来的。珍惜自己，看重自己，让自己的生活更加充实和美好，这就是生命的意义。

二、失独者悲观、绝望的心理援助

失独者会回避、不愿意谈灾难，甚至不愿和别人交流，陷入自闭之中，对生活和未来感到悲观和绝望。丧失亲人之后，通常都会经历如下四个心理反应过程。

1. 休克期。可能会出现情感麻木，否认丧失亲人的事实。

2. 埋怨。有些人会自责，后悔自己没有救出亲人，有些人会愤怒，对灾难造成的亲人丧失感到非常生气。

3. 抑郁期。有些人会出现情绪低落,不愿意见人,特别是丧失了孩子的家长特别不愿意看到与自己孩子同龄的儿童;有些人什么都不想干,对什么都没有兴趣,夜间噩梦,失眠等。

4. 恢复期。不再做噩梦,开始适应新生活。

作为家中的幸存者,不但失去了家园,甚至丧失了最有力的家庭支持,这个时候其他社会支持就变得非常重要。

心理援助方法有以下几种。

1. 在得到噩耗早期采用惊愕麻木或否认的方式保护自己免于遭受太过强烈情绪时,心理咨询师尽量采取非语言支持:无声陪伴、全然关注是最大的支持。

2. 当幸存者开始尝试表达自己哀伤、自责、愤怒等情绪时,无条件倾听,请他谈论他的感受,如果哭泣不要阻止,鼓励这种情绪的宣泄,可以采取倾诉或者写日记等利于情感的表达方式。

3. 鼓励多与朋友同学相处交流,重新建立安全感。

4. 尽快回复日常的生活状态,保证睡眠和休息,保证基本饮食。

5. 寻找新的生活目标,点燃新的生活希望。

6. 对于幸存者而言,出现哀伤、自责、愤怒等的心理反应是正常的。若如上反应持续时间超过半年或者过于强烈,影响自己的社会功能,则应寻求专业人员的帮助。

三、失独者抑郁心理的心理援助

中、暮年丧子后多带有自闭、抑郁,极其脆弱和敏感,容易触景伤情,害怕别人的询问和面对其他亲人,久而久之就变得抑郁,甚至有轻生的念头。

心理援助方法有以下几种。

1. 自我缓解心理压力。面对如此大的冲击,在灾难发生后,尽快让幸存者回复日常的生活状态是最重要的。以下就是一些简便的方法可以用来帮助他们。

(1)保证睡眠与休息,如果睡不好可以做一些放松和锻炼的活动。

(2)保证基本饮食,食物和营养是我们战胜疾病创伤和康复的保证。

（3）与家人和朋友聚在一起，有任何的需要，一定要向亲友及相关人员表达。

（4）不要隐藏感觉，试着把情绪说出来，并且让家人一同分担悲痛。

（5）不要因为不好意思或忌讳，而逃避和别人谈论自己的痛苦。

（6）不要阻止亲友对伤痛的诉说，让他们说出自己的痛苦，是帮助他们减轻痛苦的重要途径之一。

（7）不要勉强自己和他人去遗忘痛苦，伤痛会停留一段时间，是正常的现象，更好的方式是与朋友和家人一起去分担痛苦。

2. 对愿意分享他们的故事和情感的生还者，一定要聆听，记住，在感受方式上没有对和错。

3. 一定要友好和富有同情心，即使幸存者很难相处。

4. 尽量给他们切实可行的建议，使他们可以帮助自己。

5. 心理援助的禁忌如下。

（1）不要强迫生还者向你诉说他们的经历，尤其是涉及隐私的细节。

（2）不要只给简单的安慰，比如："一切都会好起来的。"或者"至少你还活着。"等。

（3）不要告诉他们你个人认为他们现在应该怎么感受、怎么想和如何去做，以及之前他们应该怎么做。

（4）不要空许诺言。

（5）不要在需要这些服务的人们面前抱怨现有的服务或是救助活动。

四、失独者焦虑、失眠的心理援助

失独者常有紧张、害怕、焦虑，无法从恐惧中摆脱出来，这严重影响他们生活、工作和睡眠。

心理援助方法有以下几种。

1. 告诉他已经安全了，现在出现的一些身体和心理反应是正常的，时间慢慢过去，我们会回到正常的生活状态；减少对灾难场景的接触和回想，不断地看报纸或电视上的灾难新闻只能增大压力；晚上睡前不要与亲友谈论和回想灾难的画面，多聊些轻松的话题，交流一下自己的心情，互相鼓励和宽慰；如果你吸烟或喝浓茶、咖啡，尽可能的减少你的摄入量，因为这些东西也能增加人的压力,同时会影响睡眠,也要避免饮酒,虽然酒精能让人暂时忘记痛苦,但是,从长期的角度来看,它只能增加问题的严重性;环境对人的情绪、情感同样起着重要的影响和制约作用。素雅整洁的房间,光线明亮、颜色柔和的环境,使人产生恬静、舒畅的心情。相反,阴暗、狭窄、肮脏的环境,给人带来憋气和不快的情绪。因此,改变环境,也能起到调节情绪,减缓焦虑,促进睡眠的作用。

2. 利用腹式呼吸进行调节。请将你食指放在你的肚脐眼上并向上平展你的手,你会找到横膈膜,也就是把空气压进肺里,把二氧化碳挤出来的那块平滑肌。吸气并注意你的手抬起。这是一种婴孩自然呼吸的方法。当横膈膜在你吸气时下降,而你的手将向上升。这表示空气进入你的肺里。呼气并注意你的手下沉。然后注意空气进入鼻腔,向下进入肺,使你的手抬起,然后空气通过你的鼻子出来,造成手下沉。用正常速度呼吸,不要太快或者太慢,集中注意在腹部的起伏和肺部的扩张上,感觉空气进入并充满肺,如果关于其他事情的想法闯入,将你的注意力慢慢带回到呼吸上。当空气进入你的鼻子时感觉有些凉,在呼气前有个轻微的停顿,当你呼气时在鼻子里有温热的感觉。吸气,腹部和手上升;呼气,腹部和手下沉。如此反复。

3. 白天恢复正常的学习、工作的节奏和规律,适当进行一些体育活动,白天充实的生活会让你振作精神、建立信心;睡觉时请侧睡,别用手压住心口,请把脚伸平,枕头请别用太软的,要用能受点力的,有条件的可以睡前听听轻音乐,放松放松,别紧张。

五、失独者心理失衡的心理援助

失独者由于丧失子女,天伦之乐、合家团聚变得不可能,带来的直接后果就是心态严重失衡,感到命运对自己不公。

心理援助方法有以下几种。

1. 加强修养,遇事泰然处之。要清醒地认识到生命总是由旺盛走向衰老直至消亡,这是人类所不能抗拒的自然规律。应当养成乐观、豁达的个性,主动地避免因生理变化而对心理造成的冲击。事实上,那些胸怀宽广、遇事想得开的人是不会受到灰色心理疾病困扰的。

2. 合理安排生活,培养多种兴趣。要合理地安排工作与生活,适度紧张有序的工作可以避免心理上滋生失落感,令生活更加充实,而充实的生活可改善人的情绪和抑郁心理。同时,要培养多种兴趣。爱好广泛者总觉得时间不够用,生活丰富多彩就能驱散不健康的情绪,并可增强生命的活力,令人生更有意义。

3. 尽力寻找情绪体验的机会。①多想想你所从事的事业,时时不忘创新,做出新的成绩;再者要关心他人,与亲朋、同事同甘共苦,无论悲欢、离合,都是对心灵的撼动,它会使人头脑清醒,心胸开阔;②多参加公益活动,乐善好施,为子孙后代造福。最好学会一门艺术,无论唱歌弹琴,写作绘画,集邮藏币,都会使你进入一种新的境界,产生新的追求,在你的爱好之中寻找乐趣。

4. 保持心情宁静。面对大量的信息不要紧张不安、焦急烦躁,要保持心情宁静,提高应变能力;要学会吸收现代科学信息的方法,将众多信息予以分类归纳,使之条理化,这样就可避免信息饱胀感和互相干扰感,从而减轻个人的心理负担。

5. 适当变换环境。一个人在一个缺乏竞争的环境里容易滋生惰性,不求有功但求无过,过于安逸的环境反而更易诱发心理失衡。而新的环境,具有挑战性的工作,可激发人的潜能与活力,变换环境进而变换心境,使自己始终保持健康向上的心理,避免心理失衡。

6. 正确认识自身与社会的关系。要根据社会的要求,随时调整自己的意识和行为,使之更符合社会规范。要摆正个人与集体、个人与社会的关系,正确对待得失与成败。这样,可以减少心理失衡。

六、失独者创伤后应激障碍的心理援助

创伤后应激障碍,即 PTSD,其主要症状包括恶梦、性格大变、情感解离、麻木感(情感上的禁欲或疏离感)、失眠、逃避会引发创伤回忆的事物、易怒、过度警觉、失忆和易受惊吓。

人在突然遇到巨大地震等灾害事件时,通常会出现什么样的身心应激(PTSD 包括情绪、行为等)反应?这种反应随着时间的推移,会发生怎样的变化?灾害事件结束之后,正常的应激反应包括以下内容。

1. 情绪上。恐惧担心(害怕地震再次来临,或者有其他不幸的事降临在

自己或家人身上）、迷茫无助（不知道将来该怎么办,觉得世界末日即将到来）、悲伤（为亲人或其他人的死伤感到悲痛难过）、内疚（感到自己做错了什么,因为自己比别人幸运而感到罪恶）、愤怒（觉得上天对我不公平,觉得自己不被理解,不被照顾）、失望和思念（不断地期待奇迹出现,却一次次地失望）,等等。

2. 行为上。脑海里重复地闪现灾难发生时的画面、声音、气味;反复想到逝去的亲人,心里觉得很空虚,无法想别的事;失眠,噩梦,易惊醒;没有安全感,对任何一点风吹草动都"神经过敏",等等。以上这些反应都是正常的。

大部分反应随着时间的推移,都会渐渐减弱,一般在一个月以后,我们就可以重新回到正常的生活。像哀伤、思念这样的情绪可能会持续得更久,伴随我们几个月甚至几年,但不会对生活造成太多影响。我们要学会带着我们的哀伤继续生活。

PTSD 的核心症状有三组:闯入性症状、回避症状和警觉性增高症状。儿童与成人的临床表现不完全相同,且年龄愈大,重现创伤体验和易激惹症状也越明显。成人大多主诉与创伤有关的恶梦、梦魇;儿童因为大脑语言表达、词汇等功能发育尚不成熟等因素的限制常常无法叙述清恶梦的内容,时常从恶梦中惊醒、在梦中尖叫,也可主诉头痛、胃肠不适等躯体症状。Wilfred研究指出:儿童重复玩某种游戏是回现或闯入性思维的表现之一,应注意PTSD 的可能性。

PTSD 的主要临床症状如下。

1. 持续地重新体验到这种创伤事件。如:反复闯入性地痛苦地回忆起这些事件,包括印象、思想、或知觉;反复而痛苦地梦及此事件。

2. 对创伤伴有的刺激做持久的回避,及对一般事物的反应显得麻木。如:努力避免有关此创伤的思想、感受、或谈话;努力避免会促使回忆起此创伤的活动、地点、或人物;不能回忆此创伤的重要方面;明显地减少参加有意义活动或没有兴趣参加;有脱离他人或觉得他人很陌生的感受;情感范围有所限制（例如,不能表示爱恋）。

3. 警觉性增高的症状,表现为:难以入睡,或睡得不深;激惹或易发怒;难以集中注意。

心理援助方法有以下几种。

1. 采用认知行为疗法来帮助失独者。帮助失独者确认那些有问题的思维方式。比如:把失去家人的伤痛归咎到自己没有照顾好。认知疗法可以扭转这种信念,比如:"这并不是你的错,你已经尽力了。"

2. 采用暴露疗法来帮助失独者。它认为你在灾难中学会了那些引起你恐惧的想法、感受和场景。治疗过程中,在安全可控的环境下,治疗师会要求你一次次重述创伤的过程,直到不再对回忆产生恐惧为止。目的是教会你正视并控制恐惧。

3. 采用系统脱敏疗法来帮助失独者。在治疗师的帮助下,患者首先回忆较为轻微的创伤性记忆,事务,人物,或场景。与此同时,治疗师教患者运用肌肉,肢体,和呼吸的渐进放松法调解情绪上、身体上、和心理上对于这些创伤性记忆的反应。然后,治疗师引导患者逐步回忆越来越强烈的创伤性经历,并让患者使用放松术调节身体和心理的反应。

4. 采用小组治疗的方式来帮助失独者。与组员一起分享经历,加深理解,讲述自己的故事和感受,互相支持,讨论如何应对,面对现实而不是过去。

5. PTSD 的日常应对方法如下。

(1)了解 PTSD 的知识,请了解你不是孤立无援的、脆弱的,或者失常的人。

(2)你的反应是人类对于灾难的正常应激机能。

(3)和亲人、朋友、医生讲述你的感受和症状。

(4)与其他的 PTSD 患友建立联系,彼此支持。

(5)能够意识到自己出现紧张的症状了。

(6)使用洗澡、听音乐、深呼吸、沉思、瑜伽、祈祷或锻炼的方式来放松。

(7)你也可以更投入地工作,或参与社区活动,转移注意力。

(8)不能靠喝酒、吸毒、吸烟等方式来逃避创伤。

(9)健康饮食、饮水。

(10)保证足够睡眠。

(11)PTSD 或抑郁的患者可能有自杀的念头,当你有这种念头时,要及时告诉你信任的家人,朋友,或医生。有的地区已有自杀干预热线。请一定使用这些帮助。

(12)当一种方法不再有效控制你的症状,你应该向专业人员寻求帮助。

困境人员基本情况表

（心理档案用）

救助站 名　称				救助站 省　份	
求助登记信息					
姓名		性别			
年龄		民族			
身体状况		口音			
证件类型		证件号码			
住所地省		住所地市			
住所地县		住所地镇 街　道			
详细住所					
求助原因		原因描述			
保障情况		宣讲法规			
接待人员					
入站登记信息					
入站时间					
站内编号		户口类型		身高(厘米)	
体重(千克)		留站时间		文化程度	
职业		联系方式		是否情绪异常	
求助内容				床位号码	
身体检查					
身体特征					
身体检查					
详细求助 原　因					
家属通知 情　况					
在站表现					
心理状况					
存在的心理 问　题					

附录二

对困境人员心理咨询后了解的情况表

（心理档案用）

姓名		性别		出生年月		籍贯	
家庭住址						爱好特长	
求助者主要心理问题							
求助者父母关系情况							
求助者心理测验	1. EPQ						
	2. SCL – 90						
	3. SAS						
	4. SDS						
	5. PDQ						
	6. 16PF						
	7. 图像排列测试						
	8. 家画测试						
备注							

困境人员心理咨询登记表

（心理档案用）

咨询日期：　　　　　　　　心理咨询师：

姓名	
咨询主要问题	
心理评估诊断	
心理咨询处理结果	
备注	

图像排列记录表

姓名:王璨　性别:女　年龄:10　学历:小学　职业:学生(留守儿童)

图片的编号	选择图片的原因或联想	图片的编号	选择图片的原因或联想
1. D69	因为它漂亮,我在新江口见过它	2. D70	因为它在阳光下一照就很引人注目
3. D80	因为它很鲜艳	4. D66	因为它漂在水中,像一朵水花,很美丽
5. B12	因为它是中国一级保护动物	6. B8	因为它是沙漠里最好的工具
7. B9	因为它讨人喜欢	8. B14	因为它很高大,它的前脚很像袋鼠

图片的编号	选择图片的原因或联想	图片的编号	选择图片的原因或联想
9. C1	因为这张图片能表现出春天的景象	10. C22	因为太阳落山的时候最美了
11. C17	因为它体现出水面很平静	12. C6	因为它能体现秋天的景色
13. A618	因为这个小孩很可爱	14. A625	因为这是全家福
15. A630	因为这张图片能体现出春游的情景	16. A631	因为这张图片看得出人们在观赏风景
17. E285	因为它很透明,戴在手上很好看	18. E287	因为它是金子做的,也很好看
19. E303	因为它带在手上很清脆	20. E304	因为它是用绿色的果做的,很好看

附录四　图像排列记录表

图片的编号	选择图片的原因或联想	图片的编号	选择图片的原因或联想
21. J53	因为它可以在空中飞行	22. J31	因为它可以在水中划行
23. J42	因为它可以在水里面游行	24. J32	因为它可以发射炮弹
25. K4	我讨厌车祸,因为会受伤	26. K8	我讨厌火山,因为会导致整个山破裂

图排心理分析报告

姓名:王璨　性别:女　年龄:10　学历:小学　职业:学生(留守儿童)

(一)该来访者缺乏安全感

　　缺乏爱的孩子,就缺少人格健康发展的原动力;缺乏爱的孩子,会感到安全感缺失;缺乏安全感的孩子,会逐渐失去探索外部世界的信心。心理学研究表明,儿童在很小的时候就会强烈地依恋父母或其他养育者,这种依恋是在婴儿与父母或养育者的相互交往和感情交流过程中形成的。儿童要求的不仅是父母满足他们的物质需要,更要求父母为孩子的心理安全提供保障。当儿童探索外部世界时,依恋会使他有一种安全感。当儿童的依恋对象存在时,儿童通常可以不理会父母同陌生人玩。但当他感受到危险时,则会立刻向父母或其他依恋对象求助,父母应对儿童的哭、笑、发声等信号敏感,并做出恰当的、积极的反应;指导儿童的时候用热情的语气和温和的要求;在适当的时候用肯定的语气支持儿童的行为,这对儿童的发展有重要的影响和长期的效应。

仅仅满足儿童的物质需要是不够的。他们需要亲情,需要心理安全。然而,在日常生活中我们经常看到另一种情景。父母大发脾气,以惩罚恐吓儿童,大声斥责,把孩子推推拉拉,甚至施以体罚。有些父母认为,这样对儿童进行教育,是为了不把孩子惯坏。事实上,当父母这样做的时候,往往会引起孩子的恐惧和痛苦,并未达到应有的目的。此时,某些儿童所感觉的恐惧是失去父母之爱的恐惧。我们往往可以看到,被父母打了一顿的幼年儿童,还会抱着父母不放,此时他们可能纯粹是为了安全而寻求保护,而不是希望得到爱。

儿童安全需要的另一种表现是,他们希望有一个可以预测的有序的世界。家庭内部发生争吵、打架、父母分居、离异或死亡,都可能使儿童感到特别恐惧。还有一种儿童安全受到威胁的情况是,儿童被当作成人的替罪羊。老师和家长可能由于自己工作或个人情感受挫而积蓄了消极的情绪,他们可能无意识地将受挫感通过生理或心理的虐待施加给儿童。在生活中最常出现的情况是父母在评判儿童行为时,常常没有固定的标准,父母的心情就是标准,致使儿童往往不知道究竟该怎么做,因为往往他们没什么错事却也让父母或老师不高兴,甚至招来惩罚。

(二)该来访者存在偏执型人格特点

偏执型人格特点表现有:固执死板,敏感多疑,心胸狭隘,嫉妒,自以为是,总是过高地要求别人。不能正确、客观地分析形势,有问题易从个人感情出发,主观片面性大;不信任或者怀疑他人的忠诚,过分警惕与防卫;强烈地意识到自己的重要性,有将周围发生的事件解释为"阴谋"、不符合现实的先占观念;过分自负,认为自己正确,将挫折和失败归咎于他人;容易产生嫉妒;对挫折和拒绝特别敏感,不能谅解别人,长期耿耿于怀,常与人发生争执,人际关系不良。

(三)该来访者喜欢引人注目,比较虚荣

儿童虚荣心是以不适当的虚假方式来满足自尊的一种心理状态,是为

了取得荣誉和引起普遍注意而表现出来的一种不正常的情感。虚荣心强的孩子在成长中会出现各种问题,如为了满足虚荣心而说谎,情绪不稳定,不认真学习,缺乏意志力等。孩子过强的虚荣心往往表现在以下几个方面。

1. 对自己的能力、水平估计过高,常常在别人面前炫耀自己的特长和成绩。听到表扬就得意非凡,而对于批评则不以为然、拒不接受。

2. 常在同学和伙伴面前夸耀自己父母的地位或者家境的富足,以突显出自己的优越感。

3. 不懂装懂,喜欢班门弄斧,自以为是。如果别人指出了他的错误,就恼羞成怒,拼命要把方的说成圆的。

4. 讲阔气赶时髦,特别注重穿着打扮,不关心衣服是否适合自己的体貌,只关心衣服是不是名牌。

5. 对别人的才能从不称赞,反而鸡蛋里挑骨头,说长道短,搬弄是非。

虚荣心代表着儿童在成长过程中自我意识的增强,表明他们期待着展示出自己最美好的一面以赢得大家的认可、称赞。孩子的虚荣心大多出于单纯而强烈的不服输的心理。适度的虚荣心也是激发孩子见贤思齐、积极进取的内在动力。因此,我们要用宽容的心体谅、接纳孩子爱慕虚荣的心理,给孩子的虚荣心留出适当的生存空间,但是要重视由虚荣心引起的孩子间的相互攀比现象。

父母发现孩子虚荣心过强时,不要急躁,空口说教或者以命令的形式禁止都是无法从根本上解决问题的,家长应采取必要的方法加以纠正。

1. 家长应以身作则,不要同别人攀比,以免孩子模仿。父母是孩子的第一任老师,一言一行都会影响孩子,因此,父母应以身作则,为孩子树立榜样。要消除孩子过强的虚荣心不是一朝一夕就可以完成的,家长只有以自己的言行在生活中一点一滴地给孩子做出正确的示范,并且通过恰当的机会让他感受到虚荣心过强所带来的烦恼和痛苦,从而让孩子自觉地意识到虚荣心过强是不利于自己成长的。

2. 家长要注意孩子的心态变化,多给孩子讲道理。要让孩子知道,与别人攀比,拥有名牌衣物,并不意味着拥有了较高的地位,只有依靠自己的努力取得成功,才能获得别人的尊重。教孩子根据自己的需要买东西,让孩子学会理性消费,可以把家中的收入支出讲给孩子听。

3. 家长要创造机会,让孩子通过自己的劳动获得想要的东西。如果孩子的要求是合理的,那么家长可以为孩子创造机会,让孩子用靠自己的劳动挣来的钱购买所需要的东西。比如在孩子力所能及的情况下,分担一些家务,然后从中取得报酬。

4. 家长要客观的评价自己的孩子。家长不能过分夸大自己孩子的优点,也不要掩盖孩子的缺点。对那些符合道德规范的行为,家长应给予适度的表扬。对于孩子的缺点要及时指出,帮助分析原因,并鼓励他逐渐克服。

(四)该来访者比较依赖

儿童依赖性是指凡事都要依靠别人,缺乏自立和处理的一种心理倾向。有依赖性的人,往往有以下表现。

1. 没有主见,缺乏自信,总觉得自己能力不足,甘愿置身于从属地位。

2. 遇到事情总想依赖父母、老师或同学,总希望他们能为自己作出决定,不敢独立负责。

3. 依赖性强的同学往往喜欢与独立性强的同学交朋友,他们显得很顺从,希望独立性强的同学能给他们出主意。如果失去了可以依赖的人,他们常常不知所措。

孩子学习生活缺乏主动性,依赖性强,很大程度上是由于家长管的过多、管的过细有关,也和孩子学习目标不明,动手机会少有关。产生依赖性的原因如下。

1. 孩子处于过分爱护的包围之中,往往容易产生依赖心理。

2. 一些孩子利用依赖性作为一种表现自己价值或者引起别人注意的手段。"妈妈帮我一下,我看不懂这本书。"他们的请求远远高于他们实际需要的帮助。

3. 当父母屈服于孩子的哀求,或担心孩子玩的时间太长而耽误了学习,于是满足孩子要求陪着他做作业时,你可能会铸成大错,导致孩子依赖性的产生。

依赖性这一不良表现,如果得不到及时的纠正,发展下去危害很大,可能产生以下两种不良后果:①依赖性较强的人性格柔弱,属于缺乏自主型。遇事不能独立思考,没有主见,甚至日常生活中的琐事都要别人为他拿主意。②依赖性较强的人属于缺乏自信型。生活中总是感到事事不如别人,对周围的事物颇为敏感,甚至可能由于某些微不足道的羞辱而成为自卑的人。

如何帮助孩子克服依赖性呢?

1. 是家长思想要转变。家长千万不要以孩子小、关心孩子等为借口,什么事都替孩子做,这样只会让孩子的信赖性越来越强,不是爱孩子,是剥夺了孩子成长的权利,是害了孩子。

2. 是家长要放手。根据孩子的年龄大小,家长要让孩子自己尝试做自己的事,可以从日常生活做起。比如让孩子自己整理书桌、书包,准备每天的学习用品,整理自己的房间,自己洗自己的内衣、袜子等。家长只要抽时间不定期检查就行。开始的时候可能不习惯,孩子也可能做不好,不要紧,家长要鼓励孩子做,慢慢会好的。

3. 是家长要少说,改变唠叨的习惯。不要什么事都挂在嘴上,整天说个不停,这样家长累,孩子也烦。正确的方法是,家长要和孩子分工,该孩子做的,让孩子自己做。

4. 是培养孩子生活学习的计划性,培养孩子良好的习惯。孩子上学以后,家长就要让孩子养成:自觉独立完成作业的习惯,先写作业后玩的习惯。对于已经有依赖习惯的孩子,家长要多动脑,从和孩子制定详细的作息计划入手,让孩子知道什么时间做什么事,家长只要检查就行。家长还要多鼓励孩子,有一点进步都表扬,让孩子有一种成就感。而且要慢慢来,好习惯的培养也需要时间。

5. 是根本的还是要让孩子学习有目标。让孩子明白,学习是自己的事,没有本领,以后生存都困难。同时家长还要注意对孩子品德的培养,让孩子理解父母、体谅父母,从而自觉地好好学习,报答父母。

6. 是要注意策略,反话正说。比如要说:"我孩子最近越来越能干了,学习越来越主动,还是我们的好帮手,真是好孩子。"家长切忌,千万不要用别人孩子的优点和自己孩子的不足比。而是要从孩子不足的反面强化孩子,每个孩子都是要求上进的,关键是家长要多鼓励孩子。

(五)该来访者存在情绪的冲动性

情绪是人的心理活动的重要表现,它产生于人的内心需要是否得到满足。孩子平常表现出的喜、怒、哀、惧正是情绪的四种基本表现,不同的境遇使孩子有不同的情绪表现,不同兴趣志向的孩子有不同的情绪反映。积极的情绪对孩子的行为起促进和增力的作用;消极的情绪对孩子的行为起削弱和减力的作用,因此培养孩子善于调节和控制自己的情绪,经常保持积极的情绪对目前的学习乃至孩子的一生的成长发展都是十分重要的。

小学高年级和初中的孩子还处在充满了"危机"的少年期,他们的情绪具有冲动、易变、肤浅、强烈而且不协调、不成熟的特点。有些孩子时常表现的烦躁易怒,这正是他们情绪的冲动性。有些会表现为今天对绘画产生兴趣,买笔备纸,明天又对足球产生兴趣,后天可能又迷上电脑,这正是他们情绪的不稳定易变性。作为家长应该对孩子的情绪特点有足够的了解和正确的认识,把握孩子情绪变化的特点,适时地不失时机地培养其保持良好的、乐观的心境,帮助孩子顺利地度过这一"危机时期",保证孩子有一个健康的心理和健全的人格。

(六)该来访者存在攻击性心理和行为

攻击行为是指因为欲望得不到满足,采取有损他人、毁坏物品的行为。儿童攻击行为常表现为打人、骂人、推人、踢人、抢别人的东西(或玩具)等。儿童的攻击行为一般在 3~6 岁出现第一个高峰,10~11 岁出现第二个高峰。总体来说,男孩以暴力攻击居多,女孩以语言攻击居多。

如果攻击行为延续至青年和成年,就会出现人际关系紧张、社交困难。孩子经常出现攻击性较强的行为时,老师、家长切不可掉以轻心,必须及早予以矫治。

攻击行为的原因如下。

1. 遗传因素。有些攻击性强的儿童可能存在某些微小的基因缺陷。有的孩子生来就有很强的攻击性。

2. 家庭因素。有些家长惯于用暴力惩罚的方式来教育孩子,结果孩子也以同样的方式来对待其他儿童,表现出攻击行为。如有的家长只要孩子做错事,就不分青红皂白地打他一顿。孩子挨打以后,容易产生抵触情绪。这种情绪一旦"转稼"到别的人身上,就易找别人出气,逐渐形成攻击行为。又如有的家长对自己的孩子说:"如果有人欺侮你,你要狠狠地揍他。"在大人的纵容下,孩子容易发生攻击行为。

3. 环境因素。美国心理学家班杜拉通过一系列实验证明,攻击是观察学习的结果。由于儿童模仿性强,是非辨别能力差,因此,孩子很容易模仿其周围的人或是影视镜头里人物的攻击行为。有资料表明,经常看暴力影视的儿童,容易出现攻击行为。如果儿童经常看暴力影视片、武打片,玩暴力电子游戏,会使孩子的攻击性心理得到加强。

强化作用也不可忽视。如果一个孩子在偶然几次的攻击行为后,得到了"便宜",尝到了"好处",其攻击行为的欲望会有所增强。若再受到其他孩子的赞许,其攻击行为就会日益加重。

克服攻击行为的对策如下。

1. 创造和谐的环境。实践证明,生活在一个有良好家庭气氛、有充裕玩要时间以及有多种多样玩具环境中的孩子,攻击行为会明显减少。家长应为孩子提供足够的玩要时间和玩具,不让孩子看有暴力镜头的电影、电视,不让孩子玩有攻击性倾向的玩具,不在孩子面前讲有攻击色彩的语言。

2. 避免孩子的攻击行为。如果孩子打了人,家长不制止,打人就成为攻击行为的"奖励物",使孩子觉得打人并没有什么不对,以后还可以去打别人。所以,当孩子出现攻击行为时,家长要及时处理,使孩子认识到什么行为是错的,应该怎样做才对。

3. 教孩子懂得宣泄情感。烦恼、挫折、愤怒是容易引起攻击行为的情感,因此要教会孩子懂得宣泄自己的感情,把自己的烦恼、愤怒宣泄出来。可以试着用游戏的方法来纠正。选用一些跑、跳、投球、打沙袋,撕纸等游戏,可以帮助孩子把自己的烦恼、愤怒宣泄出来,使孩子尽可能将攻击行为降到最低程度,同时要教育孩子懂得正确宣泄情绪的方法,既不能伤害自己,也不能伤害他人。

4. 培养孩子丰富的情感。有些孩子见到小动物,会去虐待它,以发泄内心的愤怒。家长可以让孩子通过饲养小动物来养成孩子的爱怜之心。这种鼓励亲善行为的方法,是纠正孩子攻击行为的一条行之有效的途径。

5. 对孩子的攻击行为"冷处理"。所谓"冷处理",就是在一段时间里不理他,用这种方法来"惩罚"他的攻击行为,如把孩子关在房间里,让他思过、反省,这种方法的好处在于不会向孩子提供呵斥、打骂的攻击原型。如果把这种方法与鼓励亲善行为的方法配合使用,效果会更好。

6. 引导孩子进行移情换位。心理学的研究表明,攻击者在看到受害者明显痛苦时,往往会停止攻击。然而,攻击性很强的人则不然,他们会继续攻击受害者。这是因为他们缺乏移情技能,不会同情受害者。家长应从小培养孩子的移情能力,告诉孩子,攻击行为会给别人带来痛苦,导致严重后果。再让孩子换个位置想想,如果你是受害者,那么,你将会有怎样的感觉和心情呢? 让孩子从本质上消除攻击行为,这是一种很好的方法。

7. 家长以身作则做孩子的表率。家长必须注意自身修养,不要因自己对某些事情不顺心而在孩子面前毫无顾忌地攻击别人。夫妻之间要避免争吵打骂,为孩子树立良好的榜样。在孩子出现攻击行为时,不要使用训斥、隔离等手段来矫正,这样易造成孩子与家长的对立,从而引发更多的攻击性行为。

8. 家长应该与孩子建立良好的亲子关系。这种良好关系可以强化孩子好的行为,家长爱抚亲吻的动作、关切的表情和温和的语气都会向孩子传递爱的信息,促进亲子之间的情感联系。同时,家长应该积极关注孩子:家长不但要关心孩子的吃穿、健康,还要关心孩子的认知、情感、人格、行为等方面的表现。

(七)该来访者情绪低落

(八)该来访者渴望亲情和家庭温暖

附录五

一位留守儿童的家画作品

姓名：刘灿

性别：女

年龄：10

学历：小学（留守儿童）

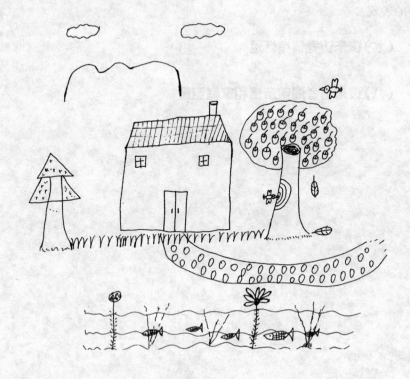

家画作品心理分析报告

（一）画者强迫型人格突出,过分地追求完美,缺乏变通性及办事效率低

强迫型人格特点一般有以下几种。

1. 拘泥细节,甚至生活小节也要程序化,不遵守一定的规矩就感到不安。

2. 总是具有完美主义。他们要求完美无缺、按部就班、有条不紊,过分沉溺于职责义务与道德规范,有时还会不合理地坚持别人也要严格地按照他的方式做事,否则心里就不痛快。

3. 自己遇事总是犹豫不决,常推迟或避免作出决定,但对别人做事又很不放心。

4. 自己在完成一件工作之后常缺乏愉快和满足的体验,相反容易悔恨和内疚。

5. 对两个方面的自我边界过于警惕地控制,担心外部的有害物体伤到自己,例如害怕污染、总是避免接触潜在的有害物体,或害怕自己的敌意冲动会无意伤害某个人。

6. 具有不安全感,殚精竭虑,反复考虑计划是否妥当,反复核对检查,惟恐疏忽和差错。

7. 身处矛盾状态中,以强迫性质的思维或行为对抗可能的伤害行为,并恢复冲动和防御间的平衡,挑衅与服从、敌意与弥补、内疚与悔改、对客体攻击与保护、混乱与整洁等。

（二）画者存在冲动性和攻击性的心理和行为特点

情绪冲动,它是一种短时间的、暴风骤雨般的、极度紧张的情绪体验,同时也是一股巨大的心理能量。具体讲,它具有以下特征:①紧张性。当一个人处于激情状态中的时候,会感觉到自己的情绪越来越高涨,身上就像着了火似的,难以控制。②暂时性。它像暴风雨一样,来得猛,去得也快。③爆发性。处在激情状态中的人,会竭尽全力地去表达自己的内心感受,充分释放自己的心理能量。④盲目性。人在激情状态下,其认识范围骤然缩小,分析能力下降,别人的劝告及过去的经验都被掩盖掉,因而常常不能正常地处理问题。

攻击性是指对他人有意挑衅、侵犯或对事物有意损毁、破坏等心理倾向

和行为的人格表现缺陷。

攻击性在出现攻击行为之前,尽管只是攻击行为的一种内心偏向、倾注和趋势,但攻击性很少仅仅停留在这种心理倾向上,而总是会表现出这样那样的攻击行为。或者是直接攻击,把攻击目标指向使其产生烦恼或造成挫折的人或事物;或者是转向攻击,把攻击目标指向使其产生烦恼或造成挫折的人或事物的替代人或替代物,而危及旁人或其他事物;或者是自我攻击,把攻击目标经过潜意识内向投射机制,由指向外界而转向针对自身,从而出现自罚、自虐、自伤和自杀行为。其中自我攻击比较少见。

攻击性的表现通常在以下三种情景中发生:①受到挫折时,为了缓和自身的内心心理紧张状态,潜在的攻击本能精神能量就会异常暴涨和流露,从而使攻击性通过面部表情、姿态手势甚至诟骂、争吵、斗殴等表现出来,或者通过敲击、捣毁物体等表现出来。如果慑于使其造成挫折的人的权势,或者使其造成挫折的物体比较贵重、稀少而不便直接攻击,则便把挫折造成的烦恼、愤怒情绪发泄到其他不相干又能够欺侮的人或无关紧要的物体上。②在出现莫明的烦恼或内分泌失调等引起的情绪不安时,也会表现出攻击性而把攻击目标无缘无故地指向无辜的人或物体,给人一种在发无名火的感觉。③在无聊空虚时,为了寻求刺激,也会到处寻衅和滋事,有意侵犯和破坏周围的人或物体,表现出极强的攻击性。

攻击性与敌对不同。敌对是敌视、对抗的心态,一般不直接表现为攻击行为,而是攻击行为的一种潜在状态;攻击性则通常表现为攻击行为,具有明显的进攻性和侵犯性,对人来讲,所造成的损害不仅仅停留在被攻击对象的心理上,也拓展到其躯体上。

(三)画者缺乏安全感

缺乏安全感的表现:焦虑,对事物不必要的过度担心,缺乏自信,过于在意别人对自己的看法,关键时刻总是希望依靠别人,希望别人能够帮助自己,同时,内心深处对自己和别人又都不够信任,对生活周围的人与事总是抱着怀疑的态度,有的人还会总觉得自己生病了,对死亡异常的害怕。

对于一个缺乏安全感的人来说,外界环境中的任何一个影响,每一个作用于有机体的刺激物,都或多或少的更易于以一种不安全的方式,而不是以一种具有安全感的方式来被解释。安全感强的人具备较高的接纳和自我认同,而不安全感强烈的人往往隐藏着强烈的自卑和敌对情绪。

马斯洛认为,安全感是决定心理健康的最重要的因素,可以被看作是心理健康的同义词。对于具有安全感和具有不安全感的人,马斯洛从多个方面进行了对比。其中,缺乏安全感的人往往感到被拒绝,感到不被接受,感到受冷落,或者受到嫉恨、受到歧视;感到孤独、被遗忘、被遗弃;经常感到威胁、危险和焦虑;将他人视为基本上是坏的、恶的、自私的、或危险的;对他人抱不信任、嫉妒、傲慢、仇恨、敌视的态度;悲观倾向;总倾向于不满足;紧张的感觉以及由紧张引起的疲劳、神经质、恶梦等;表现出强迫性内省倾向,病态自责,自我过敏;罪恶和羞怯感,自我谴责倾向,甚至自杀倾向;不停息地为更安全而努力,表现出各种神经质倾向、自卫倾向、自卑等。自私、自我中心。而具有安全感的人则感到被人喜欢、被人接受,从他人处感到温暖和热情;感到归属,感到是群体中的一员;将世界和人生理解为惬意、温暖、友爱、仁慈,普天之下皆兄弟;对他人抱信任、宽容、友好、热情的态度;乐观倾向;倾向于满足;开朗,表现出客体中心、问题中心、世界中心倾向,而不是自我中心倾向,自我接纳,自我宽容;为问题的解决而争取必要的力量,关注问题而不是关注于对他人的统治;坚定、积极,有良好的自我估价;以现实的态度来面对现实;关心社会,合作、善意,富于同情心。

(四)画者缺乏人际关系困扰

主要表现在:不善于人际交往。因为个性因素导致人际关系紧张。

人际关系困扰者,有的人以自我为中心,过分地苛求他人,对别人的言行挑剔、猜疑,缺乏理解、尊重、同情,常因讽刺挖苦而伤人。有的人互相嫉妒,互不示弱而发生冲突,甚至互相报复,造成心理上的伤害。有的人由于任性、偏激或喜怒无常等个性而难以为他人接受,造成人际关系的不协调。

人际关系困扰者不善于与人交往。不能解决交往中产生的问题,视人际关系为畏途;有的追求人际关系的完美,期望自己能左右逢源,对人际交往中没有处理好的情况感到苦恼;有的由于自己的友善行为被人误解或者没有得到预期的回报,因而对处理好人际关系的信心大大下降;有的对交往的需要与自己经济能力的矛盾感到苦恼;还有的甚至完全厌烦人际关系,此类人不同程度上都有人际交往中的自卑、不善言谈、交往不主动等问题。

人际关系困扰者,有的在交往中,因自负而不屑交往;因恐惧而不能交往;因自卑而不敢交往;因孤僻而不愿交往;因嫉妒而不善交往者每班皆有。人类的心理适应最主要的就是人际关系的适应,所以人类的心理问题主要是由于人际关系的失调而引发的。

(五)画者情绪低落,存在抑郁心理

抑郁心理是一种情绪低落、遇事多虑甚至焦虑的心理现象,是急躁的一种反面极端。过分地小心谨慎,就会寸步难行、丧失机遇,就会斗志衰退、疑而不决,有时后果会不堪设想。

(六)心理援助建议

1. 社工和心理援助志愿者要从讲政治的高度积极关注农村留守儿童,具体应该做到:

(1)社工和志愿者在对留守儿童开展心理援助过程中,要做到"三心",即爱心、细心、耐心。

(2)社工和志愿者在进行心理援助过程中,要保持积极心态。

(3)对留守儿童开展心理援助,主要加强对留守儿童进行性格、意志、情绪、挫折和交往等方面的心理辅导和训练。

(4)指导留守儿童的爷爷奶奶和父母开展对留守儿童的心理辅导和心理健康教育。

(5)指导留守儿童所在学校教师开展对留守儿童的心理辅导和心理健康教育等。

2. 农村留守儿童多的学校要积极开展对留守儿童的心理健康教育工作,具体做到:

(1)学校要积极开展留守儿童团体心理咨询。对有相同心理困扰的留守儿童,如人际关系困扰、不自信、早恋倾向等,可对他们进行团体心理咨询。

(2)开展对留守儿童心理训练。对有相同心理困扰的留守儿童,如情绪困扰、自卑、害怕困难等,可对他们进行心理训练。

(3)心理健康教育活动课。可利用主题班会等时间,对班上较普遍的心理问题,开展心理健康教育活动课。

(4)留守儿童学生个体心理咨询。对需要心理帮助的留守儿童,或有心

理危机的留守儿童,可对他们进行单独的心理咨询。

（5）留守儿童心理咨询信箱。学校至少设置一个心理咨询信箱,接收留守儿童心理求助来信。

（6）留守儿童心理咨询电话。学校应设置一部热线电话,以答复留守儿童的心理求助。也可使用固定手机号码,与留守儿童进行心理交流。

（7）留守儿童心理健康教育宣传栏。学校可在宣传栏中开辟心理健康教育专栏,介绍一些心理健康常识性东西,来提高留守儿童心理健康意识。

（8）心理健康教育小报。学校心理健康教育中心可以办一份小报,刊登一些心理健康常识性东西,学生对心理健康的感想也可以登载在报纸上。

（9）心理健康教育知识培训。各班班主任都要接受比较系统的心理健康知识培训,心理咨询师知识水平应该达到国家三级心理咨询师的水平。这项工作可由心理咨询师志愿者配合学校来完成。

（10）发挥家长学校作用。学生心理问题的解决,离不开学生家长的配合,学校应该充分利用家长学校的作用与功能,让学校心理咨询师利用这个平台与家长交流,还可以利用这个平台,向学生家长灌输一些心理健康教育的知识。这项工作可由心理咨询师志愿者配合学校来完成。

大型公益性网站——"荆州救助"

2013 年的民政工作会议上,李立国部长指出,要增强法制意识,加强法制宣传教育,加大民政立法工作、依法行政、执法检查力度,将标准化建设摆到更加突出的位置,认真贯彻中央关于改进工作作风、密切联系群众的规定,提高勤政廉政水平,以更加务实的工作作风,推动救助事业科学发展。

《民政部关于促进社会力量参与流浪乞讨人员救助服务的指导意见》中指出,牢固树立以人为本、为民解困的理念,以邓小平理论、"三个代表"重要思想、科学发展观为指导,按照构建政府管理与社会自治相结合、政府主导与社会参与相结合的社会管理和公共服务体制要求,健全机制,完善政策,落实责任,充分调动社会各方面的积极性,大力推动流浪乞讨人员救助服务社会化,确保流浪乞讨人员得到及时、有效、专业的救助服务,帮助其回归家庭,融入社会。

荆州市救助管理站开通的荆州救助网(www. jzjzz. com),则是社会救助工作的拓展和延伸,心理援助、社工服务和法律救助均能在这个网站上寻求帮助,可以说,这就是一个强大的社会服务平台。

该网站分为荆州救助、心理援助、农村心理援助、法律救助和论坛五个大版块。负责和主持该大型网址的单位和组织有:荆州市救助管理站、荆州市流浪少年儿童救助保护中心、荆州市困境人员救助协会、荆州市社会心理学会和长江大学法学系。

荆州救助网的首页是一个非常醒目的四叶草标致,主题色彩为草绿色,草绿色象征着生机、生命与希望,能让每个受助者在打开网站时,从视觉上带来舒适感,从心理上拉近距离。之所以选择以四叶草为标志,是因为它一般只有三片小叶子,在十万株中,可能只发现一株"四叶草"。因此"四叶草"

被认为是幸运的象征,找到它就会得到幸福。它的每片叶子都有着不同的意义,当中包含了人生梦寐以求的四样东西:名誉、财富、爱情及健康,倘若同时拥有这些东西,那就是幸福了。使用四叶草作为网站标志,是想传达救助的基本理念。绿色代表希望,救助工作就是要拥有希望,真诚付出,传递爱心,共享幸福。

该网站是 2000 年 4 月开通,当时的初衷是为了宣传,但是随后时代的进步,特别是 2003 年废除收容遣送条例,改为救助管理办法以来,服务功能的特点越来越突出,2012 年,荆州救助网是行了全新改版,由过去单一的宣传,转变为集心理援助、社工服务和法律救助等多个栏目的综合性服务类平台。

(一)荆州救助

在荆州救助网的首页中,你可以到,有一个寻亲启示的栏目,将目前在站内滞留的受助者进行编号,然后将他们的照片,受助时间、籍贯以及体貌特征在网站上进行详细介绍,如果他们的亲属登陆网站,发现有自己的亲人在荆州救助站里,于是可以在第一时间之内进行联系,与亲人团聚。

2012 年有一个荆州邻近城市的人,就是看到该网站的寻亲启示后,找到了在站内滞留的父亲,于是马上就将老人接走了。这就是典型的服务性的体观。

(二)心理援助网

心理援助网是荆州救助站工作方式的创新与延伸,该网站由荆州市社会心理学会主持,把心理援助作为醒目链接放在首要位置,内容涉及到反拐心理、家庭暴力心理、流浪乞讨心理、留守儿童心理、空巢老人心理、类家庭心理、职工心理、婚恋心理、高考心理、小学生心理、问题儿童心理和大学生心理等多项内容。

有案例分析,也有针对不同心理问题的解答,同时还有成功训练、家画疗法和图排疗法。对困境人员提供有针对性的辅导和服务,同时,荆州市社会心理学会的专家和心理援助志愿者还免费"坐诊"。

这个网站的特点就是,足不出户,便可以得到心理援助。目前荆州救助站已有 17 名员工均取得了心理咨询师资格证,同时,邀请荆州市社会心理学会的专家常年提供服务,并成立了荆州市困境人员心理援助中心。

荆州市救助管理站负责人说,不仅仅是针对困境成年人,对困境中的儿童要特别关注,包括孤残儿童、外出务工家庭的留守儿童、父母服刑或戒毒期间的儿童、暂时失去生活依靠的儿童、事实上无人抚养的儿童、贫困家庭儿童、受艾滋病影响的儿童、患重病和罕见病儿童、流浪儿童等。对他们及早进行心理干预,能充分有效的防止他们流浪。

(三)农村心理援助网

随着我国生产力的日益发展和社会的不断进步,传统的农村社会救助制度越来越凸现出它的不足和弊端,现行社会救助制度的缺失已严重影响农村社会的和谐和稳定,建立新型农村社会救助体系有利于减少社会不和谐因素,维护农村社会稳定,此外,构建一个体制健全、机制完善、内容多样、覆盖城乡的新型社会救助体系,不仅是我国社会保障体系建设中的一项重要任务,而且也是当前社会主义新农村建设的题中之义。预防流浪,源头治理的重点在农村。

因此,该网站在农村心理援助网中开设了农村留守妇女心理、农村空巢老人心理、农村留守儿童心理、农村婚恋心理、农村家庭暴力心理、农村孩子教育心理、农民工心理、农村自然灾害心理和心理援助志愿者队伍等版块。

(四)社工服务网

在荆州救助网上可以看到,社工服务中,链接有多个城市的社工服务网站,涉及到机构服务,社工服务队,未成年人保护服务,家暴庇护,特殊群体,源头预防,义工专区,社工学堂等多个领域。社工服务可以帮助许多困境人员,其服务功能是非常强大的,消除了隔阂和距离,面向真正需要帮助和有需求的困难群体,通过专业化和多元化的服务方式,不断更新服务内容和手段,邀请更多的社会组织加入。

(五)法律援助网

困境人员接受心理援助仅仅是其中的一个方面,荆州救助网还提供了法律救助保障,在法律救助链接中,既有全国人大常委会通过的如未成年人保护法、刑法等法律,也有国务院颁布的各项条例,也有各部委、省市政府颁布的相关实施办法,内容涵盖了政策法规,儿童权利,权利保护等多项内容,把各类问题进行了细化。

在法律服务这一版块中，既有案例分析，也有关于未成年人保护工作的探讨论文，登陆网站，以家庭作为前端，从前端提供法律服务。

预防流浪离不开家庭，核心是家庭能力建设，通过荆州救助网这个平台，不仅是宣传法规，还要把家庭能力建设作为关注点。现在不是等出了问题以后再去维权保障，而是把维权意识和相关的保护机制提前介入到家庭生活中，简单地说，就是尽量不让他们陷入到困境中，一旦陷入困境，均可以在家中寻求答案。同时，法律意识的提高有助于困境人员的自我维权，把问题解决在前端，这是救助内涵的一种延伸，也是救助服务工作的创新形式。

（六）救助论坛

该论坛分社会工作、法律援助、救助管理、心理援助和社会参与四个版块。通过这个开放式平台，可以与广大网民进行充分的交流。

荆州市各级领导浏览该网站网页后，都给予了很高的评价。荆州市政协党组副书记（正厅级）的题词："做好心理援助，健全人格修养，构建和谐社会。"荆州市政协副主席张端芳的题词："心理健康是和谐社会的基础。"荆州市政协副主席林红的题词："促进人格和谐，追求人生幸福。"荆州市政协社会和法制委员会主任胡佑明的题词："心理健康教育是培养合格人才的重要环节。"荆州市社科联主席王振东的题词："关注儿童心理健康让儿童赢在起跑线上。"

荆州救助站负责人坦言，打造荆州救助网这个综合性服务平台，也克服了许多困难，其服务面之广，涉及问题之多，受众需求之大，这是显而易见的。然而，许多问题并不是民政一家能够解决的，社工服务其实就是整合资源的服务，是承担社会责任的服务平台，体现出民政部门的责任意识，加强社会管理服务弱势群众。因此，在未来，还要再次推进和拓展，比如，使用官方微博与困境人员互动。总之，就是要提高自身的服务能力与水平，为困境人员提供实实在在的帮助。

荆州社工服务队和心理咨询师农村活动纪实

在大山深处的一所小学内,一支特殊的服务队正与孩子们开心地"玩"着,他们有的在和孩子玩图排心理游戏,有的在教孩子们画家画,有的在教孩子们阅读,有的在给孩子们讲故事……

教孩子们玩图排心理游戏,近 2000 张图片,孩子都爱不释手,图片都挑花眼了,玩得好开心,参与游戏活动的心理咨询师说:图排心理游戏,是孩子们通过对自己选择的一组喜欢的图片进行自由排列,儿童通常说不出自己的困难、痛苦或冲突的来源及解决方案,或对它缺乏理智上的了解。图像心理游戏可以透过主动想象和创造性象征游戏的运用,制造从潜意识到意识,从精神到物质,以及从口语到非口语的桥梁,从而使自己受到领悟,进行自助。它是一种心理疏导手段,是通过对各种人物、动物、植物和其他图片排列来进行心理辅导的一种方法。在一个自由、受保护的空间,通过各种图片摆弄心灵故事,使孩子与无意识接触并表达超语言的经历和被阻碍的能量。这种接触与表达,可促进激活、恢复、转化、治愈、新生的力量,对孩子心理健康的维护、想象力和创造力的培养、人格发展和心灵成长都有促进作用。

孩子们阅读的是服务队发放的卡通宣传册,内容包括《儿童权利公约》、反家庭暴力、健康心理知识等儿童相关内容,在这里,儿童权利、家庭暴力等概念可是这些孩子们以前从来没有听过的词语。

多数留守儿童性格较孤僻。程程(化名)是该小学的一年级学生,记者见到他的时候,他正在操场上上体育课。老师告诉记者,程程平时性格比较内向,不太爱和同学交流,记者也发现,他性格比较内向孤僻,不易合群。程程说,在他 5 岁那年,父母亲就外出打工了,他就和爷爷奶奶生活在一起。然而,爷爷奶奶喜欢溺爱他,小小年纪的程程便身染许多恶习,他一直也想改,但是缺乏家庭的管教。程程告诉记者，经常在睡梦中见到爸爸妈妈，有时候想他们的时候，就一个人偷偷地躲在被子里哭，多少次在梦中打湿了枕巾，后来，家里安装了电话，爷爷奶奶让自己每个星期和爸妈通话一次，尽管如此，还是十分想念他们。程程的老师告诉记者，班上有 57 名学生，留守儿童有 40 多人，这些孩子普遍显得孤僻，因为隔代抚养和父母的教育是两个概念。

小学教导处主任告诉记者，该校有学生 1048 人，1/3 的孩子父母在外打工，留守儿童的成绩相对普通孩子的成绩要差一些。

与留守儿童的活动一结束，社工服务队和心理咨询师又立即赶往空巢老人的家。67 岁的李大爷一见到工作人员，禁不住老泪纵横。李大爷有 3 个儿子，但常年在外地打工，已经好几年没见着面了，他曾中过风，现在只能靠轮椅活动，还要和老伴抚养 7 岁的孙子，一家人的生活过得紧巴巴的。于是，工作人员送上了八宝粥、黑芝麻糊等物资，并叮嘱老人一定要注意保养身体，让孙子有一个良好的教育环境。

走进农村，走进大山的这支服务队，是荆州市救助管理站、荆州市困境人员救助协会和荆州市社会心理学会组成的社工服务队，由心理咨询师和社会工作师组成。团队通过心理辅导和成长小组训练，提升儿童的自我意识与独立能力，通过家庭访问和贫困助学活动，帮助困境儿童改善生存环境，通过动员社区、乡镇、学校参与，为儿童成长提供各种资源，维护儿童合法权益，营造良好的社会氛围，从而达到源头上预防未成年人流浪的目的。这样的大型活动，两年来共进行了十多次。

高基庙镇有一个荆州市救助站设立的农村儿童服务中心，这也是和英国儿童救济基金会的合作项目。据该镇民政办主任介绍，服务中心自 2009年成立以来，共对数十名农村流浪儿童进行了临时性救助，并建有集食宿、娱乐、休闲于一体的多功能室。高基庙镇地处湘鄂边，既是流浪儿童的流入地，也是流出地，因此，救助帮扶工作是一项长期的过程。

荆州市救助站与高基庙镇镇政府签订了共建协议，救助站李站长表示，今后将继续加大对该镇流浪儿童的帮扶力度，建立长效机制，让孩子们停下流浪的脚步。

农村留守儿童的身心健康一直牵动着社会各界的心，来自荆州市流浪未成年人保护中心的一项调查资料显示，如果留守儿童得不到较好的教育及心理疏导,那么,他们将很有可能踏上流浪的道路。在荆州市救助管理站滞留的十几位孩子中,有七成以上曾有过留守的经历,那么,给这些孩子进行必要的心理疏导和帮助是迫在眉睫。

荆州市救助管理站社工服务队和心理咨询师农村活动受到社会各界的高度评价,市各级新闻媒体纷纷给与报道。他们把所见所闻所思写成了"我市留守儿童调查报告"和"我市空巢老人调查报告",并上呈市政协,引起市政协的高度重视,他们把这些内容写于政协"社情民意信息"刊物,送市委市政府。

荆州市救助管理站站长表示,举办这样的深入农村关爱留守儿童和空巢老人活动,最重要的是通过"关爱＋共建"的上下联动方式,形成"家庭＋学校＋政府＋社会"多方协作的局面,争取为关爱留守儿童和空巢老人、预防未成年人流浪形成良好的社会氛围。

［1］http：//www. xinli110. com/liaofa/qtlf/ys/Index. html

［2］http：//baike. baidu. com/view/2042503. htm？ fromId ＝1137079

［3］http：//baike. baidu. com/view/2149. htm

［4］http：//baike. baidu. com/view/122984. htm

［5］http：//baike. baidu. com/view/58922. htm

［6］http：//baike. baidu. com/view/765215. htm

［7］http：//wenku. baidu. com/view/5a0e093a376baf1ffc4fadc0. html

［8］http：//baike. baidu. com/view/1504863. htm

［9］http：//baike. baidu. com/view/1141136. htm

［10］http：//tieba. baidu. com/p/2285087499

［11］http：//baike. baidu. com/view/931662. htm？ fromId ＝265365

［12］舒闻铭著.青年成功新思维．中国商业出版社,2004 年．

［13］舒闻铭编著.人人都能成功．中国经济出版社,2004 年．

［14］舒闻铭编著.青少年成功训练14 课．天津教育出版社出版,2005
年．

［15］本书中有些援助方法和经验,参考了网络上的一些经验介绍,由于
这些经验被转载太多,这里就不一一列举,我们在此表示最真挚的感谢。

参考文献